U0218575

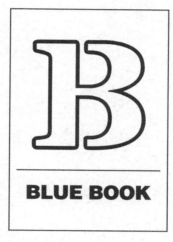

BLUE BOOK

智库成果出版与传播平台

北京市哲学社会科学研究基地智库报告系列丛书

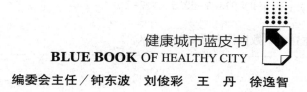

健康城市蓝皮书
BLUE BOOK OF HEALTHY CITY

编委会主任／钟东波　刘俊彩　王　丹　徐逸智

北京健康城市建设研究报告
（2024）

ANNUAL REPORT ON HEALTHY CITY CONSTRUCTION
IN BEIJING (2024)

主　编／盛继洪　王鸿春

社会科学文献出版社
SOCIAL SCIENCES ACADEMIC PRESS（CHINA）

图书在版编目（CIP）数据

北京健康城市建设研究报告 . 2024 ／ 盛继洪，王鸿
春主编 . --北京：社会科学文献出版社，2024. 12.
（健康城市蓝皮书）. -- ISBN 978-7-5228-4712-2

Ⅰ . R126

中国国家版本馆 CIP 数据核字第 2024790J7Q 号

健康城市蓝皮书

北京健康城市建设研究报告（2024）

主　　编／盛继洪　王鸿春

出 版 人／冀祥德
责任编辑／岳梦夏
文稿编辑／茹佳宁
责任印制／王京美

出　　版／社会科学文献出版社（010）59367126
　　　　　地址：北京市北三环中路甲 29 号院华龙大厦　邮编：100029
　　　　　网址：www. ssap. com. cn
发　　行／社会科学文献出版社（010）59367028
印　　装／天津千鹤文化传播有限公司

规　　格／开　本：787mm×1092mm　1/16
　　　　　印　张：21. 25　字　数：316 千字
版　　次／2024 年 12 月第 1 版　2024 年 12 月第 1 次印刷
书　　号／ISBN 978-7-5228-4712-2
定　　价／168. 00 元

读者服务电话：4008918866

《北京健康城市建设研究报告（2024）》
编辑委员会

组织编写单位

北京市卫生健康委员会

中国医药卫生事业发展基金会

北京市经济社会发展研究院

北京健康城市建设促进会

北京市决策学学会

北京健康城市建设研究中心

主要编撰者简介

钟东波 北京市卫生健康委党委书记、副主任（兼），在职研究生，管理学博士。曾任卫生部医疗服务监管司医院运行监管处处长，北京市卫生局党委委员、副局长，北京市卫生和计划生育委员会党委委员、副主任，国家医疗保障局医药价格和招标采购司司长、一级巡视员。现负责北京市卫生健康委党委全面工作；负责科技教育和国际与港澳台合作交流工作。联系指导市医院管理中心、中华医学会北京分会秘书处，分管科技教育处。

刘俊彩 现任北京市卫生健康委员会主任，第十四届全国政协委员、教科卫体委员会委员，第十四届北京市政协常委、提案委员会副主任，农工党中央委员、北京市委副主委、东城区委主委。

王 丹 中国医药卫生事业发展基金会理事长，北京师范大学中国公益研究院理事。组织和推动了中国医药卫生事业发展基金会"抗击新冠肺炎疫情""健康城市建设""尘肺病、结核病防治""糖尿病预防和康复""肿瘤早期筛查及防治""2021重大自然灾害紧急救援"等十大公益行动，策划和发起了"健康中国公益强医"创新工程和"健康中国慈善惠民"金牌行动，参与推动"'健康中国 你我同行'数城地铁联动主题巡展向医师节特别巨献"等系列公益行动。担任"健康城市蓝皮书"之《中国健康城市建设研究报告（2021）》《北京健康城市建设研究报告（2021）》《中国健康城市建设研究报告（2022）》《北京健康城市建设研究报告（2022）》《中国健康城市建设研究报告（2023）》《北京健康城市建设研究报告（2023）》编委会主任。

徐逸智　北京市经济社会发展研究院党委书记、院长，首都高端智库理事会理事、北京市发展改革政策研究中心智库副理事长，高级经济师。具备中国注册会计师、中国注册资产评估师、中国注册税务师职业资格。曾任北京市发展和改革委员会国民经济综合处副处长、产业发展处处长、经济贸易处处长，多次参与起草全市重大发展改革政策。2020年1月任职本单位以来，牵头完成的多篇研究成果获市领导批示，其中2021年26篇，2022年37篇，2023年61篇，2024年1~7月36篇。主要代表作有《挖政策　构圈层　探索建设"消费功能区"加速机场"双枢纽"打造国际消费桥头堡》《畅通循环　提升功能　以自贸区为引爆点加快建设枢纽型国际消费中心城市》《强化三大储备建设　提升首都战略和应急处置能力》《积极争取政策平台创新推动北京"五子"高质量落地——对中概股逆势加速扩张的几点思考》《筹划设立北京证券交易所的设想与建议》等，REITs、北交所、国际消费中心建设、双枢纽国际消费桥头堡、核酸检测降成本等建议已被市委、市政府出台的意见、行动计划和实际工作所采用。

盛继洪　北京市经济社会发展研究院党委副书记、副院长，北京市决策学学会常务副理事长，《中国城市报》中国健康城市研究院特约研究员，高级政工师。长期在北京市委、市政府系统从事决策应用研究工作，为市委、市政府领导科学决策服务。近年来主持课题30余项，其中省部级课题11项，获北京市优秀调查研究成果奖二等奖4次。曾担任《首都全面深化改革政策研究》《建设国际一流的和谐宜居之都研究》《北京经济高质量发展研究》《北京市促进民营经济发展研究》《中国健康城市建设研究报告（2016~2020）》《北京健康城市建设研究报告（2017~2023）》主编，其中"健康城市蓝皮书"多次获中国社会科学院皮书学术委员会"优秀皮书奖"：《北京健康城市建设研究报告（2017）》获一等奖；《北京健康城市建设研究报告（2019）》获二等奖；《中国健康城市建设研究报告（2019）》获三等奖；《北京健康城市建设研究报告（2020）》获三等奖；《北京健康城市建设研究报告（2021）》获二等奖；《北京健康城市研究报告（2022）》获一等奖。

王鸿春　中共北京市委研究室办公室原主任、原首都社会经济发展研究所所长，北京健康城市建设促进会创始理事长，现任《中国城市报》中国健康城市研究院院长、北京健康城市建设研究中心主任、首席专家、北京健康城市建设促进会专家咨询委员会主任，研究员、高级经济师。近年来主持完成决策应用研究课题100余项，其中世界卫生组织委托课题、省部级项目共10项，获国家及北京市领导批示20余项，"转变医疗模式政策研究"等课题获北京市第九届优秀调查研究成果一等奖等市级奖项共11项。著有《凝聚智慧——王鸿春主持决策研究成果文集》《有效决策》《人文奥运研究》《成功领导者的习惯》等，并先后主编或合作主编决策研究图书33部，其中，"健康城市蓝皮书"：《北京健康城市建设研究报告（2017）》获得第九届"优秀皮书奖"一等奖，《北京健康城市建设研究报告（2019）》《中国健康城市建设研究报告（2019）》分别获得第十一届"优秀皮书奖"二等奖、三等奖，《北京健康城市建设研究报告（2020）》获得第十二届"优秀皮书奖"三等奖，《北京健康城市建设研究报告（2021）》获得第十三届"优秀皮书奖"二等奖，《北京健康城市建设研究报告（2022）》获得第十四届"优秀皮书奖"一等奖。

曹义恒　博士，副编审。2006年毕业于武汉大学政治与公共管理学院，获硕士学位；2017年毕业于武汉大学马克思主义学院，获博士学位。现为社会科学文献出版社马克思主义分社社长、总编辑，北京健康城市建设促进会副理事长，主要负责马克思主义理论、政治学、公共管理、健康城市建设等领域的策划审稿工作。在《马克思主义与现实》、《经济社会体制比较》、《学习与探索》、《武汉理工大学学报》（社会科学版）等期刊，以及《中国治理评论》、《新时代马克思主义论丛》、《马克思主义与中华文化研究》等集刊上发表论文及译文 10 余篇，出版《后帝国主义》等译著 2 部。

摘　要

2024 年是实现"十四五"规划目标任务的关键一年。北京市持续深化健康北京建设，以习近平新时代中国特色社会主义思想为指导，全面落实健康中国国家战略，以人民为中心，以新时代首都发展为统领，紧扣"四个中心"城市战略定位，将健康融入所有政策，充分发挥健康北京建设在全人群、全方位、全生命周期保障人民健康中的作用，扎实推进首都高质量发展。

健康北京建设是提升居民生活质量、推动城市可持续发展的重要任务。健康北京行动主要指标呈现积极进展，健康北京行动得到全力推进。2023年，全市居民健康素养水平达到 40.5%，居全国首位；全市户籍居民平均期望寿命为 82.51 岁，较 2020 年（82.43 岁）上升了 0.08 岁；全市常住居民孕产妇死亡率为 1.56/10 万，户籍居民孕产妇死亡率为 1.27/10 万，均为近 5 年最低值，达到高收入国家水平。人民群众健康水平稳步提升，各项指标整体持续向好。

本书以总结归纳健康北京行动的发展策略和成效为出发点，针对建设花园城市推进城市绿色发展、城市交通精细化治理、城中村改造、京津冀养老服务协同发展、健全"医防融合"体制机制、完善医疗健康服务体系、构建托育服务体系、提升健康素养、加强儿童青少年健康防控、强化安全应急产业高质量发展等问题进行深入研究探讨。详细分析了健康环境、健康社会、健康服务、健康文化、健康产业、健康人群这六个涉及健康城市建设领域的发展现状，并对所取得的成果和经验进行了全方面、多维度的梳理、总

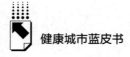

结和分析，针对存在的问题提出了相应的对策建议。期望为北京市开展健康城市建设工作提供理论依据和决策参考，深化健康北京建设，着力推动首都高质量发展。

关键词： 健康北京行动　健康城市　健康北京

目 录 ⟋

Ⅰ 总报告

B.1 2023年健康北京行动发展状况、策略及成效

.... 王 溪 冯芮华 崔月颖 侯 锐 吴立娟 / 001

　　一 健康北京行动主要指标呈现积极进展 .... / 002

　　二 全力推进"健康北京行动" .... / 004

　　三 典型案例相继涌现 .... / 008

　　四 下一步发展策略 .... / 012

Ⅱ 健康环境篇

B.2 北京市推进花园城市建设的现状与策略 .... 高大伟 / 015

B.3 北京市共享单车治理研究报告（2022~2024年）

.... 郝秀匣 温国帅 肖昌全 赵 涛 郭昌祚 / 026

B.4 北京市城中村改造发展研究报告（2023年）

.... 朱晓静 许 欢 李仕尧 / 039

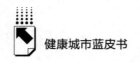
Ⅲ　健康社会篇

B.5 京津冀协同发展背景下北京老年人异地养老意愿研究

　　（2014~2023年） ················· 曲嘉瑶 / 054

B.6 北京市推进"医防融合"提升公共卫生安全能力研究报告

　　（2019~2022年） ········ 黄静涵　尤莉莉　王增武　吴永健 / 069

B.7 北京食品安全的全链条风险与监管状况研究（2019~2023年）

　　················· 颜建晔　白军飞　余建宇　金之皓　李　强 / 080

B.8 罕见病医疗与大兴机场临空区国际健康医疗中心建设研究

　　················· 刘沛罡　周　方 / 103

Ⅳ　健康服务篇

B.9 北京医疗健康服务体系整合协同机制研究

　　················· 代　涛　郑　英　朱晓丽　胡　佳　李　力 / 113

B.10 北京市突发公共卫生事件下应急物资配送体系

　　建设研究 ················· 赵守婷 / 128

B.11 北京市中小微企业职业健康帮扶模式研究

　　················· 李　煜　李玉祥　王如刚 / 145

Ⅴ　健康文化篇

B.12 北京市健康教育与健康促进工作现状调研报告

　　················· 柴晶鑫　韩　晔　万国峰 / 160

B.13 北京市居民健康素养监测报告（2012~2022年）

　　················· 石建辉　孟耀涵　齐　力　徐露婷　韩　梅 / 178

B.14　健康北京行动引领下的健康科普体系建设与实践

　　　　……… 韩　晔　洪　玮　郭铭杰　张么九　董佳鑫 / 198

Ⅵ　健康产业篇

B.15　北京市安全应急产业发展研究报告 ………… 于晓静　唐　斌 / 213

B.16　数字经济赋能北京养老高质量发展实现路径

　　　　及对策研究 …………… 朱妮娜　张伊扬　李梦楠 / 225

B.17　北京扩大引进跨国高端医疗器械产线研究

　　　　…………………… 路茜滢　刘沛罡　周　方 / 239

Ⅶ　健康人群篇

B.18　智能化技术发展与职业人群健康管理 ……… 闫　焱　焦月盈 / 250

B.19　北京市儿童青少年健康状况研究（2023年）

　　　　……………… 郭　欣　赵　海　张京舒　刘珂珂 / 265

B.20　北京市推进托育服务高质量发展的路径与展望

　　　　…………… 叶小敏　吴　娅　蒋新宁　黄志华　史　毅 / 282

后　记……………………………………………………… / 293

Abstract ………………………………………………… / 294

Contents ………………………………………………… / 296

皮书数据库阅读**使用指南**

总报告

B.1
2023年健康北京行动发展状况、策略及成效*

王溪　冯芮华　崔月颖　侯锐　吴立娟**

摘　要： 在2022年度健康中国行动考核中，北京获优秀等级，年度指标发展水平居全国前列。2023年，北京市以习近平新时代中国特色社会主义思想为指导，依据相关文件要求，秉持"共建共享全民健康"的宗旨，统筹落实健康北京行动的重点任务。在这一年中，主要指标呈现积极进展，健康北京行动得到全力推进，典型案例相继涌现。未来，北京将坚持以人民健康为中心的发展思想，深化医药卫生体制改革，完善城乡融合发展体制机

* 本文系北京市社会科学基金决策咨询项目"健康北京行动监测评估的实施和推广应用研究"（项目编号：23JCB042）的阶段性成果。

** 王溪，中国医学科学院医学信息研究所助理研究员，主要研究方向为卫生经济与卫生管理；冯芮华，博士，中国医学科学院医学信息研究所卫生经济研究室主任，副研究员，主要研究方向为卫生经济与卫生政策；崔月颖，博士，中国医学科学院医学信息研究所副研究员，主要研究方向为卫生经济与卫生政策；侯锐，北京疾病预防控制中心初级统计师，主要研究方向为慢性病预防与控制；吴立娟（通讯作者），博士，首都医科大学公共卫生学院副教授，主要研究方向为疾病风险评估与慢性病流行病学。

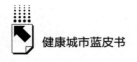

制，激发卫生领域新质生产力，推动卫生健康现代化进程。

关键词： 健康北京行动　健康中国　健康城市

在 2022 年度健康中国行动考核中，北京市获得优秀等级，年度指标发展水平位居全国前列。2023 年是全面贯彻党的二十大精神的开局之年，也是新冠疫情防控平稳有序转段后，健康北京行动高质量发展、稳中求进的一年。北京市坚持以习近平新时代中国特色社会主义思想为指导，按照《"健康中国 2030"规划纲要》和《健康中国行动（2019—2030 年）》文件要求，以"共建共享全民健康"为宗旨，统筹落实健康北京行动的各项重点任务，全方位、全周期维护和促进居民健康。

一　健康北京行动主要指标呈现积极进展

1. 健康水平持续提升

2023 年，全市居民健康素养水平达到 40.5%，居全国首位。全市户籍居民平均期望寿命为 82.51 岁，较 2020 年（82.43 岁）上升了 0.08 岁。全市常住居民孕产妇死亡率为 1.56/10 万，户籍居民孕产妇死亡率为 1.27/10 万，均为近 5 年最低值。全市常住居民婴儿死亡率为 1.36‰，户籍居民婴儿死亡率为 1.50‰，婴儿死亡率与 2022 年相比略有上升。孕产妇死亡率及婴儿死亡率均已达到《健康北京行动（2020—2030 年）》设定的 2030 年目标值，达到高收入国家水平（见图 1、图 2）。

2. 重大疾病防控成果斐然

2023 年，持续优化重大慢性病防控措施，高血压患者规范管理率、糖尿病患者规范管理率分别为 81.98%、82.96%，均高出北京 2030 年目标值（80%）。[①]

[①] 北京市卫生健康委。

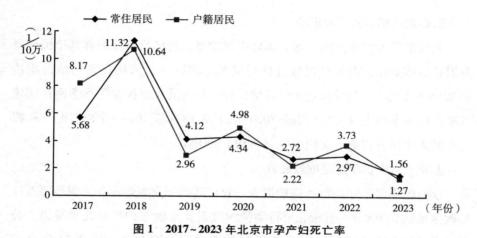

图1 2017~2023年北京市孕产妇死亡率

资料来源：《1949~2023年北京市孕产妇死亡率》，北京市卫生健康大数据与政策研究中心网站，http://www.phic.org.cn/tjsj/wssjzy/jkzb/202407/t20240702_ 306439. html。

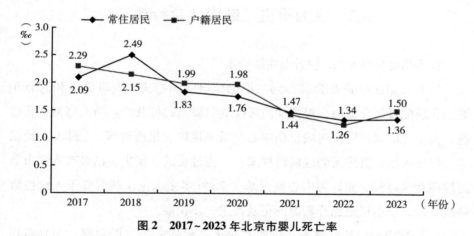

图2 2017~2023年北京市婴儿死亡率

资料来源：《1949~2023年北京市婴儿死亡率》，北京市卫生健康大数据与政策研究中心网站，http://www.phic.org.cn/tjsj/wssjzy/jkzb/202407/t20240702_ 306437. html。

心脑血管疾病死亡率和重大慢性病（心脑血管疾病、癌症、慢性呼吸系统疾病、糖尿病）过早死亡率均有下降，且低于国家2030年目标值。持续开展重点传染病防控工作，甲、乙类法定传染病报告发病率基本保持稳定。

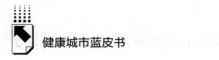

3. 健康生活方式逐步形成

北京市深入实施健康中国、体育强国战略，持续稳步提升首都市民健身意识和身体素质，营造全民健身良好氛围。2023 年，人均体育场地面积达到 2.95 平方米。[①] 持续推进无烟环境建设，自《北京市控制吸烟条例》实施以来，15 岁及以上成人吸烟率由 2020 年的 20.3% 降至 2023 年的 19.9%。[②] 将文明健康生活方式纳入文明城区（村镇）创建。

4. 重点人群健康促进成效显著

家庭健康母亲守护行动持续加强，农村适龄妇女宫颈癌和乳腺癌筛查区县覆盖率达到 100%，健康儿童行动持续推进，全面守护妇女儿童健康。公立二级及以上综合性医院设立老年医学科比例达到 85%，比 2022 年高出 3.3 个百分点[③]，生命全周期健康服务工作稳步推进。

二　全力推进"健康北京行动"

1. 多角度精准发力，提升卫生服务水平

（1）促进医疗资源合理布局。根据城市空间结构、人口分布和区域功能，合理配置医疗资源，提高优质医疗资源服务的可及性。与人口疏解相适应，推动优质医疗资源向城市副中心、城南地区、京西地区、"回天"地区等人口导入区、资源薄弱区域转移发展。在过去的几年里，已经有 6 家市属医院向新区疏解，累计为中心城区减少 2600 多张床位，新区每千人床位数持续增加，全市优质医疗资源的可及性进一步提高。

（2）建设分级诊疗体系。按照"顶天立地强中间"的思路，引导各层级医疗机构明确功能定位并发挥作用。在"顶天"方面，加强国家医学中

① 《2023 年北京市体育场地主要指标数据公报》，北京市体育局网站，https：//tyj. beijing. gov. cn/bjsports/xxcx/tjxx/543340285/index. html。

② 《北京成人吸烟率降速减缓　15 岁及以上成人吸烟率为 19.9%》，北京市卫生健康委网站，https：//wjw. beijing. gov. cn/xwzx_ 20031/mtjj/202401/t20240131_ 3550289. html。

③ 《市卫生健康委：全市有 595 家医疗机构创建为老年友善医疗机构，比例达到 98.7%》，北京发布·微信公众号，https：//mp. weixin. qq. com/s/heGSQQLNaTmMl3l-mrMdMQ。

心建设，发挥高水平医院在疑难危重症诊治、高层次人才培养、高水平医学科研等方面的引领和辐射作用。目前，13个国家医学中心已有12个落户北京。在"立地"方面，健全基层卫生服务体系，提升基层医疗卫生服务能力，基本实现了在城镇地区步行15分钟以内，远郊平原地区步行20分钟以内，山区步行30分钟以内就能够获取社区卫生服务的目标，并且随着人口的分布变化，不断加密服务网点。在"强中间"方面，积极推进区域医疗中心建设，全市16区已实现区域医疗中心全覆盖，同时通过区办市管、托管等方式，提升区域医疗中心服务能力，促进医疗服务的均等化，保障居民在辖区内可获得优质高效的常见病、多发病、慢性病诊疗和急危重症抢救等服务。

（3）优化就医流程。制定下发《北京市改善就医感受提升患者体验主题活动实施方案（2023—2025年）》，推出23项措施改善医疗服务。多家医院在全市范围内实施了一系列改革，包括设立门诊"一站式"服务中心、应用电子叫号系统、实现候诊顺序线上查询、试行全院床位集中统一管理、建立"一站式"入出院服务中心等，极大地提升了患者就医的便利性和满意度。多家医疗机构还实现了住院申请预约的实时共享，使出院患者当日结算率达到了50%以上，为患者提供了更加高效、便捷的服务。

2. 多层次瞄准焦点，保障全生命周期健康服务

（1）推进母婴安全体系建设。坚守母婴安全底线，加强危重症救治，推进现代产房建设，实现16区孕产妇"零死亡"，优化转诊救治网络，提升孕产妇及新生儿救治能力。推广现代产房安全分娩模式，49家医疗机构已建成现代产房。大力推进各区妇幼保健院、区域医疗中心和三级助产机构加强新生儿科（病室）建设，新生儿科（病室）覆盖率由不足70%提升至100%，实现全市覆盖。在出生缺陷综合防控方面，确定了8家优质生育咨询门诊。成功创建了4个国家级婚前、孕前保健特色专科。广泛开展出生缺陷救助项目，为困难家庭提供援助。全面推行儿童健康促进行动，建设母婴友好医院和儿童健康友好社区，强化母乳喂养支持，开展儿童常见疾病科普宣传，提高儿童健康水平。在优化"两癌"筛查服务方面，北京市发布了

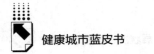

《宫颈癌防治健康生活方式核心信息》，开展免费筛查活动，为妇女健康提供有力保障。

（2）促进学校健康工作发展。不断推进和完善学校公共卫生体系建设，保护和促进学生身心健康。北京市各区教委加强与区卫健、疾控等部门的协同合作，畅通沟通机制，多部门协同合作，形成"一体两卫"工作格局，建立横纵联动机制。不断加强人员队伍建设，因地制宜探索校医发展和激励机制。稳步推进健康体检工作，深入实施针对性干预措施。中小学在防近控肥与心理健康工作上成果显著。在近视防控方面，多数学校已完成灯光照明改造，落实视力监测和分级警示制度。在减重控肥方面，部分学校成立训练小组，食堂与医院合作干预饮食。在心理健康方面，部分学校开展多种活动，开通热线。学校健康教育工作网络逐步健全，通过各类活动传播健康知识。

（3）加强老龄健康体系建设。老年健康服务设施建设持续推进，持续推进"两个中心"转型建设，增加安宁疗护床位300张，老年护理床位230张，超额完成任务。持续推进老年友善医疗机构建设，全市老年友善医疗机构达595家，覆盖率达98.7%。加强老年医学科规范化建设，公立二级及以上综合性医院设立老年医学科比例达85%。老年人主动健康能力显著提高，聚焦失能早期预防，开展失能健康管理项目，累计筛查重点老年人32.4万人次。推广老年人"口福"项目，为6万余名老人提供免费口腔检查。在心理健康方面，70个社区试点心理关爱项目。全市社区卫生服务机构与240余万名65岁及以上老人签约，并提供健康管理服务，为60岁以上老人建立400余万份健康档案。① 同时，为全市30余万名老年人开展脑健康体检（痴呆风险筛查）服务。探索"物业服务+养老服务"模式，多部门联合出台了《关于支持开展"物业服务+养老服务"试点工作的通知》，在多家物业公司开展试点，为特殊人群提供基本居家养老服务。

---

① 《北京卫健委：聚焦失能、痴呆、心理等预防 老年人主动健康能力显著提高》，北京市卫生健康委网站，https://wjw.beijing.gov.cn/xwzx_ 20031/mtjj/202310/t20231023_ 3284333.html。

3. 多方位突出亮点，提升居民健康素养水平

（1）加强应急救护培训。利用京津冀公民科学素质大赛活动开展卫生健康科普宣教，该活动通过线上形式设置了每日答题、限时挑战答题等不同模式，在题库中涵盖了应急救护、合理膳食、食品安全、心理健康、文明健康生活方式等方面的知识，旨在提升居民健康素养。年度参与答题用户超过110万人，注册用户超过100万人，总浏览量超过1400万人次。不断加强并构建完善的应急救护培训体系，有效普及应急救护知识，提升公众自救互救能力，2023年完成红十字应急救护取证培训16万余人。

（2）提升健康知识普及率。组织开展争做"职业健康达人"活动，以及职业健康传播作品征集活动和健康企业建设工作。以"改善工作环境和条件　保护劳动者身心健康"为主题，面向各类企业、事业单位和个体经济组织等用人单位及一线劳动者开展。积极动员妇女、家庭参与营养知识普及、科学饮食习惯宣传，并加强"两癌"防治宣传，以增强妇女健康意识，倡导绿色低碳生活。通过视频平台、新闻客户端广泛传播，视频播放量累计达80万次。面对灾害，组建心理援助队，提供心理服务。同时，引导妇女及家庭参与村庄清洁行动，创建美丽庭院。2023年，北京市共创建区级美丽庭院示范户6000余户。

4. 多角度补强短板，强化公共卫生保障能力

（1）推进公共卫生应急体系改革。2020年6月，北京市启动了首都公共卫生应急管理体系的相关建设工作。市委办公厅、市政府办公厅先后制定了《加强首都公共卫生应急管理体系建设三年行动计划（2020—2022年）》《加强首都公共卫生应急管理体系建设三年行动计划（2023—2025年）》，持续推进首都公共卫生应急管理体系建设。2023年，北京市疾控局发布"三定"方案，北京市及其16区成立疾控局，按照国家和北京市疾病预防控制工作部署，推进疾控体系改革等各项工作。通过四年来的建设，首都公共卫生应急管理体系得到明显健全。全市疾控体系不断壮大，设立经开区疾控中心，有序充实疾控专业人员力量。2023年，北京市传染病智慧化多点触发监测预警平台已完成功能开发，疾病防控能力稳步提升。

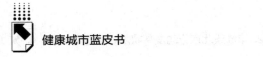

（2）强化重大传染病常态化防治工作。稳妥应对多种呼吸道传染病交替达峰，实现平稳转段。监测病毒变异情况，强化应对准备，平稳渡过4~6月、8~9月两次传染病波动期。坚持多病共防，将传染病全链条纳入"三医联动"机制，健全监测制度，分析疾病数据，以应对复杂局面，有序确保医疗服务。

5.多角度精准发力，优化居民健康环境

（1）实践探索健康影响评价制度。会同市发展改革、生态环境、住建、司法等部门制定市级健康影响评价方案。海淀、通州、丰台、西城等区相继探索开展公共政策和重大工程健康影响评价，2023年对22项重大民生政策和重大工程进行了健康影响试评价。其中，海淀区以区政府名义印发实施文件，以区各职能部门为评价实施主体，区财政加强经费保障，搭建信息化评价系统，将评价结果及整改措施纳入后期区政府审议环节，形成健康影响评价工作闭环。

（2）加强健康环境建设。构建长效监管机制，强化工作指导与督查，以校园周边地区及投诉高发区为重点，加大执法检查力度，查处烟草违法行为，加强相关法规宣传，督促烟草经营主体守法诚信经营。实施中小学教室采光照明达标工程，投入资金改造教室灯光照明，各校配备可调节课桌椅并定期调整，校园环境得到进一步优化。建设各类健康机构，打造健康支持性环境，提供健康支持场所，继续推进健康生活方式指导员的培养，营造全社会健康生活氛围。

三 典型案例相继涌现

（一）丰台区打造家门口的健康卫士——"智慧家医"

1.总体情况

近年来，丰台区老龄化呈缓慢发展态势，对慢性非传染性疾病的健康管理需求紧迫。与之相对应的是，丰台区医疗资源相对紧张，患者看病等待时间长，医患沟通时间少，患者依从性差、满意度较低。为强化基层医疗机构在健康管理中的作用，提高社区医务人员工作的积极性和管理效率，提升社区卫生服务机构诊疗水平，从而让社区患者愿意回到家门口的医疗机构看病，丰台区着力打造家门口的健康卫士，首创"智慧家医"的家庭医生签约服务模式。丰台区委、区政府印发《丰台区"智慧家医"实施方案》，区委宣传部、区财政局、区卫生健康委等多部门及各街镇各司其职，在全区21个社区卫生服务中心进行推广。不同于以提供上门医疗服务为主的家庭私人医生服务模式，该模式是以提升居民健康水平为中心，以信息化和协同服务为支撑的家庭医生协同一体化服务模式。辖区居民与社区家庭医生"结对子"签约后，可享受集治疗、预防、康复、居家护理于一体的健康照护服务。

2. 特色亮点

一是"智慧"诊疗，签约居民"放心看"。丰台区依托北京市基层基本医疗（公卫）系统，研发全科智能辅助诊断系统、智能慢性病管理系统、处方点评系统和AI远程会诊系统，形成了以大数据和专业指南为支撑，规范化、精细化的诊疗管理流程，以数字化管理促进基层医疗卫生服务高质量发展。

二是"智慧"助医，签约居民"便捷看"。针对社区居民反馈的就诊等候时间长、不能近距离享受签约服务等问题，丰台区利用信息化手段优化就诊流程，拓展服务内涵、拉近服务距离，做到让数据多跑路、让居民少跑腿。利用"身边家医"App，实现在线建档、签约，居民可在线查询个人健康档案、用药体检记录、检验结果等信息，享受家庭医生在线健康咨询、健康知识推送、中医体质辨识等服务；优化非诊疗业务流程，实现自助取号、自助缴费、移动支付、诊间结算等功能；率先试点"虚拟药房、社区智能药柜、人工智能预检筛查"等智慧管理模式。

三是"智慧"上门，签约服务"入户看"。丰台区将签约服务送到签约居民家中。利用VPN远程设备，建设"智慧家医"社区工作室，将全科诊室设置在社区、单位，将健康服务延伸至社区"最后一公里"。创建"健康

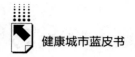

大脑"智能慢性病监测管理平台，实现居民居家自测血压并实时上传，家庭医生实时监测、全程掌控、及时干预，让医患共同参与健康管理。开展居家医养结合上门服务项目，配备便携式诊疗设备，为失能、重病、高龄老年人提供上门医疗、护理、康复等服务。截至 2022 年 12 月 31 日，全区居家医养结合上门服务项目已服务近 7000 人次。

四是"智慧"转诊，资源共享"方便转"。在医联体的基础上，基层社区医院与专科医院之间建立转诊云平台和绿色转诊通道。两者共享居民的健康档案和诊疗信息，全科医生与专科医生协作，为疑难病、危重症患者提供快速、精准的转介服务。将北京市"114"预约挂号平台植入医生工作站，全市二、三级医疗机构的号源向全科医生开放。医生根据病情，帮助患者在最短的时间内找到合适的医院和科室。

五是"智慧"绩效，家医团队"能者优"。丰台区在全市率先启用以工作质量和绩效系数为基础的绩效体系，从工作数量和质量等维度，对家医团队的服务开展进行综合评价，真正做到"能者多劳""优绩优酬"，激发家医团队的积极性和主动性，为签约服务提供原动力。根据服务效能与工作情况，给予团队成员经费补助。

（二）健康素养提升关口前移　健康人群培育从娃娃抓起

1. 总体情况

随着社会的发展和生活水平的提高，我国儿童青少年面临的一些新的健康问题日益凸显。如儿童近视患病率居高不下，且呈低龄化趋势；超重肥胖检出率持续上升；等等。注重幼儿时期健康行为的培养，是关口前移、预防这些健康问题的重要手段，更是保障儿童健康成长、提升全民健康素养的有益举措。

《"健康北京 2030"规划纲要》提出，要重视儿童早期发展，探索加强幼儿园健康教育工作的有效模式。为贯彻文件精神，满足园所及家庭科学照护的迫切需求，北京市启动了以"培养幼儿基本健康行为"为核心的健康促进幼儿园试点工作。经过实践，首批 49 家健康促进幼儿园已完成创建，

48 家幼儿园正在深入推进第二批建设工作；幼儿教师和家长的健康养育能力显著提升，幼儿行为及健康指标得到明显改善，健康促进幼儿园的工作模式和网络更加完备。

2. 主要做法及特色亮点

一是以科学理论为指导，制定标准引领健康促进幼儿园发展。在首批健康促进幼儿园工作启动之初，北京市制定了《北京市健康促进幼儿园标准（试行）》（以下简称《标准》）。该《标准》以健康促进的五大领域和基本策略为框架，遵循教育部《3—6 岁儿童学习与发展指南》《托儿所幼儿园卫生保健管理办法》等文件要求，充分考虑幼儿的主要健康问题及身体、心理发育特点。经过修订、研讨、完善、再研讨、再完善，《北京市健康幼儿园标准（2023 年）》最终定稿，并被应用于第二批健康促进幼儿园的建设工作。

二是搭建三级工作网络，整合资源为园所提供健促支持。为协同推进全市健康促进幼儿园工作，市、区两级组建了涵盖幼儿营养、运动、心理、保健、幼教等领域的专家团队，为全市健康促进幼儿园的建设和干预工作提供技术支持。各区还组建了区级专家团队，为辖区内的幼儿园提供技术支持。各建设园也建立了以园长为组长，教研组长、保健医师、家委会成员为组员的健康促进幼儿园工作领导小组。

三是构建多元共促格局，实施行为干预助推健康习惯养成。在对国内外相关文献进行研究和对全市幼儿健康工作进行调研的基础上，北京市疾控中心编制了相关材料，用于指导健康宣教、设计培训课程，以更好地服务于幼儿健康行为的培养。实施幼儿教师健康教育能力建设行动。每年针对幼儿园管理者、教师开展健康教育能力建设培训，倡导幼儿家庭健康环境提升行动。近年来，市、区两级在全市 16 区共组织了 100 余场"幼儿家长课堂"，邀请幼儿健康专家团队为家长讲授幼儿健康相关知识。带动幼儿家庭开展健康行为培养。针对"护眼""爱牙""运动""膳食""睡眠"这五大健康行为，开展"改变就在 100 天"健康行为养成活动，利用多种宣传方式传递从小崇尚健康、践行健康生活的理念。

四是推进全面立体评估，多角度评价有效推动工作优化。健康促进幼儿园工作建立了全流程评估模式。在工作开展前，针对幼儿教师和家长开展健康教育需求评估，了解他们对于健康养育的认识与需求，评估结果用以指导工作的开展。在工作开展过程中，对各项健康教育干预活动适时进行评估，了解活动效果。在创建周期结束后，组织开展区、市两级验收评估，从《标准》出发，对幼儿园、教师、家长和幼儿等多元主体进行全面系统评估。通过评估发现问题、总结经验，以便进一步调整优化建设工作。

四　下一步发展策略

北京市将紧密围绕"健康中国"战略部署，坚持以人民健康为中心的发展思想，深化医药卫生体制改革，完善城乡融合发展体制机制①，激发卫生领域新质生产力，推动卫生健康现代化进程。以全体居民享有更高水平、更加公平、更可持续的健康福祉为目标，书写健康北京的新篇章。

（一）把"健康优先"贯穿高质量发展全过程

健康是人民全面发展、生活幸福的基石，也是国家繁荣昌盛、社会文明进步的重要标志。因此，在发展理念中充分体现健康优先，始终把保障人民健康放在优先发展的战略位置，才能更好地保障人民群众健康的获得感、幸福感和安全感。在中国式现代化建设进程中，应突出健康的作用，因为中国式现代化是以人民健康为基石的现代化。要深入把握卫生健康事业发展新的历史方位和战略定位，将人民健康指标改善情况纳入政府目标责任考核范畴，让健康事业的发展成果更多、更公平地惠及全体人民。公共政策的制定实施应向健康领域倾斜，保障全民健康是一个复杂的系统工程，宏观经济因素、环境因素、就业等社会因素都会对人民健康产生深刻影响。要提高各级

---

① 《中国共产党第二十届中央委员会第三次全体会议公报》，中国政府网，https：//www.gov.cn/yaowen/liebiao/202407/content_6963409.htm。

部门和政府对大健康理念的认知，进一步畅通成员单位协作机制，持续推进跨部门合作，强化部门主体责任，发挥行业在健康北京行动中的示范作用。同时，借助疾控体系改革，建立健康北京行动推进中心，提升各区疾控部门的建设能力，为健康北京行动提供坚强的技术支持。

（二）持续发力建成健康北京

健康是人的全面发展的基础，建成健康北京是谱写中国式现代化北京篇章的必然要求。建成健康北京的目标是基本医疗卫生制度更加完善，优质高效的整合型医疗卫生服务体系全面建成，健康生活方式得以全面推广，主要健康影响因素得到切实有效的控制。建成健康北京需要健全实施推进机制，结合现有目标与实际情况，对长远规划进行系统研究。建立完善人民健康优先发展的制度体系，从筹资机制、健康管理体制等方面发力，不断探索适应新时代需求的健康发展新模式。建设以健康为中心的高质量卫生健康体系，关注全生命周期健康，提升健康维护能力。打造共建共享的健康社会环境，大力倡导"每个人都是自己健康的第一责任人"的理念，加强健康教育，形成人人追求健康、维护健康的良好社会氛围。

（三）发挥智库优势助力健康北京建设

健康北京建设是提升居民生活质量、推动城市可持续发展的重要任务。在这一进程中，强化科研力量的支撑作用至关重要。目前，已经积极开展一系列健康北京相关数据的监测评估工作，以便及时掌握健康领域的动态变化，及时发现潜在的健康问题和风险，为精准施策提供有力的数据支撑。将继续强化与高校、科研机构的合作交流，发挥专业机构和专家的技术支撑作用，持续提升数据分析能力，建立动态反馈机制，及时调整健康推进策略和措施；顶层设计、科学谋划、精准选题，加大科研投入，深入开展科研课题研究，加强跨学科合作，依托大数据、大模型等先进技术，整合多领域专家资源来攻克健康北京建设中的难题，加大科技成果转化力度。

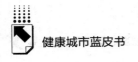

（四）扎实推进健康北京行动，不断缩小城乡差距

扎实推进健康北京行动是一项长期而艰巨的任务，需要政府、社会各界和全体居民的共同努力。要聚焦远郊区资源薄弱问题，将丰富的医疗资源向远郊区转移，借助"互联网+"医疗服务模式，通过线上诊断、远程医疗指导、在线医疗咨询等多种方式，提高优质医疗资源在远郊区的可及性，让远郊区的民众能够更加便捷、高效地享受到优质的医疗服务，从而有效缩小城乡医疗资源差距，促进优质医疗服务的公平可及。要聚焦城乡居民健康素养水平的差异，构建多层次健康科普体系，在农村地区设立固定的健康宣传栏，定期更新内容，涵盖常见疾病预防、健康生活方式、合理膳食等方面的知识。利用农村大喇叭广播，定时播放通俗易懂的健康科普信息。邀请专业的医疗人员深入农村，举办针对农村常见疾病防治、妇幼保健、老年健康等的主题讲座。同时，对农村地区的基层医务人员进行培训，提升其健康服务水平，以便其更好地为居民提供指导。此外，利用新媒体手段进行健康传播，建立农村地区专属的健康微信公众号、短视频账号等，推送有助于促进农村居民健康的内容，提高健康信息的传播效率，扩大健康信息覆盖面。

（五）深度践行"健康优先"，优化健康影响评价制度

以实践为抓手，针对试评价过程中存在的难点、堵点问题，优化健康影响评价工作流程。建立健全政策体系，明确其适用范围、工作流程和责任主体，为工作开展提供有力支持与保障。加强专业人才队伍建设，通过培训、交流合作等方式提高人员专业素养和业务能力，形成健康影响评价专家库。完善评价方法和技术，引入先进科学技术和模型以提高评价结果准确性和科学性，结合地区和项目特点制定有针对性的评价内容和标准。由于健康影响评价涉及多部门和各领域，需加强部门间协作与沟通，建立有效协调机制，促进信息共享与合作，形成合力。提升公众参与度，通过多种渠道宣传健康的重要意义，鼓励公众充分参与，及时听取公众意见建议，使评价结果更符合公众健康需求。

健康环境篇

B.2

北京市推进花园城市建设的现状与策略

高大伟*

摘　要：　建设花园城市是新时代首都发展的新课题。近年来，首都北京发生了新的历史性变化，为花园城市建设奠定了良好基础：首都规划体系全面深化完善，城市绿色空间格局进一步优化；生态文明建设大力推进，环境质量大幅提升；持续推进"大城市病"治理，首都和谐宜居水平显著提升；国际知名花园城市的建设趋势和国内公园城市的建设经验，对北京市起到了很好的学习借鉴作用。存在的主要问题是：生态资源效益不高，生态质量有待提升；创新发展动能仍然不强，创新开放水平有待提升；民生福祉共建共享不足，公共服务能力有待提高；历史文化保护利用力度不足，环境与文化融合有待加强；城市治理体系尚不完善，治理现代化水平有待提升。基于此，北京市需要加强系统治理，保护山水自然的生态本底，夯实花园城市的生态基底，增强生态安全韧性；增加城市绿量，持续扩大城市绿色空间规

---

* 高大伟，博士，教授级高级工程师，北京市园林绿化局党组书记、局长，主要研究方向为园林绿化建设与管理、生态文化、历史园林等。

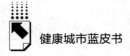

模，提升城乡生态服务品质；彰显首都特色，建设生态文化风景廊道，集生态连通、通风走廊、城市绿道等多种功能于一体；强化首都定位，塑造首都特色花园式功能区，服务百姓生活，打造便捷舒适的花园生活街区；以"公园+"模式增进与时俱进的民生福祉，建设花园式公共空间。

关键词： 花园城市　生态文明　绿色发展

党的十八大以来的这段时期，是北京发展史上具有里程碑意义的重要时期。习近平总书记 10 次视察北京、18 次对北京发表重要讲话①，为关系首都长远发展的重大问题、重要规划、重点事项把关定向，深刻回答了"建设一个什么样的首都、怎样建设首都"这一重大时代课题，对北京发展提出了殷切期许，为北京市"花园城市"建设提供了根本遵循。

一　首都花园城市建设的重大意义与良好基础

（一）花园城市建设的重大意义

建设花园城市不仅是新时代首都发展的新课题，也是展现壮美有序、古今交融、庄重大气、国际风范的首都形象的新内容，它擘画了让绿水青山成为首都靓丽底色的新蓝图，开启了园林绿化建设与历史文化名城保护融合发展的新篇章。

花园城市建设是落实党的二十大精神的生动实践，是新时代首都高质量发展的必然要求，是生态文明建设的重要内容，是在全面建设社会主义现代化国家新征程中首善标准的体现，是牢牢把握首都城市战略定位、大力加强

①　《北京市委常委会召开扩大会议　传达学习习近平总书记在学习贯彻党的二十大精神研讨班开班式上的重要讲话精神》，《北京日报》2023 年 2 月 14 日。

"四个中心"功能建设、提高"四个服务"水平的根本要求。

花园城市建设全面体现了新发展理念，是城市发展的高级形态，是"人民城市人民建、人民城市为人民"的直观体现，是让良好生态环境成为人民幸福生活的增长点的根本途径，是系统解决污染治理、生态保护、气候变化应对、城市可持续发展等问题，进一步改善生态环境的重要路径。花园城市建设是新时代首都经济社会持续健康发展的支撑点，是提升首都文化软实力和对外影响力、展现大国首都形象的发力点，是科学把握超大城市治理规律、实现超大城市减量提质发展、提升首都城市现代化治理能力、践行首善标准的创新模式，是开创新时代首都发展新局面、推动首都率先实现社会主义现代化的有力保障。

（二）花园城市建设的良好基础

近年来，北京市深入贯彻习近平总书记有关北京市的一系列重要讲话精神，奋发有为地推动新时代首都发展，城市综合实力和国际影响力跃上新台阶，向着国际一流的和谐宜居之都迈出坚实步伐，首都北京发生了新的历史性变化，为花园城市建设奠定了良好基础。

（1）首都规划体系全面深化完善，城市绿色空间格局进一步优化。编制并实施新一版城市总体规划，构建"三级三类四体系"的国土空间规划管控体系。切实发挥规划的统筹引领作用，着力加强非建设空间管控，对战略留白用地实行总量控制和动态优化，实施"两线三区"全域管控，持续推动中心城区非首都功能的疏解，积极推动疏解空间的再利用，补充完善公共服务设施、增加小微绿地，持续加强大尺度绿化建设，持续加大疏解建绿和留白增绿力度，"一屏、三环、五河、九楔"市域绿色空间结构进一步优化，山水林田湖草生态空间系统治理取得积极成效，城市功能和绿色空间格局不断优化。

（2）生态文明建设大力推进，环境质量大幅提升。稳步推进碳减排，全市万元地区生产总值能耗和二氧化碳排放量保持全国省级地区最优水平。全力打赢蓝天保卫战，细颗粒物年均浓度降至 30 微克/立方米，被联合国环

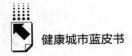

境规划署誉为"北京奇迹"①。

（3）持续推进"大城市病"治理，首都和谐宜居水平显著提升。北京市结合城市更新、疏整促行动，围绕存量资源，见缝插针地补齐民生设施短板，优化城市建成区土地使用功能，增加绿色空间，完善服务功能，提升人居环境质量，为城市精细化治理提供了新模式。利用疏解腾退空间、城市公园、林地绿地等场所，因地制宜建设更多体育场地设施。推动城市绿道、滨水步道、慢行系统"三网融合"，提升城市慢行系统品质。加快老旧厂房、低效产业园、老旧低效楼宇和传统商业设施更新，打造更多活力空间。推进老旧市政基础设施、公共安全设施等更新，补齐公共服务设施短板。加强市容景观整治，推进城市道路箱体"三化"和"多杆合一"治理，使城市空间清朗有序。

（4）国际知名花园城市的建设趋势和国内公园城市的建设经验，对北京市起到了很好的学习借鉴作用。从国际上来看，新加坡、伦敦、堪培拉、首尔等花园城市在生态保护、文化传承、公众参与、城市治理等方面提供了丰富案例。从国内来看，成都、上海、广州在公园城市建设过程中的经验，特别是在实现公园城市可感、可知、可享、可用等方面的经验，为首都花园城市建设提供了有益参考。

二 首都花园城市建设面临的主要问题

首都已经初步建成山水融城的生态家园、城乡美丽的宜居城市，生态文明建设取得了历史性的成就，为花园城市建设奠定了良好基础，但花园城市建设仍面临一些问题。

（一）生态资源效益不高，生态质量有待提升

（1）绿色空间结构不完善，功能发挥不充分。"一道绿隔"地区规划

---

① 《代市长殷勇在市第十六届人民代表大会第一次会议上作市人民政府工作报告——开启首都全面建设社会主义现代化新航程》，《北京日报》2023年2月14日。

要求到 2035 年绿色开敞空间比例达到 50%，目前只有 41%；"二道绿隔"地区要求达到 70%，目前是 64%；"九楔"范围内的绿色空间只有 65%，且布局破碎、规模不够。公园绿地休闲服务等多种功能发挥不充分，在发展绿色产业、繁荣生态文化、增进城乡居民绿色福祉方面还有很大空间和潜力。

（2）公园绿地布局不合理，分布不均。公园绿地 500 米服务半径覆盖还存在一定盲区，城乡公园发展水平不够均衡。居民身边缺乏小而精、小而特的中小型公园，精巧绿地还没有真正成为宜居社区、绿色社区的标配。

（3）城市生态系统稳定性不足，生态质量有待提升。全市森林资源中的幼林占比达 79.8%，森林每公顷平均蓄积量为 34.91 立方米，不到全国森林平均蓄积量的一半。平原生态林还未形成稳定的森林生态系统，生物多样性保护有待加强；山区森林质量还不高，有待精准提升；城区立体绿量严重不足，管养维护成本过高，可持续性较差。

（二）创新发展动能仍然不强，创新开放水平有待提升

（1）在疏解减量背景下，传统增长动力减弱。高水平科技自立自强与高精尖产业发展结合需要进一步加强，关键领域"卡脖子"难题还需突破，产业结构仍需进一步优化，消费升级潜力尚未充分释放，保持经济平稳健康发展压力加大。

（2）制约创新引领发展的体制机制障碍依然突出，创新发展动能仍然不强。科技研发和技术推广体系仍需完善，创新成果含金量、应用水准与国际一流创新集群相比仍有差距，综合性的科技创新示范基地亟待建立。

（3）科技创新赋能城市管理的作用发挥不够。大数据、人工智能等新技术在城市管理领域的应用滞后，城市感知体系不完善，全市城市运行"一网统管"尚未形成。

（三）民生福祉共建共享不足，公共服务能力有待提高

（1）社会资本参与积极性不高。多数生态资源管理者长期依靠单一的

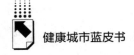

政府财政支持，缺乏政府部门参与、社会力量支持、市民游客互动沟通的管理机制，社会团体、市民群众参与的主动性和积极性有待提高，多方参与、共建共享的保护利用模式尚未形成。

（2）公共服务供给市场化水平不高。健康、养老、文化、体育等领域产业发展不足，缺乏品牌化、连锁化、规模化、专业化和标准化的公共服务供给，难以有效满足人民群众多样化服务需求。基本公共服务配置不均等，优质资源集中在中心城区。百姓身边的体育设施、文化设施等缺口较大，基本公共服务能力有待提升。

（3）公共空间服务功能相对单一。公园绿地与人们的日常工作、生活、消费场景脱节，与城市其他功能区块脱节，与文体等体验活动结合不充分，难以满足城市发展转型要求，以及居民对于分散、小型、临近且与自身消费、居住和工作充分融合的公共开放空间的新需求。

（四）历史文化保护利用力度不足，环境与文化融合有待加强

（1）历史文化保护利用工作需要加强。历史文化名城保护成果的合理利用不充分，"锁门式保护"掩盖了历史文化遗产的公共文化功能，"开发式保护"导致了城市记忆的丧失，保护利用缺乏引导和约束。历史文化遗产创造性转化和创新性发展路径不明晰，历史文化与时代发展融合不充分，优秀传统文化教育宣传力度不足。

（2）保护古都风貌、历史名园等不可再生的历史文化资源需整体发力。核心区中轴线范围内的天坛、地坛、太庙、中山公园等代表古都文化精髓的历史名园和历史景观仍存在大量被侵占的地带，二环路沿线总体形成了"绿色城墙"的良好基础，但局部仍存在绿化较为薄弱的情况。

（3）历史文化街区综合环境整治与文化融合程度仍需提升。平房院落居住环境欠佳、配套设施服务能力有限，加强环境整治诉求高，城市建设与管理水平有待精细化提升等现实问题，直接影响居民生活的获得感和幸福感。

（五）城市治理体系尚不完善，治理现代化水平有待提升

（1）城市精细化管理水平有待提升。广大市民对生活质量、生态环境质量的要求越来越高，但身边的生态环境问题仍未彻底解决，亟须探索更加先进的治理路径，解决疑难、谋求突破。城乡环境不够协调，风貌特色不够突出，背街小巷的环境整治需要深入推进。

（2）海绵城市功能欠缺，雨水资源利用不足。对标率先实现碳中和目标，北京市绿色低碳转型面临更高要求，绿色低碳发展路径尚需进一步拓宽。智慧城市新型应用场景仍需加强探索，公共安全设施布局及保护措施有待完善。

（3）绿色资源管理不统一。各类水、林、田等生态空间要素的管理边界不够清晰，存在交叉管理、多头管理等问题，需要加强统筹和整体管控，涉绿资源要素亟待整合。土地资源空间格局有待优化，水、林、田等生态空间要素"多规合一"需加快步伐，建设与非建设空间功能要素的精准重组仍有待加强。

三 首都花园城市的建设策略

首都花园城市建设以新时代首都发展为统领，统筹推进生态文明建设与经济建设、政治建设、文化建设、社会建设"五位一体"总体布局，是建设国际一流的和谐宜居之都、打造美丽中国先行区的新路径。首都将在不断提升生态系统多样性、稳定性、持续性及多元功能的基础上，打破空间边界、事权边界、政策边界、信息边界，促进空间、功能、管理的融合，把首都建设成为森林环抱的花园城市，实现"老百姓走出来就像是在自己家里的花园一样"的目标。

（一）加强系统治理，保护山水自然的生态本底，夯实花园城市的生态基底，增强生态安全韧性

（1）巩固全域森林城市创建成果，提升森林生态系统质量。保护北京大

山大水的自然地理格局与延续千年历史发展形成的人文地理环境，深化落实总体规划，优化生态空间结构，展现大国首都与京华大地"两山五河一平原"交相辉映的雄奇、豪迈和辽阔。统筹山水林田湖草沙一体化系统治理，构建圈层式、网络化、可持续的超大城市自然生态系统基底，突出暖温带湿润森林向半湿润森林草原过渡的四季景观特征。加强森林抚育和低效林改造，提升林分质量和碳汇能力，实施森林健康经营。完善绿隔地区绿色空间布局，优化平原人工林结构，建设近自然城市森林。构筑环京生态绿带，推动京津冀协同开展生态保护与治理。增加城市绿量，持续扩大城市绿色空间规模，修复城市生态链，提升城市生态系统自我修复能力，促进自然与城市共生共荣。

（2）加强生态系统多样性保护，区域协同促进形成大尺度生态源地。北京市2020~2022年生物多样性本底调查实地累计记录各类物种6408种。[1]如今的北京已成为世界上最具有生物多样性的大都市之一。构建首都特色的自然保护地体系，加强重要物种保护，恢复旗舰物种栖息地，推进生态网络与生态廊道建设。通过设立自然带、城市留野区、野生动植物栖息地、暗夜保护区等城市中的近自然荒野空间，减少局部区域人为干扰，协助生态链修复、生态演替过程恢复，将自然空间还给大自然。利用生态岛、生态保育小区、小微湿地等适宜生境，结合本杰士堆、鸟食台、饮水槽等招引措施，为鸟类、禽类、昆虫、小型野生哺乳动物提供食源和栖息场所。加强古树名木的保护，对古树及周边的环境进行整体保护，建设古树名木公园。

（3）提升生态环境承载力，增强生态安全韧性，强化防灾减灾能力建设。结合首都花园城市建设，持续推进环境污染防治、自然灾害预警、生物安全防控、防灾避险等体系建设。

（二）增加城市绿量，持续扩大城市绿色空间规模，提升城乡生态服务品质

（1）优化城乡公园绿地布局，构建布局均衡、功能丰富、特色彰显、

---

① 《北京生物多样性调查三年累计记录物种6408种》，生态环境部网站，https://www.mee.gov.cn/ywdt/dfnews/202305/t20230523_1030825.shtml。

无界融合的全域公园体系。花园城市建设不是绿色植物的覆盖，而是更加注重城市建设内在的质量，追求生态的、美学的和谐城市环境。强调人类与自然环境的协调，注重加强自然环境的保护、绿色基础设施的完善和城市功能多元性的提升。城市绿化带网络化，各类绿地形成"点、线、面"相结合的合理布局。引导灵活设置多元化、人性化的活动空间，建设生态友好的自然公园、亲近自然的郊野公园、全龄友好的城市公园、魅力便捷的社区公园、乡愁浓郁的乡村公园。

（2）见缝插绿增彩，增加城市绿量，实现乔木冠层连线连片，以减少城市热岛效应，提高人居环境舒适度。结合城市更新，通过拆违建绿、滨水增绿、拆墙透绿、留白增绿等措施，全面增加城市绿量。针对老旧小区绿地质量不高等问题，引入创新管理模式，多途径、多指标综合考评小区绿化质量。鼓励立体绿化、屋顶绿化、箱式绿化，保护大树，同时鼓励在空闲场地、楼前屋后的边角地以及居民阳台上增加绿量，实现"见缝插绿"，如"院中一棵树"。鼓励在居住区周边道路附属绿地增设适合老人和儿童的林荫活动场地及健身设施，以促进绿色空间的集约有效使用。持续推动林荫路建设，在双向六车道及以上道路增设乔木绿化带，以减少城市热岛效应，提高人居环境舒适度。推动城市广场、停车场等硬化地面林荫化改造，在地铁出入口、公交站点、建筑底商连续分布的街巷等位置，通过增加林荫大树、拆墙透绿等措施，建设林荫景观。对于现有路侧绿化带宽于 4 米的道路，可打开围栏，增设步道、游憩节点、休憩设施等功能区，建设林荫漫步道。

（三）彰显首都特色，建设生态文化风景廊道，集生态连通、通风走廊、城市绿道等多种功能于一体

（1）打造生机勃勃的城市景观廊道。综合利用山区河谷、平原河流和城市交通干线等线性空间，打造展现北京纵览千年、连山达水、走向世界的城市景观廊道。统筹山脊、水岸、道路、建筑、植物、城市家具等构成要素，进行一体化设计，突出"两轴六环"特色城市风貌塑造。加强城市绿道建设，引导绿色出行和健康生活方式。丰富线性空间服务功能，增强城市

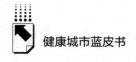

活力，促进和谐交往。

（2）打造多彩的进京门户廊道。加强首都机场、大兴机场及公铁交通枢纽及其联络线的城市门户景观塑造。统筹推进大运河文化带、长城文化带、西山永定河文化带三条文化带建设与市民微度假目的地的融合发展，通过城市绿道、森林步道、自驾风景道串联起历史文化遗产点、自然资源景点、地理标志生态产品产区、旅游服务设施等，形成文化主题鲜明的"漫游北京"周末度假游线路，让传统文化滋养现代生活，以文旅融合带动乡村振兴和文化休闲消费。

（四）强化首都定位，塑造首都特色花园式功能区，服务百姓生活，打造便捷舒适的花园生活街区

（1）紧扣"四个中心"城市战略定位，聚焦重点功能区，打造彰显首都特色的花园式功能区。优化首都功能核心区中央政务空间，持续提升政务空间品质；结合历史经典建筑及园林遗迹的腾退、修缮与综合整治工作，推动被占用文物的腾退和功能调整。加强老城历史文化街区、三条文化带文化精华展示区的传统风貌塑造，提升首都世界文化遗产的国际影响力，建设花园式古都文化聚集区。提升重大国事活动承载区的整体形象，打造国际交往新场景，塑造国际交往新窗口。

（2）推进城市街区、郊区镇村综合提质，丰富园艺文化生活，打造便捷舒适的花园生活街区、花园特色村庄。推进城市街区无界开放、设施共享、功能融合，打造日常可感的多元化花园生活场景。推进商业、文化、体育等设施与生态融合，增加植物绿量，提升植物绿视率，创建花园式单位、花园式社区。持续提升城市街区的生活舒适度和便利性，打造出门即感知的街巷画廊。引导碎片化、低效的存量空间向具有综合城市功能的绿色开放空间转变。尊重自然的本底特征，创新推进花园特色村庄建设，实施"一村一品"花园式村庄提升行动，持续改善乡村人居环境。结合村头片林实施"千村千园"计划，积极探索村庄渐进式有机更新路径。丰富乡村经济业态，拓宽乡村生态富民多样化路径，促进乡村一、二、三产业融合发展，推动观光农业、森林康养、精品民宿与文化旅游联动发展。

（五）以"公园+"模式增进与时俱进的民生福祉，建设花园式公共空间

（1）生态公园+市民大乐园。自然公园、生态公园、城市森林公园、城市湿地公园、近郊型郊野公园等专类公园，在生态环境承载力范围内，通过轮替分区、季节分时、预约限流等方式为市民提供自然游憩场所、户外运动场地，引入专业运营团队，提供高品质、多元化的家庭游乐、休闲健身、自然教育、萌宠训练等服务，让大尺度绿色空间成为市民大乐园。

（2）城市公园+幸福生活阳光房。城市综合公园在满足管护需求的前提下，调整低效利用的建筑和场地，结合"书香京城""博物馆之城"等城市文化项目及周边城市文化资源，举办展演、节庆、竞赛等市民参与度高的文体活动。完善社区公园、游园的全龄友好功能，设置多功能场地，通过居民共治共享实现球类运动、舞蹈健身、周末集市等多用途分时段轮替使用，在有限空间内尽量满足不同人群的使用需求。

（3）口袋公园+邻里交往小花园。因地制宜建设口袋公园、小微绿地，为邻里交往提供小憩场所。充分考虑无障碍、适老化、安全照明、植物低敏等特点。依托周边小区物业、中小学、社区居委会等开展"树木小园丁""一米小花园"认管认养活动，促进邻里交往，提升邻里归属感。

（4）老旧公园+基础设施升级。全面开展现状公园的基础设施改造提升和布设完善工作，重点增设生态公园和自然公园的游客基础服务设施，包括路椅、垃圾桶、园灯、厕所、标识牌、广播设施、宣传栏、非机动车停放点、停车场等；逐步完善老旧公园地下市政基础设施的更新与升级改造，尤其是供水、排水、电力、电信等管线设施、设备。

（5）公园+智慧园林管理。持续推进公园智慧管理平台及通信网络、电子信息牌、多媒体终端、高清摄像头、报警柱、各类感测设施等基础设施建设，提升公园游览服务、园林养护、安全监控、生态监测的智能化水平。利用5G、VR等前沿技术，大力推广智能步道、智能骑行等智慧游园互动设施，打造多媒体沉浸式场景，提升游客游园体验。

B.3
北京市共享单车治理研究报告
（2022~2024年）

郝秀匣　温国帅　肖昌全　赵涛　郭昌祚*

摘　要： 共享单车已逐渐成为现代交通体系的重要组成部分，在破解城市出行"最后一公里"难题中发挥了重要作用。近年来，北京市通过采取总量控制、综合施策、科技赋能等举措，促使行业整体发展态势持续向好，市民绿色出行意愿持续提升。但在调研中发现，仍然存在投放供需不平衡、乱停乱放、单车损坏率较高、用户骑行存在安全隐患等问题，这些问题给城市交通精细化治理带来了新的挑战。究其原因，一是共享单车具有准公共物品属性，二是企业、政府、用户管理职责不清，三是文明用车观念尚未形成。因此，相关部门应该主动作为，强化规划引导；部门联动，依法监督管理；因地施策，实现精准"点穴"；通力协作，争取最大公约数。

关键词： 共享单车　绿色出行　城市交通　北京市

随着移动互联网技术的发展和"绿色出行、低碳生活"观念的日益深入人心，共享单车以价格低廉、使用方便的特点，受到了人们的广泛青睐，成为解决城市出行"最后一公里"难题的首选方式。但是在发展过程中，

---

* 郝秀匣，北京市交通运输综合执法总队人事处副处长，政工师，主要研究方向为执法干部队伍建设；温国帅，中共北京市纪律检查委员会、北京市监察委员会案件审理室副主任，主要研究方向为纪检监察理论、实践探索、制度建设等；肖昌全，北京市重点站区管理委员会清河站地区办公室副主任，主要研究方向为城市管理；赵涛，北京市社科联市社科规划办办公室副主任，主要研究方向为指挥自动化；郭昌祚，北京市交通运输综合执法总队十六支队副支队长，正高级工程师，主要研究方向为工程质量监督执法。

出现了投放供需不平衡、乱停乱放、单车损坏率较高、用户骑行存在安全隐患等问题。为进一步推动共享单车规范有序健康发展，提升北京市交通治理体系和治理能力现代化水平，调研小组通过到市级交通运输部门走访、到企业和街道社区调研座谈、对工作生活周边地区共享单车停放情况进行实地观察并拍照、对用户进行采访等方式，在深入查找问题的基础上，提出推动共享单车精细化治理的对策建议。

一　北京市共享单车的治理现状

共享单车在方便市民出行的同时，曾经乱象频出。北京市通过采取总量控制、综合施策、科技赋能等措施，促使行业整体发展态势持续向好，市民慢行出行意愿持续提升，越来越多的市民选择骑行通勤、骑行购物。从市交通委发布的骑行数据看，共享单车年骑行量从 2021 年的 9.51 亿人次增长到 2023 年的 10.88 亿人次，日均骑行量从 2021 年的 260.75 万人次增长到 2023 年的 298.99 万人次。[①]

（一）总量控制，引导企业合理投放

2015 年，首批 OFO 无桩共享单车投入北大校园，2016 年，大量共享单车企业获得风投，纷纷涌入市场，高峰时北京共有 16 家运营企业，投放车辆多达 235 万辆，而北京市道路两侧可容纳停放的自行车总量约 120 万辆，超过可承载量近 1 倍。过度投放导致出现共享单车"垃圾山"等现象。同时，出现平台将押金挪作他用、投资失败导致无法及时退返押金等问题。2017 年 8 月，经国务院同意，交通运输部等 10 部门联合出台《关于鼓励和规范互联网租赁自行车发展的指导意见》，按照交通运输部指导意见，北京市交通委于 2017 年 9 月叫停共享单车新增投放，启动车辆饱和度测算，全市运营共享单车的企业由 16 家减少至 9 家，运营车辆总数控制在 191 万辆

---

① 北京市交通委员会城市道路管理处。

左右。随后，运营企业进一步整合，6家减少至3家（分别是"美团""哈啰""滴滴青桔"），运营企业从"百花齐放"到"三足鼎立"。截至2023年底，全市范围内报备运营车辆约为100.03万辆。通过总量控制、引导投放（见图1），解决了运营企业"无序竞争、超量投放"的问题，共享单车运营区域由五环内逐渐扩大至所有行政区，中心城区（城六区）作为统一运营区域，车辆投放布局得到进一步优化（见图2）。

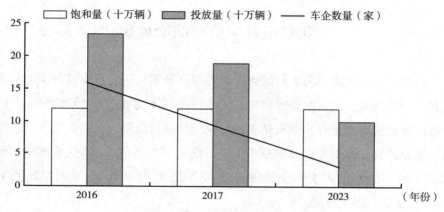

图1 北京市共享单车投放量情况

资料来源：课题组调研收集整理。

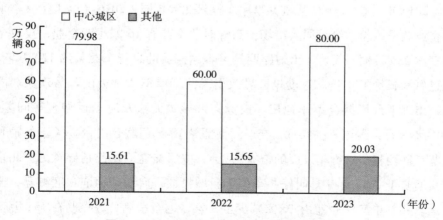

图2 2021~2023年北京市报备运营车辆总数

资料来源：课题组调研收集整理。

（二）综合施策，推进行业管理

北京市坚持"慢行优先、公交优先、绿色优先"的交通发展理念，大力倡导慢行，推进慢行系统发展，已建成全国第一条全长 6.5 公里的自行车通勤专用道路，解决了一大批通勤市民的出行难题。[①] 推进慢行系统与轨道交通融合，推进重点轨道交通站点共享电子围栏建设，施划 2.5 万个停放区、1181 处入栏结算区、16 处禁停区。截至 2022 年底，核心区所有轨道交通站点均已实现电子围栏监测管理全覆盖，朝阳区、海淀区、丰台区、石景山区轨道交通站点电子围栏覆盖率达到 50% 以上，其他区启动全区域入栏管理工作。制定并完善共享单车服务质量信用考核评价标准，运营企业接受市、区、街道（乡镇）相关部门的监督管理。支持并引导行业协会、企业共同签署规范用户停放行为的联合限制性公约，对严重违规用户采取统一的限制骑行措施。

（三）科技赋能，实行智慧治理

充分利用科技手段，将运营车辆信息接入北京市互联网租赁自行车监管与服务平台，实现车辆运营情况线上监管。推动企业实现高精度定位锁车，截至 2024 年 3 月，全市共享单车报备规模为 91.14 万辆，报备高精度定位锁车辆为 51.07 万辆，占比为 56.03%。开发车辆调度小程序，试行车辆清淤调度响应机制，建立"5 分钟响应，30 分钟到达，60 分钟处理完毕"的运维处置模式。政企合作推出 MaaS 平台，向市民提供整合步行、骑行、公交、地铁等多种方式的一体化出行服务平台。为加强交通运输行业执法监管，2020 年进行综合执法改革，全国首家网络执法支队——北京市交通运输执法总队十五支队成立，截至 2023 年 12 月底，市交通运输执法总队十五支队共约谈互联网租赁自行车运营企业 120 余次，查处企业违法违规 64 起，罚款 302.7 万元。[②]

---

① 《"3510"：绿色出行有了北京样板》，《北京日报》2022 年 10 月 18 日。
② 北京市交通运输执法总队和课题组调研收集整理。

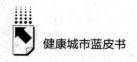
二　北京市共享单车治理存在的问题

虽然北京市持续推进共享单车治理并取得了很大成效，但是通过调研，发现仍然存在投放供需不平衡、乱停乱放、单车损坏率较高及用户骑行存在安全隐患等问题。

（一）共享单车投放供需不平衡

1. 空间布局不平衡

投放点位分布不均，各城区投放不平衡。2023年3月，全市范围内报备车辆78.88万辆，其中城六区报备车辆60万辆。通州区报备车辆5.1万辆，其他非城六区合计报备车辆13.78万辆。①部分投放点位选址不够合理，有的需求热点地区没有足量的共享单车，如一些老旧社区、保障性住房周边地区投放不足，不能满足居民实际出行需求；而有的地方共享单车则经常空置，流动性较差，造成资源浪费。

2. 时间分布不平衡

在上下班潮汐时段，地铁口、公交站周边共享单车经常供不应求，而其他时间又有大量闲置。"哈啰"单车骑行大数据显示，工作日早晚高峰（7~9时，17~19时）单车骑行量为全天最高，周末早晚高峰总骑行量占比降幅达近30%。周末地铁口、公交站周边共享单车出现闲置，而大型商场、公园景点周边则投放不足。市民表示，有时候急于用车却找不到车，不用车时却随处可见。

3. 季节投放不平衡

共享单车使用受季节、天气影响，存在季节性使用不平衡的问题。特别是在冬季，天气寒冷，单车需求量明显减少。政府和运营企业已经关注到这个问题并在进行调整，如北京市2022年开展互联网租赁自行车淡季减量工

① 北京市交通综合治理事务中心：《互联网租赁自行车运行分析月报》2024年第3期。

作，在调控期内实现中心城区报备运营车辆总量由 80 万辆调减至 60 万辆，其他区结合区域内实际情况适度调整（见表 1），但在季节性投入上还应根据实际情况进行动态调整。

表 1　2022 年下半年北京市互联网租赁自行车车辆分区报备情况

区域	旺季报备车辆规模 （7~11 月,万辆）	淡季报备车辆规模 （12 月,万辆）	下半年单车平均周转率 （次/日）
中心城区	80.00	60.00	3.00
通州区	5.10	4.34	3.21
门头沟区	0.20	0.16	2.93
房山区	1.50	1.20	1.99
大兴区	1.90	1.90	4.60
顺义区	3.50	2.30	1.86
昌平区	3.30	2.24	4.69
平谷区	0.40	0.40	1.65
怀柔区	0.70	0.70	1.00
密云区	1.50	0.60	0.98
延庆区	0.50	0.41	1.75
经济开发区	2.60	1.40	2.71
合计	101.20	75.65	3.02

资料来源：《北京市交通委员会关于互联网租赁自行车行业 2022 年下半年运营监管情况的公示》，北京市交通委员会网站，https：//jtw. beijing. gov. cn/xxgk/tzgg/202302/t20230227_2925099. html。

（二）共享单车乱停乱放问题严重

1. 停车位不够充足

有的用户表示，在需要停车时，经常面临难以找到停放场所的问题，或因为停放场所距离较远，被迫随处停车。有的停车区域较小，用户被迫停在划线区域以外；有时候没找到停车的地方，共享单车被放在停放的私家汽车旁边。

2. 技术不够精准

高精度定位锁车的投入比例还较低，需要加大投入置换。同时，虽然利用卫星定位、蓝牙道钉等技术实现了共享单车"入栏管理"，但是单车定位

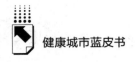

容易受环境影响，还不够精准，如有的区域由于高层建筑对信号的干扰，单车即使不在规划范围内也能实现落锁停放。

3. 停车不够规范

有的用户图自己方便，不规范停车。比如，在惠新西街北口地铁站口，经常见用户把共享单车停到非机动车道上；潞城地铁站周边可见共享单车被扔到了花坛中，并被放倒。还有用户将车停在非固定停车位，随意放置，摆放不整齐，经常可以看到共享单车被放在医院门口、树木旁边。共享单车无序停放占用城市公共道路与空间，导致共享单车阻塞人行道等现象，引发市民较多投诉。

（三）共享单车损坏率较高

1. 运维响应不够及时

据了解，目前市级平台已接入三家企业运维人员5000多人，但相较于100万余辆的自行车投放量而言，企业运维人员的配比率不高。在平台收到用户或社区提交的故障报修信息时，企业运维人员的响应不够及时。

2. 用户报修信息不准确

虽然在用户扫码时遇到故障车，平台会要求用户上报，但有的用户在遇到故障车时，更多的是急于寻找下一辆车，于是会存在随便拍照上传、选择故障部位不够准确的情况，这影响了及时准确的上报与维修。

3. 存在人为破坏单车行为

部分用户认为共享单车是公共物品，在使用时不珍惜，甚至存在恶意破坏行为，如划掉二维码、给车胎放气、改装等蓄意破坏共享单车的行为。有的用户为了方便自己骑行，破坏车锁，将共享单车占为己有，放在自家楼下或自家商铺门口。

（四）用户骑行存在安全隐患

1. 骑行环境不佳

个别路段非机动车道与机动车道之间缺少隔离设施，当汽车从共享单车骑行者身边驶过时，骑行者缺乏安全感，也容易发生安全事故。同时，经常看到快递、外卖等电动摩托车、三轮车与共享单车在非机动车道上拥挤行驶、发生碰撞的情景，还有机动车占用自行车道的混乱场景。有的非机动车道甚至成了个别汽车的免费"停车位"，共享单车用户不得不绕道骑行。

2. 部分用户骑行安全意识薄弱

有的用户在骑行前缺乏安全意识，没有养成事前检查单车安全性能的习惯，或是抱着侥幸心理让单车"带病"上路。在路上，经常可以看到有的用户违规载人，还有用户让不满12周岁的孩子骑行，骑行安全风险很大。

3. 部分用户骑行不遵守交通法律法规

有的用户为图自己方便，占用人行道骑行，影响行人安全；有的用户为减少骑行路程，逆向行驶；有的用户不遵守规则，闯红灯。这些不遵守交通法律法规的行为严重影响交通秩序，造成社会风险隐患。

三 原因分析

（一）共享单车具有准公共物品属性

根据公共物品理论，社会物品可分为两大类型：私人物品和公共物品。私人物品属于私人产权，具有竞争性和排他性，可以通过市场交易实现资源的有效配置。公共物品是指在消费过程中具有非竞争性和非排他性的物品，因此纯公共物品需要政府来安排、组织或提供。在纯私人物品和纯公共物品之间还存在一类物品，称之为准公共物品。共享单车就属于准公共物品，其产权并非某个自然人私有，而是归企业所有，由企业负责维护，而共享单车的损耗成本也无须个人承担。对用户而言，只需付费即可享有共享单车的使用权，这导致用户缺乏爱护共享单车的动力。共享单车具有准公共物品的属性，它的存在具有显著的正外部性，对于居民而言，它无疑是一个惠民、利民的项目。尽管企业推出共享单车的初衷是为了获

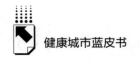
得经济利益，但其所产生的社会公益价值也不容忽视。要让共享单车走得更远，需要大众、政府、企业的共同努力。政府需要加强城市管理，企业要为用户提供更为便利的服务，用户则需约束自身的骑行行为，从而共同促进共享单车的和谐发展。

（二）企业、政府、用户管理职责不清

从企业所有权方面看，因共享单车所有权属于企业，所以企业需要加强对共享单车的管理，以保障企业的经济利益。从企业管理方面看，企业对共享单车缺少有效的调度和资源分配，在面临使用潮汐时并不能满足用户的即时需求。企业虽然制定了相应的惩罚规则，却很少对违规用户实施，存在有意放松监管的问题，为了方便用户，有时候不在规划范围内也能实现落锁停放。从政府方面看，根据《关于鼓励和规范互联网租赁自行车发展的指导意见》，交通运输部门负责政策制定和统筹协调，城市管理部门负责联合公安机关共同指导停放管理工作，但其中存在监管部门不统一、职责职权边界不清等问题。同时，虽然共享单车在缓解交通拥堵、解决"最后一公里"难题等方面发挥了很大作用，但是约谈共享单车企业以及对乱停放的共享单车实施临时清理，增加了政府监管成本。从用户角度看，用户拥有使用权，对共享单车没有爱护和维修的义务，因此用户只关心使用过程中共享单车的性能，可以选择放弃使用问题单车，选择性能良好的即可。同时，用户对共享单车是否停放在安全、便利的地方并不关心，个别用户存在乱停乱放甚至将共享单车占为己有的现象。

（三）文明用车观念尚未形成

共享的、公共的物品在多数人眼中扮演着"免费午餐"的角色，因资产不属于自己而不被珍惜，加之缺少相应的监督赔偿机制，更考验使用者的素质。共享单车最初的用户定位主要是上班族和学生，但随着共享单车商家拓宽市场，用户规模越来越大，涵盖范围也越来越广。用户的不固定性、使用的随机性以及用户素质的差异性导致不安全骑行、不文明骑行、不规范停

放等行为时常出现。虽然用户与企业之间有使用协议，但是由于取证难度较大、惩罚力度有限，部分用户在使用过程中，存在恶意损毁车辆、乱停乱放甚至将共享单车占为己有的现象。在发挥用户监管作用的过程中，由于监管的奖励力度较小，部分用户抱着"多一事不如少一事"的心态，对破坏共享单车的行为置之不理。面对用户违规使用共享单车的行为，单靠政府和共享单车企业来进行监管不仅难度大、可操作性差，也难以对所有不法行为都做到有效监管。

四　北京市共享单车治理的对策建议

共享单车具有行业特殊性，是一种属性复杂的准公共物品。推动共享单车精细化治理，既需要加强政企沟通合作，也需要市民共同参与，实施"政府—企业—市民"三方协同，建立"共建、共治、共享"的单车精细化治理新格局。

（一）主动作为，强化规划引导

一是优化骑行环境。持续推进城市慢行系统建设，合理设置隔离带、隔离护栏，进一步优化路权分配，改善机动车道与自行车道混行状况，为用户骑行提供舒适、安全的环境。二是建立需求反馈机制。街道、社区对本地区居民的出行需求、出行情况更为了解，要引导街道、社区加强与共享单车企业的合作沟通，准确反馈本地区需求信息，使单车投放更加符合街区实际需要。三是鼓励技术创新。政府要制定奖励支持政策，鼓励共享单车企业进行技术创新。"滴滴青桔"单车于2018年最早研发分体锁技术并应用，该技术成本低，停车定位准确，目前运营企业正陆续推广此项技术。"哈啰"单车创新90°垂直停放技术，不仅能规范用户在指定区域停车的行为，还要求车辆垂直于马路停放。四是合理增加停车位。高度重视共享单车停放场地和设施的规划建设，结合居民使用习惯和道路空间情况，在现有资源基础上挖掘停车空间，为共享单车未来规划提供合适的停车位，适当增加共享单车停

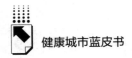
车点位。如西城区、石景山区利用闲置用地作为共享单车停放区、囤放区，缓解停放供需矛盾；东城区、海淀区与本区商圈实施共建共管，在东方新天地、圣熙八号购物中心广场区域内施划共享单车专用停放空间；朝阳区、丰台区积极落实轨道交通站点"一站一策"、地铁站口"一口一策"治理方案。同时，设置尺寸明显、颜色醒目的标线和标识牌，以指示人们停车地点的具体位置，对模糊不清的标识及时进行重绘，引导用户规范有序停车。

（二）部门联动，依法监督管理

重视部门间"话语权"，打好"治理"这张牌。打出一套部门组合拳，进行部门联动强化管理，是共享单车持续健康发展的强力行政支撑。一是交通执法部门加大对共享单车运营企业的执法监管力度，充分发挥市、区、街道三级协同机制，案件移交机制，政企联动调度机制作用，定期入户检查，督导企业落实主体责任，畅通网上政企日常沟通渠道。针对风险隐患适时组织企业召开提醒警示会议，督促企业整改。二是鼓励共享单车企业通过采用电子围栏、信用分级管理等措施，增强共享单车使用者规范停放的意识，使之养成良好停放习惯。同时，建立健全与运营企业约谈和沟通机制，对不按规定投放车辆和不履行行业自律职责的运营企业，要及时约谈其负责人；对乱停乱放问题严重、经提醒仍不采取有效措施的运营企业，要公开通报相关问题，限制其投放。三是结合执法检查开展行业法规宣讲解读，为企业送服务，引导企业依法合规开展经营活动。公安部门加大对共享单车破坏、私占行为的打击力度。交警、街道、社区联合开展违规骑行专项整治行动，对违规载人、不按规定车道行驶、闯红灯等行为进行严查严纠，积极引导用户自觉遵守交通安全法律法规，营造严格有序、文明规范的交通环境。

（三）因地施策，实现精准"点穴"

共享单车在特定时段、特定场合的过度堆积所引发的"潮汐"问题，一直是难啃的"硬骨头"。对此，一是找准矛盾根源，科学布局施策，发挥行业合力，通过破解城市顽疾，为"首都形象"大提升长效工作提供治理样板。对于坐拥大量商圈、写字楼和住宅区，区块业态较为丰富，共享单车"潮汐"现象突出的重点及难点区域，要就其"潮汐"堆积点制定"一点一方案""一企一方案"。例如，针对地铁13号线清河站早晚高峰车辆堆积问题，实行预见性管控，在高峰来临前1小时安排保障车辆，并落实4~5人巡查督岗，定人定时定点保障。针对大悦城、万达广场、合生汇等综合体不定期举办各类活动而带来的突发性单车堆积问题，属地应会同商场管理方建立紧急预案。商场在举办活动前，须向城市管理部门报备，由属地执法队牵头，协同企业运维力量及时清运。二是固化管控机制，形成处理闭环。建立以属地执法队为主、街道统筹、社区配合、运营企业主责提供运力的管控机制，明确各"潮汐"点调运负责人姓名、电话、配备的运输车辆、调度时间等内容，形成反复、有规律的监督、清运、销号闭环。三是推广试点经验，软硬兼施发力。在"潮汐"点位取得阶段成效后，可进一步在全市的"潮汐"点位推广设置运维管控队伍，根据不同点位的时段特点设计调配方案。除了建立管控队伍，还应在硬件管理上下功夫，通过施划新型停车线、安装隔离护栏、新型不锈钢阻车桩，设置停车区域标志等，软硬兼施，让单车"潮汐"平稳运行。

（四）通力协作，争取最大公约数

一是构建政企协同治理模式。政府要引导企业加大热点区域运维人员投放力度，合理配备运维人员。如"滴滴青桔"单车对运维人员实行网格化管理，每个网格配备1~3名运维人员，做到及时响应，有效处置。持续深入开展共享单车清理专项整治工作，针对长期违停的僵尸单车和乱停乱放的共享单车，由街道与职能部门一起督促运营企业统一清运，以降低企业运维成本。充分发挥社区网格员作用，引导城管执法队员、环卫工人、物业、社区志愿者、治安巡防员等社会力量，对不文明车辆使用行为进行制止，积极引导居民规范停车。二是政企合作加强正面宣传教育。政府部门、行业组织和企业要走进单位、走进社区、走进大学，开展文明安全骑行宣传活动，引

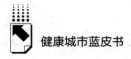

导用户遵守交通安全法律法规，规范用户文明骑行。据了解，"美团"单车2023 年拿出 30 万元专项经费用于政企合作文明宣传工作。三是鼓励引导市民积极参与共治活动。如"哈啰"单车于 2022 年 11 月在 App 上线"随手拍"奖励活动，市民在主动将乱停车辆归位后，在 App 上拍照上传前后对比图，经哈啰后台审核通过后，即可获得免费骑行权益。四是完善用户信用体系和奖惩机制。对守信用户给予一定时间免费用车等奖励，对失信用户建立提高用车费用、列入黑名单等惩戒机制，将黑名单在行业内共享，对严重违规用户采取统一的限制骑行措施，推动全行业联合惩治。

B.4
北京市城中村改造发展
研究报告（2023年）

朱晓静　许欢　李仕尧*

摘　要： 城中村改造是推动城市高质量发展的重要方面，更是满足人民美好生活需要的有效途径。自20世纪90年代以来，北京市一直在努力推进城中村改造工作，主要体现为：以民生福祉为目标，着力打造宜居空间；"先安置后回迁"式改造，全面坚持人民至上；"减量发展"城市化改造，变项目统筹为区域统筹。在改造过程中还需重点关注改造政策知晓度不高、相关利益主体诉求多元、居民对改造工作有担忧和期待等多方面问题。在接下来的工作中，应做到：注重顶层设计，稳步推进提质效；聚焦方式方法，多维发力促落实；完善法律法规，制度先行强保障。

关键词： 城中村改造　健康城市　城市建设

城中村改造是在超大特大城市中推进城市更新的重要内容，是以习近平同志为核心的党中央从中国式现代化战略发展全局出发作出的一项重大工作部署，旨在切实消除社会安全隐患，改善人民居住条件，优化生态环境，提升城市发展质量。这既是一项重大民生工程，也是一项发展工程，对于促进投资、扩大内需、推动城市高质量发展等都能发挥重要作用。

为深入了解北京市城中村改造情况，本文采用实地走访、座谈交流和问

* 朱晓静，国家统计局北京调查总队区域经济调查处副处长，主要研究方向为统计学；许欢，国家统计局北京调查总队区域经济调查处二级主任科员，主要研究方向为区域经济学；李仕尧，国家统计局北京调查总队区域经济调查处三级主任科员，主要研究方向为统计学。

卷调查等方式，对城中村改造工作进行了专题调研。调研结果分析了北京市城中村改造的现状、难点及堵点等，回顾了历史发展进程，深入剖析了问题隐忧，并总结了经验教训，以期更好地推进城中村改造工作，更好地践行习近平总书记"坚持人民城市人民建、人民城市为人民，提高城市规划、建设、治理水平"① 的殷切嘱托。

一 北京市城中村改造基本情况

2023 年 7 月 28 日，在超大特大城市积极稳步推进城中村改造工作部署电视电话会议在京召开。中共中央政治局委员、国务院副总理何立峰出席会议并讲话。何立峰强调，在超大特大城市积极稳步推进城中村改造是以习近平同志为核心的党中央站在中国式现代化战略全局高度作出的具有重大而深远意义的工作部署；积极稳步推进城中村改造，有利于消除城市建设治理短板，改善城乡居民居住环境条件，扩大内需，优化房地产结构。改造工作是一项复杂而艰巨的系统工程，需从实际出发，分类采取拆除新建、整治提升、拆整结合等不同的改造方式。② 与上海、广州等超大特大城市相比，北京具有首都战略地位，北京市城中村改造与绿隔"减量、提质、增绿"建设发展等因素紧密相关。

（一）北京市城中村基本分类

经向市有关部门了解，北京市城中村按土地性质类别可划分为两类：一类是位于集体土地上的村庄，村落形态样貌较完整；另一类是位于国有土地上的平房区、筒子楼等老旧建筑物。从地域上看，集体土地上的城中村主要位于城乡结合部；国有土地上的城中村则散落分布在城乡结合部以及中心城的边角地、畸零地上。

---

① 《习近平著作选读》第 1 卷，人民出版社，2023，第 27 页。
② 《在超大特大城市积极稳步推进城中村改造工作部署电视电话会议在京召开 何立峰出席会议并讲话》，中国政府网，https：//www.gov.cn/yaowen/liebiao/202307/content_ 6895276. htm。

（二）城中村改造相关政策情况

北京市城中村改造工作大致可分为五个阶段，最早可追溯到20世纪90年代的"7号文试点探索"，再到21世纪的"20号文大规模推进""奥运重点区域整治""50个重点村建设""新总规减量实施"，改造工作一直在持续推进中。

1. 第一阶段：一绿"7号文试点探索"

为推进绿化隔离带的实施，选取包括朝阳区洼里乡、大屯乡、太阳宫乡、东风乡等在内的单位开展试点探索。

2. 第二阶段：一绿"20号文大规模推进"

2000年，北京市作出加快推进本市第一道绿化隔离地区建设的决策部署。一绿地区规划空间范围位于四环与五环之间，建设范围约为310平方公里，主要涉及朝阳区、海淀区、丰台区、石景山区、大兴区、昌平区及首农食品集团的两个国有农场。

3. 第三阶段："奥运重点区域整治"

为加快推进奥运会场馆周边及重点道路两侧老旧房屋的拆除和环境整治工作，2005年，北京市人民政府明确了"城中村"拆迁项目审批程序等一系列政策措施，进一步推进了城中村拆除和环境整治工作。

4. 第四阶段："50个重点村建设"

2010年，为拱卫首都安全、消除人口倒挂村的安全生产隐患、改善人居环境，北京市开展了50个重点村的城市化建设。这50个重点村分布在9个区的34个乡镇（街道），涉及61个行政村、127个自然村。其中，位于中心城区的有38个，位于规划新城地区的有12个；位于绿隔地区的有34个，位于非绿隔地区的有16个。[①]

5. 第五阶段："新总规减量实施"

按照《北京城市总体规划（2016年—2035年）》要求，到2035年，

---

① 王雪梅：《流动人口聚居区从"整治"走向"善治"——首都城乡结合部社区变迁与治理思考》，皮书数据库，https：//pssjk. bnu. edu. cn/databasedetail？SiteID＝14&contentId＝4196656&contentType＝literature。

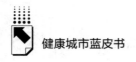
一绿地区要实现全面城市化，二绿地区要加快推进城乡一体化。一绿地区和二绿地区的相关村庄需要按照"拆除新建、拆整结合、整治提升"这三种方式推进城乡融合发展。

在规划策略上，坚持以规划实施单元引领区域资源配置，将农民与劳动力安置、绿地实施、拆迁腾退、转工转居作为推进规划实施的核心，并编制规划综合实施方案。

二 北京市城中村改造发展经验

（一）以民生福祉为目标，着力打造宜居空间

1.坚持问题导向，聚焦短板弱项

海淀区某村处在城乡结合部，前身是农村宅基地。当初在审批、规划时，没有预见到如今的发展前景，导致村中街道狭窄，建筑院落拥挤无序，人员密集，供水、供电矛盾突出，火灾隐患严重。

2.加强全局谋划，因地制宜发展

北京市某物业管理中心承接的项目均为整治提升类，整体改造工作稳步推进，进度符合预期，旨在解决居民实际问题，因此居民配合度较高。

3.增进民生福祉，打造宜居空间

小区改造楼道及配电室、停车位更换透水砖、墙体粉刷及外围栏杆更换、景观墙改造等项目均是针对影响居民日常生活的方面进行的改造，解决了居民的实际问题，因此居民满意度较高，也非常愿意配合。企业也在提升工程质量、维护施工场地等方面下足了功夫，确保施工项目高质量完成，真正为居民做好服务。

（二）"先安置后回迁"式改造，全面坚持人民至上

1.以人民为中心，实施"先安置后回迁"

昌平区某村位于城乡结合部，在2004年完成了产权制度改革后，村集体经济有了一定基础。2005年，在经济、民意等条件都成熟的情况下，该

村依据《关于加快本市小城镇规划建设推进郊区城市化进程意见的通知》等政策精神，启动了旧村改造工程。为避免出现村民搬出村后等待安置时间较长、生活成本增加的情况，村集体采取了"先安置后回迁"的改造模式，并于2008年完成了全部拆迁上楼工作。

2. 走访调研，细化方案

在确定拆迁方案前，村集体代表多次逐户访谈，满足村民的不同诉求，使得拆迁、回迁工作均顺利完成。拆迁补偿方案充分考虑了居民居住与置产的需要，同时照顾了特殊人群的需求。

3. 着眼长远，持续惠民

旧村在改造后，配套设施较为完善，有充电设施、养老服务中心、篮球馆、幼儿园、文化活动中心、医务室等，能较好地满足村民的日常生活需求与精神需求。同时，还成立了物业公司，为村民提供管理服务，村民的居住环境得到了大大改善。

（三）"减量发展"城市化改造，变项目统筹为区域统筹

朝阳区某乡面临的发展挑战较大，主要包括村庄长期未实施拆迁、产业项目长期未得到有效发展，以及基础设施和公共服务领域问题日益凸显。在新总规减量发展的背景下，资源和资金压力较大，传统的"拼规模、凑指标"式改造已难以支撑当前发展需求。为应对上述挑战，依据地区规划单元，提出了以下统筹策略。

1. 整合城乡用地资源，构建增减挂钩的协同机制

以乡域为规划实施单元进行整体规划，将畸零地进行整合，将建设任务与资源地块捆绑，实现非建设空间的大规模"减"与建设空间的小比例"增"相挂钩。实施"用地整合、功能组合、空间围合、高低结合"的策略，将集体产业与居住、公共服务设施相结合，以促进土地集约利用，提高资源配置效益。

2. 优化投资收益分配，建立成本核算的标准化平台

实施"先供先摊"策略，打破单一项目核算机制，实现跨项目、跨空间统筹成本分摊。先上市地块尽可能分摊后续地块开发成本，剩余资源则用

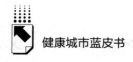

于"战略留白"。

3. 合理安排开发建设时序，构建项目计划的统筹管理平台

优先启动农民安置房建设，采取"先建后拆、现房安置"的方式以节约成本。配套基础设施和公共服务设施要先行规划建设，优先供应高价值地块，以稳固市场预期。

4. 综合协调各类实施政策，打造政策集成的支持体系

先谋后动，厘清"四本账"。在改造前，市、区指导厘清"历史账、规划账、时间账、效果账"四本账。在改造中，加强过程管理，制订工期计划，设定成本考核指标，严格控制实施成本。加强政策创新，改革超转人员缴付和保障方式，变一次性趸缴为分期缴付，试点探索"资金变资源、死钱变活钱"的投资保障新模式。

三　被访者对北京市城中村改造工作的态度

为深入了解北京市城中村改造的情况及存在的问题，2023年，国家统计局北京调查总队通过实地走访、座谈交流和问卷调查等方式，对有关部门、9家参与城中村改造（或棚改项目）的企业以及400名城中村居民和市民进行了专题调研。

（一）被访者对城中村问题持理性态度

在社会发展过程中，随着城市的快速发展和人口的不断流入，城中村发展成了一个重要而复杂的问题。城中村既承载着一定的历史意义，也存在居住环境差、社会秩序不稳定等一些特有问题。调研显示，面对现阶段北京市的城中村问题，被访者表现出了理性态度：41.9%的被访者认为城中村"是当地居民一代代传承下来的，具有一定的历史意义"，其中城中村居民对此更加认可，选择此项的比重高出非城中村居民28.7个百分点；23.4%的被访者认为城中村"承担了廉价租房的功能，为创新产业人才进入城市提供了'低门槛'"；同时，有34.7%的被访者认为城中村"存在脏、乱、差等问题，为社会治安带来诸多不安定因素"；建设杂乱，影响城市形象及市容市貌"（见图1）。

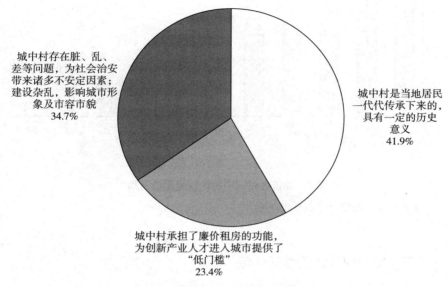

城中村存在脏、乱、差等问题，为社会治安带来诸多不安定因素；建设杂乱，影响城市形象及市容市貌 34.7%

城中村是当地居民一代代传承下来的，具有一定的历史意义 41.9%

城中村承担了廉价租房的功能，为创新产业人才进入城市提供了"低门槛" 23.4%

图1　被访者如何看待城中村问题

资料来源：课题组开展的专题调研。

（二）超六成被访者对村容村貌表示满意

自20世纪90年代以来，北京市一直在努力推进城中村改造工作。经过30余年的发展，城中村改造工作已取得较大成绩。调研显示，被访者对城中村村容村貌的满意率①为63.3%，其中城中村居民满意率高出非城中村居民22.0个百分点，这也说明被访者对城中村发展及改造成果的了解尚不完全。当问及被访者对城中村比较满意的方面时，选择"交通出行"的比重最高，为44.9%；"房租费用"和"基础设施"分列第二、第三位，比重分别为38.4%和29.4%（见图2）。

———————————

① 满意率是指被访者选择"非常满意"和"比较满意"的比重之和。

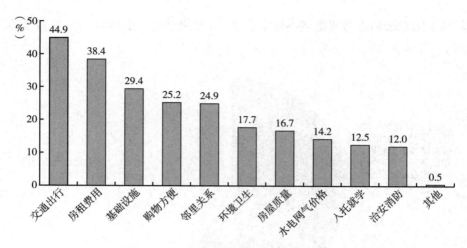

图2　被访者对城中村比较满意的方面

资料来源：课题组开展的专题调研。

（三）城中村改造工作获认可

城中村改造是促进城市高质量发展的需要。北京市政府相继制定并出台了一系列城中村改造配套政策和措施，极大地改善了城市面貌，提升了人民生活品质，获得了居民的认可。调研显示，67.1%的被访者认为市政府对城中村改造工作很重视。其中，73.2%的城中村居民对改造工作表示认可，这一比例高出非城中村居民11.8个百分点。当问及"本地已经改造的城中村最明显的变化是什么（多选）"时，被访者选择"城中村居住环境改善"的比重最高，为72.1%；"市容市貌改善"和"城中村道路提升"分列第二、第三位，选择比重分别为43.1%和41.4%。此外，"水电气网便捷""消防治安改善""市政基础设施提升"的选择比重也均在20%左右（见图3）。

（四）城中村发展距首善标准仍有差距

虽然北京市在城中村改造工作中取得了一定的成绩，但在环境卫生、基础设施、房屋质量等方面距离百姓满意的标准和首善标准仍有差距。调研显示，对城中村村容村貌评价表示"一般""较不满意""非常不满意"的比

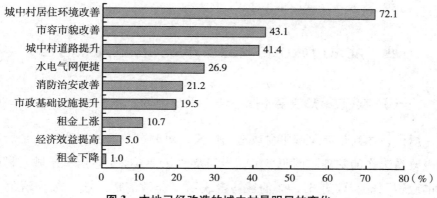

图3 本地已经改造的城中村最明显的变化

资料来源：课题组开展的专题调研。

重分别为27.7%、5.0%和4.0%。当问及"您对城中村的居住情况不满意的方面有哪些（多选）"时，被访者选择"环境卫生"的比重最高，为58.4%；其次是"基础设施"，选择比重为39.7%；"房屋质量"和"治安消防"等安全方面的因素分列第三、第四位，比重分别为36.4%和30.9%（见图4）。

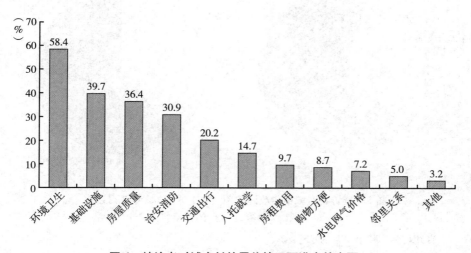

图4 被访者对城中村的居住情况不满意的方面

资料来源：课题组开展的专题调研。

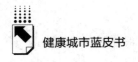

四 北京市城中村改造工作应关注的几点问题

（一）改造政策知晓度不高

居民，尤其是涉及城中村改造的居民，对改造政策的知晓度，是后续实施改造工作的基础。调研显示，当问及"您是否了解政府关于城中村改造的政策"时，仅有31.4%的被访者表示"非常清楚"或"较为清楚"；而对2023年7月下旬以来中共中央和国务院关于加快城中村改造的工作部署表示"知道，关注并期待"的仅为28.4%，有38.7%的被访者对此政策表示"不知道"（见图5）。在实地调研的9家企业中，尚有2家企业表示不清楚最新政策。由此可见，目前城中村改造工作相关政策的知晓度仍有待提高。

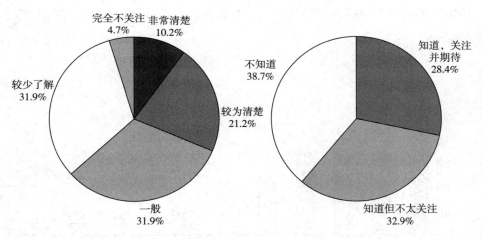

图5 被访者对城中村改造政策（左）和2023年7月以来工作部署（右）的知晓情况

资料来源：课题组开展的专题调研。

（二）相关利益主体诉求多元

城中村改造涉及的利益主体较多，需要对各方利益进行充分平衡。目前难以推进城中村改造的地区，往往是利益博弈较为激烈的地方，平衡相关主体利益将更为艰难。调研显示，城中村居民最关心的问题为"安置补偿的标准"，选择比重高达75.6%（见图6），且其中37.5%的城中村居民认为在城中村改造过程中"补偿标准太低，无法接受"。对于城中村中的租客而言，47.1%的租客表示担忧"改造后租金和居住成本增幅过大"。值得关注的是，租金上涨带来的租客生活成本增加，可能会对新一轮城市竞争力提升造成一定影响。此外，参与调研的9家相关企业表示，城中村改造项目建设周期一般比较长，盈利主要源于收取项目建设总额一定比例的管理费用，项目盈利空间小，实现资金平衡存在一定难度。因此，33.3%的调研企业不愿意或不太愿意对此类项目再进行投资或扩大投资。

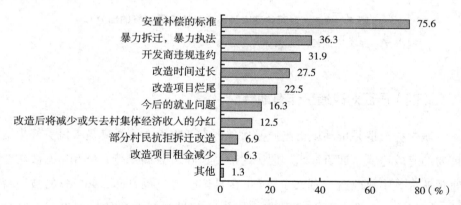

图6 在城中村改造中，城中村居民最关心的问题

资料来源：课题组开展的专题调研。

（三）居民对改造工作有担忧

城中村改造利民惠民，但在实施过程中涉及较多环节和多方利益，因此较难达到"完美"状态，居民对改造工作存在较多担忧。调研显示，当问及"对于可能到来的城中村改造,您最担忧的部分是什么(多选)"时,"居住条件和环境改善不及预期""基础设施和公共服务改善不及预期""改造后租金和居住成本增幅过大"位列被访者选择的前三位,比重分别为45.4%、43.1%和41.4%;位列第四位的是"被迫搬迁,居住权益得不到保障",选择比重为35.7%(见图7)。

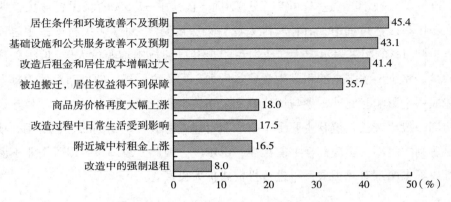

图7 被访者对可能到来的城中村改造最担忧的部分

资料来源:课题组开展的专题调研。

(四)居民对改造工作有期待

城中村改造是推动城市高质量发展的重要方面,更是满足人民美好生活需要的有效途径。调研显示,居民对改造工作有较高期待,68.6%的被访者直观认为城中村改造"利大于弊"。在具体改造途径方面,46.3%的被访者认为"政府、开发商、村集体多方协作"是城中村改造的最好途径;其次是"政府主导",选择比重为40.6%。对于城中村改造程度问题,45.9%的被访者认为应"拆整结合,根据具体情况制定改造方案"(见图8),且其中80.5%的被访者表示在改造过程中,应注意保护具有历史意义的建筑。当问及"对于整治提升类的城中村改造最期待的项目(多选)"时,被访者选择前二位的分别为"改善水电气网、道路、照明、排水系统等""增加绿化、垃圾污水处理等",比重分别为71.1%和68.6%。

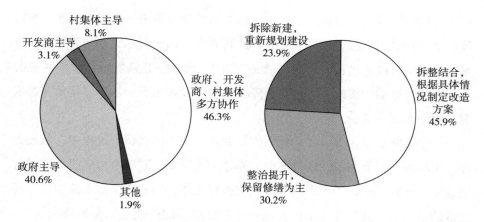

图8　被访者认为的城中村改造途径（左）和改造程度（右）

资料来源：课题组开展的专题调研。

五　进一步推进北京市城中村改造工作的对策建议

城中村改造实施周期长、资金需求量大，涉及利益主体多，诉求更加多元化，必须以首善标准不断优化顶层设计、细化工作措施、平衡多方利益诉求，将供给侧改革与高质量发展对接起来，将供给侧改革与需求侧管理结合起来，有序推进城中村改造工作，解决城市发展不平衡不充分的问题。

（一）注重顶层设计，稳步推进提质效

一是坚持科学谋划，谋定而后动。要明确区域内城中村的总量、分布、规模等情况，确定具体的城中村改造范围，因地制宜地制订规划计划，统筹考虑改造方式、历史文化风貌保护以及相关主体的诉求。同时，要算好"时间账"，兼顾时间成本，先谋后动，动则必快。

二是加强部门联动，寻求市域资源平衡。与其他超大特大城市不同，北京市在减量发展的背景下推进城中村改造，指标腾挪空间有限、资金平衡难

度大、利益协调难，可能无法在小区域内实现自我平衡，必须跨空间、跨行政区划进行平衡，探索市域平衡的改造新方式。调研显示，76.3%的被访者希望在城中村改造过程中得到"就地安置"。因此，建议加强市、区两级各部门之间的联动，将改造工作与保障性住房建设相结合，从市域视角统筹资源，推动实现平衡。

三是拓宽资金来源，多元化引入社会资本参与。在调研过程中，从相关部门了解到，目前在市、区政府财力趋紧的情况下，政府财力直投的方式规模有限、来源单一，需考虑引入多元化投资主体。特别在当前土地二级市场疲软的情况下，建议考虑实现土地一、二级联动的可能性，提前锁定买方，借助市场作用拓宽融资渠道，以减轻政府资金压力。

（二）聚焦方式方法，多维发力促落实

一是明晰改造方式方法。一方面，要明确政府主导、多方协作的方式。要突出公益性，主要解决公共短板问题，提升居民居住质量，保留原有的浓厚生活气息，适当引入和发展创意文化、消费、物流等新产业，提升集体经济可持续发展能力，降低居民生产生活的空间成本。另一方面，要明确需求与改造方向，结合城市发展规划及居民需求落实改造工作，重点关注被访者选择比重较高的"改善水电气网、道路、照明、排水系统等""增加绿化、垃圾污水处理等"等整治提升类项目。

二是加强政策宣传解读。从改造意义、政策目标与内容等方面进行宣传解读，引导居民树立正确认知；同时，乡镇（街道）或社区（村）要打通政策的"最后一公里"，及时公布改造规划计划、产业与人员的腾退安置措施、拆迁补偿标准等，营造积极稳步推进城中村改造的良好氛围。

三是广泛收集并持续关注居民意见，推动改进方式方法。调研显示，50.1%的被访者认为"改造项目应广泛征求居民意见"。政府职能部门可通过线上线下各种方式，发挥媒体在舆论引导、舆论监督以及充当沟通桥梁与纽带等方面的作用，广泛收集并持续关注居民意见建议，积极回应民生关切，及时解决问题。

（三）完善法律法规，制度先行强保障

一是科学制定规范准则。调研显示，31.9%的被访城中村居民担忧在城中村改造中出现"开发商违规违约"问题。因此，要科学制定工作标准，提高行业准入门槛，明确合作伙伴、建设单位的选择标准，重点发挥属地央国企的模范带头作用，倡导引入民企等社会资本力量，以提高项目稳定性与政府公信力，使项目落地落实并见成效。

二是加快推进立法，完善相关法规。调研显示，当问及"您对城中村改造的意见建议"时，"完善拆迁补偿等相关的法律法规"位列被访者选择首位，比重高达72.1%。此外，实施改造的村和企业也反映，在城中村改造中可能出现产权纠纷、选房纠纷、货币补偿纠纷等各种问题，而目前我国还没有明确的关于城中村改造的专门法律，要通过法律明确补偿标准、改造规划等内容，各地要结合实际情况出台并完善相应条例法规等，以贯彻落实工作，减少改造在方案制定、实施等环节的阻力。

三是引入社会评价制度。社会评价制度能够识别可能存在的社会风险，减少可能产生的负面影响，促进多方共赢。面对在城中村改造过程中亟待破解的利益难题，为了实现改善民生、扩大内需、推动城市高质量发展的目标，建议审时度势引入社会评价机制。

健康社会篇

B.5

京津冀协同发展背景下北京老年人
异地养老意愿研究（2014～2023年）[*]

曲嘉瑶**

健康社会篇

B.5

京津冀协同发展背景下北京老年人异地养老意愿研究（2014～2023年）[*]

曲嘉瑶**

摘　要： 京津冀养老服务协同发展是缓解大城市养老资源压力、顺应部分群体异地养老需求的重要途径。北京老年人异地养老意愿特征表现在以下几个方面：异地养老已成为首都老年人的养老新选择，近两成老人想在环京地区养老，半数老人青睐两小时路程内的养老地，异地养老最关注的因素是医疗资源，八成多老人希望月消费在6000元以下，异地养老偏好老年公寓和田园式住房。2014～2023年，京津冀在养老服务协同发展方面积累了不少经验：一是完善政策设计，推动京津冀养老服务同质同标；二是加强医养协同，提升京津冀健康服务同质化水平；三是加快信息平台建设，助力京津冀养老服务资源对接共享；四是丰富区域养老服务资源供给，加快京津冀养老

---

* 本文系北京市习近平新时代中国特色社会主义思想研究中心项目"需求侧视角下北京推进京津冀养老服务协同发展路径研究"（23LLSMC114）阶段性研究成果。

** 曲嘉瑶，博士，北京市社会科学院副研究员，主要研究方向为老龄人口、老年友好环境、老龄公共政策。

054

服务协同发展。研究显示，京津冀在养老服务协同方面应关注异地养老消费需求的释放、异地养老需求的异质性、京津冀养老信息的共享、京津冀医疗资源的均衡配置、京津冀老龄政策的协同机制等问题。为推进京津冀养老服务协同发展，建议从京郊向津冀分步骤引导异地养老，丰富多层次、多元化养老设施选择，建立区域智慧养老信息系统，加强京津冀医疗卫生服务协同，深化京津冀老龄工作协同。

关键词： 京津冀协同发展　养老服务　异地养老意愿

京津冀养老服务协同发展既是京津冀协同发展的重要内容，也是习近平总书记挂念于心的民生大事。2023 年 5 月，习近平总书记在深入推进京津冀协同发展座谈会上强调，要"推动京津养老项目向河北具备条件的地区延伸布局"[①]。京津冀养老服务协同已成为京津冀协同发展战略中的重要一环[②]，也是缓解北京市主城区养老资源压力、丰富人民群众养老选择的重要途径。为了增加养老服务供给，京津冀三地民政部门已召开多次联席会议，推出一系列政策举措，持续推动京津冀养老服务协同发展。

习近平总书记强调："城市是人民的，城市建设要贯彻以人民为中心的发展思想，让人民群众生活更幸福。"[③] 京津冀养老服务协同发展，最根本的是要立足人民群众的异地养老需求，以需求为中心，完善发展路径。本文立足需求端，实证分析首都老年人异地养老的需求和偏好，结合三地养老服务协同发展的现状，提出进一步推进京津冀养老服务协同发展的建议，以期为完善京津冀养老服务协同发展支持政策提供参考和依据。

---

① 《习近平在河北考察并主持召开深入推进京津冀协同发展座谈会》，中国政府网，https://www.gov.cn/yaowen/liebiao/202305/content_ 6857496. htm。

② 李玉玲、胡宏伟：《京津冀养老服务协同发展研究——基于 SWOT 框架的分析》，《人口与发展》2019 年第 5 期。

③ 《习近平关于城市工作论述摘编》，中央文献出版社，2023，第 37 页。

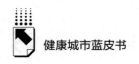
一 北京老年人异地养老意愿特征

本文利用 2021 年北京老年人调查数据①，分析了北京老年人异地养老意愿的特点。将异地养老意愿细化为是否愿意异地养老、异地养老地点偏好、异地养老距离偏好、异地养老最关注的因素、异地养老消费能力以及异地养老偏好的房屋类型六个维度，以期从需求端着手，把握京津冀养老服务协同发展的定位和趋势。

（一）异地养老已成为首都老年人的养老新选择

异地养老符合新生代老年人多元化、品质化的养老需求。有关异地养老意愿的题项为："如果让您搬到生活条件更好的外地（本市以外）居住，您愿意去吗？"结果表明，两成多（22.3%）的老年人明确表示愿意异地养老，三成多回答"说不好"（31.2%），不愿意的超过四成（46.5%），合计愿意异地养老及持不确定态度的占比已超过半数（53.5%）（见表 1）。深入分析发现，年龄较低、月收入超过 8000 元、受教育程度较高、健康状况较好的老年人，愿意异地养老的比例明显更高。②

可以预见，随着"60 后"婴儿潮一代进入老年期，首都老年人的需求格局也将随之发生变化。新生代老年人的经济实力更强、教育水平更高、健康状况更佳，自主意识及消费意识也更强，更加看重生活品质，将成为拉动京津冀养老服务协同发展的重要力量。

（二）近两成老人想在环京地区养老

老年人在情感距离和空间距离上都不愿远离熟悉的生活地，京津冀养

---

① 异地养老需求数据均来自以下调查：北京市社会科学院联合首都经济贸易大学，于 2021 年 8~9 月，在西城、通州、海淀、朝阳、丰台、石景山和亦庄（6 区 1 开发区），围绕生活状况及养老需求，对 807 名老年人开展了"北京市老年人生活状况抽样调查"，其中专门设计了异地养老意愿相关题目。

② 以上组别样本的异地养老意愿差异显著（Pr=0.000）。

老服务协同发展具有天然的地缘优势。关于异地养老地点偏好的题项是："您打算去哪里养老？"结果表明，北京老年人对养老地的选择具有明显的近距离偏好，希望在北京郊区养老的占比最多（57.8%），想在离北京较近的省市养老、去外省市/回老家养老的相对较少（分别占18.6%、23.5%）。可见，北京老年人去津冀等环京地区异地养老的需求，尚有待进一步释放。

（三）半数老人青睐两小时路程内的养老地

老年人异地养老偏好"两小时交通生活圈"。关于异地养老距离选择的题项为："您会选择离京多少小时距离的地方异地养老？"结果显示，在异地养老距离方面，选择离家1~2小时（含2小时）、1小时及以内车程者占比较高（分别为32.3%和24.4%）。换言之，合计超过一半（56.7%）的老人偏好在2小时及以内路程的地方养老。津冀地区处于"两小时交通生活圈"内，从距离上来看，是北京老人比较理想的异地养老地。

（四）异地养老最关注的因素是医疗资源

健康长寿是老年人共同的愿望，优质的医疗资源是异地养老的最关键因素。有关异地养老地特征偏好的调查题项为："您打算选择什么样的地方异地养老？（可多选，限选三项）"结果显示，老年人异地养老最看重的因素是"医疗资源丰富"，超过六成（60.4%）的老人将其作为首选因素。此外，"养老设施配套好""风景好空气好""距离近，方便回来"等因素，也是老年人选择异地养老地时较为看重的特征（见表2）。

（五）八成多希望月消费在6000元以下

高性价比是异地养老的"刚需"。关于每月消费能力的题项为："您异地养老每个月能承受的最高价格（各项费用加总）？"分析结果显示，价位主要集中在5000~5999元（38.9%）、4000~4999元（20.8%）和3000~

3999 元（18.1%）这三个区间，还有不到一成（7.3%）老人希望价位在 3000 元以下（见表 1）。换言之，合计八成多（85.1%）的北京老年人对异地养老的月消费心理价位在 6000 元以下。目前在北京城区，护理型床位每月收费价格普遍在 1 万元上下，老年人一旦因失能或失智入住养老机构，家庭经济压力将陡增。随着人口高龄化的发展，河北等地经济实惠的护理型机构会得到越来越多高龄老年人的青睐。

（六）异地养老：老年人偏好老年公寓和田园式住房

老年人异地养老的住房需求更加多元。关于异地养老偏好住房类型的调查题项为："您异地养老倾向于住哪种类型的房屋?"调查结果显示，老年公寓（成套）（43.3%）和田园式（可种地）房屋（30.0%）最受欢迎，而选择养老院的比例较低，仅占两成多（21.0%）。可见，养老社区及乡村康养等多元化的养老设施具有一定的发展潜力。

表 1　北京老年人的异地养老意愿

单位：人，%

	数量	占比
是否愿意异地养老		
愿意	180	22.3
不愿意	375	46.5
说不好	252	31.2
异地养老地点偏好		
外省市/回老家	138	23.5
离北京较近的省市	109	18.6
北京郊区	339	57.8
异地养老距离偏好		
1 小时及以内	143	24.4
1~2 小时（含 2 小时）	189	32.3
2~3 小时（含 3 小时）	70	11.9
3 小时以上	29	5.0
无所谓	108	18.4
说不清	47	8.0

续表

	数量	占比
异地养老每月消费价位		
3000 元以下	43	7.3
3000~3999 元	106	18.1
4000~4999 元	122	20.8
5000~5999 元	228	38.9
6000 元及以上	87	14.9
异地养老房屋类型选择		
田园式（可种地）	176	30.0
老年公寓（成套）	254	43.3
养老院（按床位）	123	21.0
别墅式	19	3.3
宾馆（短租式）	14	2.4

资料来源：2021 年"北京市老年人生活状况抽样调查"。

表 2   异地养老地特征偏好

单位：人，%

异地养老地特征	一选数量	百分比	二选数量	百分比	三选数量	百分比
医疗资源丰富	354	60.4	—	—	—	—
有熟人或朋友	71	12.1	54	9.4	—	—
风景好空气好	137	23.4	215	37.5	9	1.8
气候好	8	1.4	37	6.5	15	3.2
养老设施配套好	9	1.5	229	40.0	184	37.5
距离近，方便回来	2	0.3	26	4.5	175	35.7
价格便宜	5	0.9	12	2.1	107	21.8
总 计	586	100	573	100	490	100

资料来源：2021 年"北京市老年人生活状况抽样调查"。

二　京津冀养老服务协同发展经验

近年来，京津冀三地将深化养老服务协同发展作为推进京津冀协同发展的重要内容，积极探索多元化养老方式，加快推动公共服务均衡化发展，着

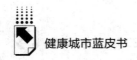

力破解区域养老的难点、堵点问题，在均衡区域养老资源配置等方面取得了显著成果。

（一）完善政策设计，推动京津冀养老服务同质同标

京津冀三地按照"政府引导、市场运作、合作共建、同质同标"的原则，不断完善顶层设计，共同制定了京津冀区域养老服务协同发展一系列政策。《京津冀民政事业协同发展合作框架协议》指明了养老服务融合发展的战略方向；《关于进一步深化京津冀养老服务协同发展的实施方案》统筹谋划了养老政策、项目、人才、医养结合以及区域、行业协同发展的重点任务；《关于推进京津冀养老政策协同的若干措施》明确了推动建立养老机构等级评定、老年人能力综合评估等标准互通互认长效机制的具体路径。

京津冀三地搭建了养老服务协同发展平台。2015年以来，三地民政部门签订了《京津冀民政事业协同发展合作框架协议》《京津冀养老工作协同发展合作协议（2016—2020年）》等多个专项合作协议，每年召开一次民政事业协同发展联席会议，并共同制定年度任务清单。2023年，建立了京津冀养老协同专题工作组，进一步健全了养老服务协同工作机制，助力京津冀养老服务协同发展走深走实。

（二）加强医养协同，提升京津冀健康服务同质化水平

区域公共服务共建共享提升了异地养老的便利性。城际交通和公共服务一体化进程的加快，为异地养老的实现创造了条件。京津冀交通"一张网"越织越密，主要城市1~1.5小时交通圈已基本形成；三地全面取消异地就医备案，9000余家定点医疗机构实现了异地就医门诊费用直接结算[①]，区域内异地就医已呈现"同城化"趋势。

为进一步满足老年人医养结合服务需求，河北从支持"养办医"、规范医养签约、深化与京津合作等八个方面提出了18条支持措施。河北19家医

[①] 《协同发展十年交出漂亮"成绩单" 京津冀迈向世界级城市群》，《北京日报》2024年2月23日。

养结合机构已被纳入北京医养结合远程协同服务平台，这意味着，在河北养老机构内颐养天年的老年人，足不出户便可享受到北京老年医院的远程会诊、照护指导等服务。随着20余项京津冀卫生健康部门合作框架协议的深入实施，三地在老年健康、中医药领域的合作将得到进一步加强，区域内公共服务将更加均衡和可及。

（三）加快信息平台建设，助力京津冀养老服务资源对接共享

为了促进养老服务供需精准对接，2023年6月，北京养老服务网与同名移动端小程序正式上线，帮助老年人便捷地找服务、找机构、找政策，助力市场主体高效地找资源、找人才、谋发展。网站专门设置了"京津冀养老"版块，用于及时发布三地养老服务协同相关支持政策，全面展示优质养老服务项目。截至2024年3月，网站累计访问量达1033万次，服务对接用户4.64万人次，有效推动了区域内养老服务资源的对接共享。[①] 区域养老服务信息化、数字化水平不断提升。

（四）丰富区域养老服务资源供给，加快京津冀养老服务协同发展

丰富区域养老服务资源供给，实现养老服务同质同标。近年来，京津冀三地不断细化京津冀养老机构等级评定结果互认、老年人能力评估结果互认等相关政策，建立健全京津冀异地养老机构运营补贴制度，为实现养老服务同质同标夯实基础。河北以环京地区为重点，谋划建设一批旅居、文旅康养特色小镇，推动医养结合和培训疗养机构转型项目，为老年人提供多元化、个性化的养老服务。截至2023年4月底，河北环京协同养老项目已达112个。[②] 这些项目拥有舒适宜人的环境、丰富的文化活动、优质的服务，以及实惠的价格，增强了异地养老的吸引力。

---

① 《北京养老服务网对接用户4.64万人次"网上养老大集"让老年人得实惠》，《北京日报》2024年3月13日。

② 《京津冀协同养老示范带加快创建》，搜狐网，https://www.sohu.com/a/691177363_120333600。

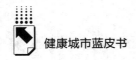

北京市统计局数据显示，入住河北养老机构的京津户籍老人有近5000人，选择到河北社区养老的京津户籍老人有近4万人，到河北旅居养老的京津户籍老人达59万人次。① 如今，异地养老已成为养老"新时尚"，养老服务协同发展成为拉动区域银发经济发展的重要力量。

三 京津冀养老服务协同发展应关注的问题

（一）异地养老消费需求的释放

异地养老作为一种较新的养老方式，正逐渐被首都老年人所接受。前文分析发现，明确表示愿意异地养老的老年人不足四分之一，这与部分老年人收入不高、养老观念比较传统等因素息息相关。2021年"北京市老年人生活状况抽样调查"数据显示，样本老年人的月收入多集中在4000～4999元和5000～5999元这两个区间，分别占比20.8%和38.9%。由于收入水平不高，老年人不敢消费、不愿消费。此外，部分年龄较大的老年人"安土重迁"的观念较重，不愿离开原有的居住地。可见，异地养老消费需求的释放将是一个长期且缓慢的过程，需要京津冀养老服务协同发展政策的科学引导。

（二）异地养老需求的异质性

北京老年人的异地养老需求的异质性较强。前文分析发现，不同年龄、教育水平、收入水平及健康状况的老年人在异地养老意愿上呈现明显的差异。这需要研究者和政策制定者明确目标人群，精准制定政策。例如，"60后"老人的异地养老意愿较强，他们对于异地养老地的硬件设施、养老服务、文体活动等方面的品质要求也更高。因此，在京津冀养老服务协同发展的过程中，要更加细致地分析异地养老客户群体的需求，提升异地养老产品的供给保障能力。

---

① 《搬到周边环境更好、物价更低的市县居住生活或入住养老院——跨城养老成为新选择》，《人民日报》（海外版）2024年5月8日。

（三）京津冀养老信息的共享

养老服务设施专项规划应以数据为依据，科学制定。为避免在社会资本进入养老行业时出现养老服务设施同质化和重复建设的问题，确保区域养老设施规划和布局的科学性、合理性，首先要"摸清家底"。虽然民政部已正式启用"全国养老机构业务管理系统"，但仅仅统计养老机构一类的信息还不够，应注意针对养老社区等多种设施类型，构建区域统一规范、互联互通的智慧养老信息系统，逐步形成区域统一的养老服务质量标准和评价体系，提升区域养老服务设施的建设效率和服务质量。

（四）京津冀医疗资源的均衡配置

医疗资源是影响异地养老需求的关键因素。但在现阶段，京津冀医疗卫生资源分布还不够均衡，这影响了三地养老服务协同的深入发展。在设施方面，三地每千人口卫生机构床位数均低于全国平均水平，津冀两地每千人口医院床位数也低于全国平均水平。在人员方面，北京市卫生技术人员配备相对丰富，明显优于全国和津冀两地（见表3）。此外，北京市医疗卫生资源分布亦不均衡，主要集中在中心城区，而生态涵养区分布最少，这势必导致老年群体集聚在中心城区。因此，推动医疗资源普惠化、均衡化和一体化，是京津冀养老服务协同发展的重要一环。

表3　2022年京津冀的医疗卫生资源指标

单位：张，人

地区	每千人口卫生机构床位数	每千人口医院床位数	每千人口卫生技术人员数	每千人口执业（助理）医师数	每千人口注册护士数
北京市	6.13	5.76	14.74	5.72	6.55
天津市	4.99	4.53	9.06	3.82	3.52
河北省	6.53	5.14	7.84	3.52	3.21
全　国	6.91	5.42	8.18	3.12	3.68

资料来源：根据全国、北京、天津、河北2022年国民经济和社会发展统计公报计算。

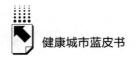

（五）京津冀老龄政策的协同机制

首先，区域之间缺乏有效的利益协调机制。找到各自的利益诉求交叉点是协同供给的基础。如何让优质的养老资源要素向河北等地流动，以形成市场化的老龄产业城市群，是京津冀养老服务协同发展面临的一个难题。

其次，各地养老服务政策、补贴政策差异较大。一方面，由于经济发展水平的差异，各地在养老服务补贴的水平与内容方面各不相同，河北的补贴水平显著低于北京，这在一定程度上限制了养老资源的流动。另一方面，养老设施土地使用政策也是影响养老设施建设的重要因素，如何鼓励环京地区配置养老设施用地，以及如何充分利用闲置社会资源并将其整合改造成养老设施，将是区域协同发展面临的又一挑战。

最后，专业养老人才资源不足。护理、康复、管理、社工等人才是养老服务发展的关键因素，直接影响养老服务的质量。目前，三地养老服务人才队伍都存在供给落后于需求、专业水平有待提升等问题，这些问题制约了区域养老服务的发展。

四　推进京津冀养老服务协同发展的对策建议

首都老年人的养老需求日益多元化，异地养老已成为部分老年人的选择。在新征程上，应立足老年群体的需求特点，结合区域养老服务的发展现状，有针对性地推进京津冀养老服务的协同发展，努力将老年人的异地养老意愿变为现实。

（一）从京郊向津冀分步骤引导异地养老

当前，北京养老机构的空间分布不均衡，总体床位空置率高达47%，而郊区县的床位空置率则更高。养老机构床位存在中心城区"一床难求"，而周边地区却"难求一人"的供需困境。① 结合老年人较强的京郊养老意愿，建议先提高北京郊区县养老机构床位利用率，再分步骤引导老年人到其他地区进行异地养老。

第一阶段，引导老年人到生态涵养区养老。生态涵养区生态环境优美，空气清新，土地资源相对丰富，医疗机构、养老机构等设施配套较为完善，便于老年人享受本市的养老补贴政策。这种方式能实现"离家不离京"，符合老年人的乡土观念，是现阶段北京老年人异地养老的最佳选择。

第二阶段，到河北等环京地区异地养老。北京市已与河北省张家口市、唐山市、廊坊市、保定市等地签订了养老服务合作协议，并且这些地区有前期协同发展试点的基础，养老服务设施发展基础较好，政策协同性也较好，适宜北京老人前往养老。廊坊北三县土地和劳动力资源较为丰富，且地处首都"一小时交通圈"内，因此可作为下一阶段异地养老的重点区域。

第三阶段，到其他区域异地养老。河北其他地区的养老服务设施运营成本较低，土地和劳动力资源更加丰富，但现阶段的医疗卫生资源准备尚不充分，因此建议将其作为第三阶段异地养老的目的地。

（二）丰富多层次、多元化养老设施选择

京津冀养老服务协同发展要注意不同档次、不同类型的养老设施配置，以满足多层次、多元化的养老需求。

针对比较健康、收入水平中等及以上的群体，他们对生活环境和养老服务的品质有较高要求，因此，中档收费的持续照料退休社区（简称 CCRC）和田园式住宅将是他们的首选。城市地区可打造老年友好型社区，在无障碍设施及医养结合服务等方面全方位营造适老的生活环境；农村地区可利用创建全国示范性老年友好型农村社区和美丽乡村建设的契机，重点打造一批

---

① 闫萍、石万里、崔书锦：《北京市养老机构设施布局特征、问题及优化建议》，载尹德挺等主编《北京人口发展研究报告（2021）》，社会科学文献出版社，2021，第197~212页。

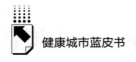

"田园康养乡村"，增加养老服务设施供给，满足老年人对田园生活的向往及康养需求。

针对失能、失智老年群体，他们的主要需求是性价比较高的护理型机构。目前，北京市护理型床位较少，且收费较高。结合老年人的经济承受能力，建议协同各区域提供每月6000元左右价位的护理型机构床位，让有刚需的老年人能以更加实惠的价格享受到专业的照护服务。

（三）建立区域智慧养老信息系统

首先，开展区域内养老设施和闲置社会资源的全面普查，调查各地能够承担养老服务的所有领域、部门、机构和设施的数据信息、资质档案，收集这些设施和机构的照片及空间定位信息等。

其次，探索建立双向交流经营平台，打通老年人房屋与养老设施的置换及流通渠道。可鼓励老人通过房屋置换进行养老，用出租闲置房屋等形式换取异地养老补助；可借鉴韩国活用空置房屋的策略，对空置房屋进行适老化更新与改造，以增加低成本养老服务设施的供给。

最后，构建京津冀智慧养老服务管理平台，建立健全供给和需求双向交流的基础信息平台，完善监管机制，建立养老诚信系统和失信登记制度，推动各类养老设施与服务商之间的信息共享，以便对各类养老设施进行深度开发和合理利用。

（四）加强京津冀医疗卫生服务协同

一方面，继续引导优质医养资源向河北等地布局，鼓励三地共建老年病专科医院、老年康复医院及长护险定点机构，并加强卫生技术人员流动，推动医师执业资质互认。另一方面，要进一步提升老年人异地就医的便利化水平。持续简化门诊慢特病资格认定及登记（备案）异地就医手续，增加覆盖人群多的门诊慢特病跨省直接结算病种；逐步实现乡镇（社区）卫生服务中心及以上医院全部跨省直接结算；通过完善医保支付制度和医院价格管理，推动远程医疗发展，让异地养老的老人及区域内的居民能共享协同发展的成果。此外，要持续提高区域内医疗资源的均衡水平，更好地发挥医疗资源配置对老年人口空间分布的引导作用。

（五）深化京津冀老龄工作协同

一是深化工作机制协同。加强三地老龄（民政）、卫健、发改、医保等部门的协同，整合健康、养老产业政策资源，形成统筹协调的政策体系和养老产业发展规划，制订并组织实施具体工作计划，提升京津冀养老服务协同发展水平。

二是养老服务标准及人才协同。一方面，要打破老年人优待政策与养老服务标准规范的壁垒，推进三地养老机构等级评定、服务标准、老年人能力评估结果的共享互认。另一方面，要加快养老人才协同，推动三地养老护理职业技能等级认定工作，加强养老人力资源职业体系的对接与融合。从政策层面为区域内养老护理人才、社会工作者（尤其是医务社工）的规划、培养、使用、晋升、福利待遇保障等营造有利环境。探索建立区域互认的养老机构院长、护理员及医务社工的从业资质认定机制，推动三地养老服务人才互通互认。

三是加强养老服务支持政策。优化老龄产业营商环境，简化社会资本投资建设养老设施立项的前置手续，落实小微企业普惠性税收减免政策、社区家庭服务业税费优惠政策以及各项行政事业性收费减免政策，以减轻养老服务税费负担。另外，要协调养老服务补贴政策，逐步缩小区域间各类补贴在内容和水平上的差异，并强化养老服务政策"跟着人走"的导向。

四是盘活闲置社会资源，丰富异地养老设施供给。引导社会力量参与，整合闲置的厂房、办公楼、医院、培训中心、疗养院等，按照国家相关标准改造成养老设施，以提高资源利用效率。建议在医疗资源较丰富的区县，如顺义、通州、亦庄、雄安新区等地，鼓励利用央产或疏解腾退空间进行适老化改造，以充实医养结合设施、退休养老社区和田园康养设施，增加不同收费层次的养老设施供给，满足多层次、多元化的养老需求。通过媒体宣传、

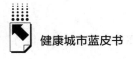
社区"养老大集"活动、现场参观等方式，加强优质资源推介，增进老年人及其家庭对异地养老的了解。

　　未来，京津冀三地应不断完善协同框架，健全协同机制，继续深化数据资源共享的常态化以及重点领域的"跨省通办""一网通办"机制，着力提升养老服务协同发展质效，推动京津冀养老服务协同发展不断迈上新台阶。

B.6

北京市推进"医防融合"提升公共卫生
安全能力研究报告（2019~2022年）

黄静涵　尤莉莉　王增武　吴永健*

摘　要： 医防协同、医防融合就是把治病与防病相结合，互相协同，以最大限度地减少健康问题，推动健康中国建设，这是公共卫生的重要使命。当前，促进医疗体系与公共卫生体系的融合发展，是提升公共卫生安全能力的重大课题。从2019~2022年北京市公共卫生部门发展状况来看，主要问题在于公共卫生医师数量少、增幅低；基层公共卫生医师缺失处方权；基层公共卫生部门职能弱化、队伍不稳。新中国成立以来，我国进行了"防治结合"政策机制实践，赋予了公共卫生医师处方权，对公共卫生医师开展了规范化培训等改革实践。为了推进"医防融合"、提升公共卫生安全能力，建议补充完善"医防融合"全社会动员机制；构建"医防融合"公共卫生安全体系；完善"医防融合"教育体系，规范公共卫生医师、临床医师的准入与培训；并切实赋予公共卫生医师处方权。

关键词： 医防融合　公共卫生　北京市

---

* 黄静涵，中国医学科学院阜外医院副研究员，主要研究方向为临床医学与公共卫生；尤莉莉，中国医学科学院/北京协和医学院卫生健康管理政策学院，副研究员，主要研究方向为公共卫生与卫生政策；王增武，中国医学科学院阜外医院国家心血管病中心社区防治部主任，医学博士后，主任医师，主要研究方向为心血管病科研、预防和临床治疗；吴永健，中国医学科学院阜外医院冠心病诊治中心主任，医学博士，主任医师，主要研究方向为心血管病诊断治疗、科研和预防。

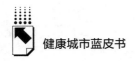

一 2019~2022年北京市公共卫生部门发展状况

（一）公共卫生医师数量少、增幅低

根据国家卫生健康委公布的《中国卫生健康统计年鉴》，2019~2021年北京市各类别执业（助理）医师总数增加了6.3%，其中口腔类别医师数量增幅达到15.4%；其次是中医类别和临床类别，分别增加了6.4%和5.1%。然而，北京市公共卫生医师数量不多反少，2020年突增594人，但在随后的2021年又减少634人，至2021年末，公共卫生医师数量比2019年仍减少40人，降幅达到1.2%（见表1）。2019~2021年全国各类别执业（助理）医师数量总数增加了10.9%，其中口腔类别医师数量增幅达到26.9%；其次是中医类别和临床类别，分别增加了17.1%和8.5%（见表2）。北京市各类别医师数量比例变化趋势和全国情况基本一致，各项增幅略低于全国，这与北京市已有的医师数量多于全国平均有关。2019~2021年，北京市每万人口公共卫生（助理）医师数均显著多于全国平均（见表3）。调研发现，很多统计在册的基层公共卫生医师实际上已经转岗，从事管理岗、检测检验岗等工作，在岗公共卫生医师人数远远少于统计数字。全国预防保健科执业（助理）医师的构成比例，2019年为2.4%，2020年为2.3%，2021年为2.0%，总降幅为16.67%。根据国家公布的数据，与全国不同类别执业医师相比，公共卫生医师35岁以下比例最低，年轻人从业意愿最低，年龄老化问题突出，并且存在绝对数量偏少、占比相对偏低、学历结构不合理等问题。由于收入少、待遇低，职业发展前景远不如临床医师，偏远基层卫生单位、农村地区的公共卫生医师人数更少。

（二）基层公共卫生医师缺失处方权

公共卫生医师缺失处方权，因此不能治疗传染病。在传染病处置现场，公共卫生医师遇到高风险患者时，只能建议检测、做心理疏导，而无法采取

表1 北京市2019~2021年度各类别执业（助理）医师数量

单位：人，%

类别	2019	2020	2021	总增幅
临床类别	69918	69814	73457	5.1
中医类别	21077	21665	22432	6.4
口腔类别	11627	12399	13421	15.4
公共卫生类别	3244	3838	3204	-1.2
合计	105866	107716	112514	6.3

资料来源：2019~2022年国家卫生健康委员会编《中国卫生健康统计年鉴》，中国协和医科大学出版社，2019~2022。

表2 全国2019~2021年度各类别执业（助理）医师数量

单位：万人，%

类别	2019	2020	2021	总增幅
临床类别	288.2	300.7	312.6	8.5
中医类别	62.5	68.3	73.2	17.1
口腔类别	24.5	27.8	31.1	26.9
公共卫生类别	11.5	11.8	11.9	3.5
合计	386.7	408.6	428.8	10.9

资料来源：2019~2022年国家卫生健康委员会编《中国卫生健康统计年鉴》，中国协和医科大学出版社，2019~2022。

表3 2019~2021年度每万人口公共卫生（助理）医师数量

单位：万人，%

地区	2019	2020	2021	总增幅
北京市	1.48	1.75	1.46	-1.35
全 国	0.82	0.84	0.84	2.43

资料来源：2019~2022年国家卫生健康委员会编《中国卫生健康统计年鉴》，中国协和医科大学出版社，2019~2022。

及时有效的预防医学干预手段，包括在医生工作站开具化验单、预防性用药或紧急处理性药物等，这些都需要等待临床医师来处理。这样一来，患者全周期规范化治疗管理便无法贯穿执行，导致防治脱节。平时负责慢性病管理的公共卫生医师，虽然随访管理着慢性病患者，但不能开具高血压、糖尿病等慢性病常用药，也不能处理并发症，这导致他们在群众中缺乏公信力，大大限制了其发挥作用的空间。受访的基层公共卫生医师普遍反映，处方权的缺失使他们的工作受到很大限制，经常遭到患者的质疑。信任度的下降给基层疾病预防和管理造成了诸多障碍，公共卫生医师对处方权的要求也十分强烈。由于长期缺乏疾病诊疗一线工作的实践经验，公共卫生医师难以深入掌握疾病发生、发展的规律。疾病防控本应贯穿疾病从发生到发展的全过程，但特别是面对新发、少发疾病时，如果公共卫生医师没有处方权，就很难真正做好疾病预防工作。因此，当身处疾病防控前线的公共卫生医师失去了处方权，"医"和"防"也就此割裂。

（三）基层公共卫生部门职能弱化、队伍不稳

一方面，职能弱化。由于多种条件限制，除国家疾控中心外，基层疾控机构在食品卫生、环境卫生、职业卫生、辐射安全、精神卫生、妇幼卫生、学校卫生等方面的职能弱化，有的没有承担相应职责的能力。另一方面，队伍不稳。北京市临床医疗资源在全国具有明显优势，优秀的医学院及三甲医院数量最多，临床实力最强，大量临床医疗资源汇集于北京。大型三甲医院扩建在全国是普遍现象，规模越来越大，仪器设备先进，病人越来越多，吸引大量资金和优秀人才。公共卫生医师学历偏低，人均年收入远低于同地区医院临床医师。机制不灵活，缺乏激励机制，导致人才流失，能力减弱，形成恶性循环。从国家到省、市、县各级疾控中心均出现人才流失或难以招到合适人员的情况，县（区）疾控的年轻人普遍想找机会通过招考等方式脱离疾控系统，基层疾控人才队伍缺乏稳定性。

如表4、表5所示，2019～2022年北京市专业公共卫生机构数量总体减少了12.22%，预防控制中心、疾病防治院（所、站）、保健院（所、站）的数量均出现下降，卫生监督所（中心）数量不变，与全国的变化趋势基本一致，其中降幅最大的是疾病防治院（所、站）。2019～2021年全国及北京市疾病预防控制中心人员数变化详见表6、表7，全国疾病预防控制中心人员数整体增加了11.72%，北京市减少了3.42%，但北京的每万人口专业公共卫生机构人员数量仍多于全国平均。

表4 2019～2022年北京市专业公共卫生机构数量

单位：家，%

类别	2019	2020	2021	2022	增幅
预防控制中心	29	29	25	27	-6.90
疾病防治院（所、站）	24	20	19	17	-29.17
保健院（所、站）	19	18	18	17	-10.53
卫生监督所（中心）	18	18	18	18	0.00
合　计	90	85	80	79	-12.22

资料来源：2019～2022年国家卫生健康委员会编《中国卫生健康统计年鉴》，中国协和医科大学出版社，2019～2022。

表5 2019～2022年全国专业公共卫生机构数量

单位：家，%

类别	2019	2020	2021	2022	增幅
预防控制中心	3403	3384	3376	3386	-0.50
疾病防治院（所、站）	1128	1048	932	856	-24.11
保健院（所、站）	3071	3052	3032	3031	-1.30
卫生监督所（中心）	2869	2934	3010	2944	2.61
合　计	10471	10418	10350	10217	-2.43

资料来源：2019～2022年国家卫生健康委员会编《中国卫生健康统计年鉴》，中国协和医科大学出版社，2019～2022。

表6 2019～2021年全国疾病预防控制中心人员数

单位：人，%

类别		2019	2020	2021	增幅
卫生技术人员	小计	139839	145229	158475	13.33
	执业（助理）医师	69947	71736	74192	6.07
	执业医师	60498	62387	65055	7.53
	注册护士	15250	15916	17868	17.17
	药师（士）	2732	2871	3145	15.12
	技师（士）	27934	29338	32990	18.10
	其他	23976	25368	30280	26.29
其他技术人员		15607	16802	20498	31.34
管理人员		13599	13891	11959	-12.06
工勤技能人员		18519	18503	18618	0.53
合　计		187564	194425	209550	11.72

资料来源：2019～2022年国家卫生健康委员会编《中国卫生健康统计年鉴》，中国协和医科大学出版社，2019～2022。

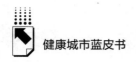

表 7 2019~2021 年北京市疾病预防控制中心人员数

单位: 人, %

类别		2019	2020	2021	增幅
卫生技术人员	小计	3093	3092	2953	-4.53
	执业(助理)医师	1371	1438	1243	-9.34
	执业医师	1345	1427	1230	-8.55
	注册护士	144	143	122	-15.28
	药师(士)	10	8	8	-20.00
	技师(士)	706	670	706	0.00
	其他	862	833	874	1.39
其他技术人员		249	246	278	11.65
管理人员		224	222	203	-9.38
工勤技能人员		123	125	129	4.88
合 计		3689	3685	3563	-3.42

资料来源: 2019~2022 年国家卫生健康委员会编《中国卫生健康统计年鉴》, 中国协和医科大学出版社, 2019~2022。

二 "医防融合"经验回顾

公共卫生的历史发展、人才培养以及实际工作需求与临床医学密不可分, 许多公共卫生领域的先驱都是著名的临床医生, "医防结合"的理念恰切地体现了公共卫生与临床医学之间密不可分的关系。

(一)新中国成立初期"防治结合"的政策机制实践

在新中国成立初期那个缺医少药的年代, 有很多预防医学毕业生从事临床工作。传染性疾病、院内感染等, 都是公共卫生医师的主战场, 他们在传染性疾病防治工作中坚持"防治结合", 发挥了积极作用。当年防治不分家, 不乏公共卫生专业毕业生成为临床一线专家的情况。他们在传染性疾病防治工作中坚持"防治结合", 为人民健康作出了巨大贡献。公共卫生医师到发生烈性传染病的村子里, 挨家挨户地送药, 一一叮嘱村民如何服药, 有效遏制了疾病的大范围蔓延。以前的防疫站，既能打预防针也能开药，"医防结合"提高了公共卫生安全综合能力。

（二）赋予公共卫生医师处方权等改革实践

2021年10月，中共福建省三明市委、市政府印发的《三明市实施"六大工程"推进医改再出发行动方案》提出，培养复合型医防人才，对全市二级及以上公立医疗卫生机构的中、初级医师（含公共卫生医师）进行医防融合知识培训，同时健全公共卫生医师制度，在一定范围赋予其临床处方权。2022年8月，广东省人民政府办公厅发布的《广东省深化医药卫生体制改革近期重点工作任务》提出："探索赋予公共卫生医师处方权，建立公共卫生专业技术人员和临床医生交叉培训机制、鼓励人员双向流动，分级分类组建公共卫生应急队伍，完善平急结合的疫病防控和公共卫生科研攻关体系。"随后，云南省人民政府发布的《云南省"十四五"医疗卫生服务体系规划》提出："推进公共卫生医师准入制度，推行公共卫生首席专家制度，探索赋予公共卫生医师处方权，推进公共卫生医师规范培训试点。"全国已有多个省份探索赋予公共卫生医师处方权的试点。2024年1月2日，重庆市人民政府办公厅发布了《重庆市公共卫生能力提升三年行动计划（2023—2025年）》，提出探索公共卫生医师处方权的具体措施：将在部分乡镇卫生院和社区卫生服务中心开展试点，允许在其执业的公共卫生医师因工作需要，在培训考核合格后获得传染病及慢性病（高血压、糖尿病等）诊疗、暴露后预防用药等一定范围的处方权；计划到2025年，使重庆市获得处方权的公共卫生医师人数达到20~40人；探索允许在基层医疗卫生机构中执业的公共卫生医师在经过全科医生转岗培训考核合格后，申请增加全科医生执业范围等。

（三）对公共卫生医师开展规范化培训实践

2020年，上海发布了《上海市加强公共卫生体系建设三年行动计划（2020—2022年）》，聚焦支撑保障，加强学科和人才队伍建设，建立"懂

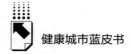

公卫、知临床、能应急"的上海公共卫生医师规范化培训模式，形成具有上海特色的教学实训方案和考核评价机制，旨在快速提升公共卫生医师实践能力和相应的临床基本技能，培养一支高素质的公共卫生队伍。全国已有多地开展公共卫生医师规范化培训，为优化公共卫生医师毕业后教育模式作出探索。培训项目修订并完善了公共卫生医师规范化培训的内容体系，涵盖公共卫生基本理论、临床技能和公共卫生实践等专业领域，并编写了包含培训细则与标准、教案、课件、考纲及题库等内容的培训教材，以适应疾病预防控制与卫生应急的需求。在开展培训的过程中，探索形成了线上线下混合培训、实践培训以及研究型培训等规范化培训模式，契合了在职人员职业教育需求。

三 北京市推进"医防融合"提升公共卫生安全能力的对策建议

（一）补充完善"医防融合"全社会动员机制

从以往疾病防治经验来看，我国已建立了从国家到基层社区的快速社会动员机制。未来，新发、突发传染病疫情风险将持续存在，因此有必要成立由市相关部门牵头、各职能部门和基层组织参与的常设疫情防控领导小组。该小组应在以往疫情防控经验的基础上，根据未来可能发生疫情的传播速度和范围，结合大数据分析判断疫情防控的特点，制定未来疫情防控预案。同时，要充分利用先进技术手段建立从国家到基层社区的双向信息传达通道及预警机制，确保信息透明、高效，使疾病防控部门能够及时掌握最新的疫情进展，进一步完善"医防融合"全社会动员机制。

（二）构建"医防融合"公共卫生安全体系

《中华人民共和国医师法》于 2022 年 3 月 1 日起施行，其中第五章第四十五条明确提出："国家加强疾病预防控制人才队伍建设，建立适应现代化疾病预防控制体系的医师培养和使用机制。国家建立公共卫生与临床医学相结合的人才培养机制，通过多种途径对临床医师进行疾病预防控制、突发公共卫生事件应对等方面业务培训，对公共卫生医师进行临床医学业务培训。"2023年2月，中共中央办公厅、国务院办公厅印发的《关于进一步深化改革促进乡村医疗卫生体系健康发展的意见》中提出："健全公共卫生医师制度，探索在乡村医疗卫生机构赋予公共卫生医师处方权。建立公共卫生专业技术人员和医疗机构临床医生交叉培训制度，鼓励人员双向流动。"随后，中共中央办公厅、国务院办公厅印发了《关于进一步完善医疗卫生服务体系的意见》，明确提出要坚持预防为主，加强防治结合，提高重大疾病防控、救治和应急处置能力，完善专业公共卫生机构管理，提高公共卫生服务能力。

在实践中，需细化并落实这些政策机制，建立医防协同的长效机制，加强人才队伍建设，提高综合技术能力，完善补偿激励机制等，以构建公共卫生安全体系。建议成立公共卫生临床医学中心，该中心既可收治传染性疾病患者，同时也是教学科研基地；建成"公卫—临床"双向交流、"平战结合"的"医防融合"公共卫生安全体系，更加重视公共卫生、疾病预防以及基层工作，进一步完善医防协同、医防融合机制。

（三）完善"医防融合"教育体系，规范公共卫生医师、临床医师准入与培训

针对现行医学教育中"临床医学"与"预防医学"割裂的现象，应加强两者学科的融合，在医学本科阶段统一培养，不区分临床医学与公共卫生专业（将公共卫生设为研究生阶段的专业）。规范公共卫生医师报考条件：5年制预防医学、妇幼保健医学本科专业可报考，公共卫生硕士专业学位（MPH）学生不可直接作为报考条件，因为部分MPH学生的大学本科专业非预防医学和妇幼保健医学，应当明确公共卫生医师与公共卫生人员的区别。建立"医防融合"培训机制，对医疗机构临床医师进行公共卫生相关技能培训，对疾控机构专业技术人员开展相应的临床技能培训，以建立高水

平的公共卫生人才队伍，提高应对突发重大公共卫生事件的能力和水平，在日常工作中构建"疾病预防、医疗救治、健康管理"三位一体的医防协同融合服务模式，提供全方位、全周期的健康管理服务。总结已经开展的公共卫生医师规范化培训模式，制定涵盖公共卫生基本理论、临床技能和公共卫生实践等专业领域知识的培训教材，教材应包含培训细则与标准、教案、课件、考纲及题库等内容，以适应北京市疾病预防控制与卫生应急的需求。在开展培训的过程中，探索形成线上线下混合培训、实践培训以及研究型培训等规范化培训模式，以契合在职人员的职业教育需求。通过培训考核的人员，将被允许增加相应的执业范围。要鼓励其不断提高业务能力，培养一专多能的专业人才。

（四）赋予公共卫生医师处方权

传染病防治是公共卫生医师的必修课，应当赋予从事传染病防控的公共卫生医师处置传染病的权力。鼓励公共卫生医师参加相应的临床培训，根据实际工作情况，由所在机构为其增加全科医学、内科学、传染病等相对应的临床执业范围，以提升公共卫生医师的诊疗能力。在能力提升且考核合格的基础上，在医院感染控制科工作的公共卫生医师应当有相应的处方权，从事慢性病管理的公共卫生医师应有慢性病诊治权。公共卫生医师在加入临床医师执业范围后，可以在临床科室轮转，形成"临床—公卫"双向交流机制。在没有疫情时，通过临床工作积累经验，做到平时训练有素，以便在关键时刻能冲锋陷阵，形成"平战结合"的公共卫生医师体系，从而真正实现防治一体化目标，切实提高应对突发重大公共卫生事件的能力和水平。

2023年12月底，国务院办公厅《关于推动疾病预防控制事业高质量发展的指导意见》中明确提出，要出台公共卫生医师处方权管理办法，建立公共卫生专业技术人员和医疗机构临床医生交叉培训制度，探索人员双向流动机制。同时，要加强临床医务人员疾控相关知识技能培训和公共卫生人员临床相关知识技能培训。2024年6月6日，国务院办公厅印发《深化医药卫生体制改革2024年重点工作任务》的通知，率先在黑龙江、广东、海南、重庆等地启动了公共卫生医师处方权试点。2024 年 6 月 14 日，国家疾病预防控制局副局长沈洪兵就大家比较关注的公共卫生医师处方权问题，以及国内部分城市在探索公共卫生医师处方权方面的情况，作了详细介绍：将严把医疗质量安全作为试点工作的基本原则，把公共卫生医师的处方行为纳入临床质量管理体系，要求试点地区严格遵守医师管理、处方管理、医疗质量管理以及医疗纠纷处理等方面的法律法规，规范处方行为，保障患者安全，强化底线思维，严格过程管理，严守医疗质量红线。

B.7

北京食品安全的全链条风险
与监管状况研究（2019~2023年）*

颜建晔　白军飞　余建宇　金之皓　李强**

摘　要： 　数字经济时代，食品供应链的复杂性和延展性不断增强，食品安全问题已经不再是单纯的某一环节的问题，而是成为涉及整个食品供应链的系统性问题。本文围绕北京市食品安全的全链条风险与监管状况展开，探讨了数字化时代食品安全面临的新挑战及相应的监管策略。通过对北京市食品安全监督抽检数据的分析，本文识别出食品在生产、加工、流通、销售和消费各环节的主要风险点，并结合故障树分析模型，对全链条中的敏感风险点进行了测算和排序。研究发现，全链条中后端环节（如流通、销售、消费）的风险不容忽视，同时，前端生产环节的检测遗漏风险对总体食品安全事件的影响尤为显著。针对这些研究结果，本文提出了构建统一的食品安全数字化监管平台、强化关键环节的监控与追溯、完善法律法规体系、加强政府部门协同与社会共治等政策建议。这些措施有利于提升北京市食品安全监管的科学性和有效性，为首都食品安全保障提供全面支持，并为全国其他地区食品安全管理提供有益的经验和参考。

关键词： 　食品安全　北京市　全链条监管

---

* 本文系北京市哲学社会科学规划项目（研究基地项目）"首都食品安全全链条数字化监管研究"（项目编号：23JCB048）的阶段性成果。
** 颜建晔，博士，中国农业大学北京食品安全政策与战略研究基地研究员、经济管理学院教授，主要研究方向为产业经济、食品安全、数字经济；白军飞，博士，中国农业大学北京食品安全政策与战略研究基地首席专家、经济管理学院教授，主要研究方向为食品安全与政策；余建宇，博士，西南财经大学经济与管理研究院教授，主要研究方向为农业经济、食品产业组织；金之皓，中国农业大学经济管理学院学士，主要研究方向为食品供应链、数学建模；李强，西南财经大学博士研究生，主要研究方向为农业经济学、农食产业。

食品安全，关系到人民生命健康、经济快速发展、社会秩序和谐稳定，还关系到中国在国际上的软实力，并有利于繁荣国内市场、促进内需增长。党的二十大报告也将食品安全工作列入"推进国家安全体系和能力现代化，坚决维护国家安全和社会稳定"① 板块进行专门部署；而北京市作为中国的首都，食品安全的监管成效或事故影响将会产生更为重要的正反面示范效应，是首都在统筹发展、稳健发展中不可忽视的议题。随着互联网、物联网和数字技术的发展，数字化进程在全行业铺开，食品供应链的数字化在全球范围内发展得如火如荼。如何设计数字化的监管方式，以更好地在食品供应链各环节实现实时、精准、有效的食品安全监管，成为政府监管部门不可回避的重要问题；此外，在数字经济时代，各种新兴技术使得食品供应链变得更长（如2023年中央一号文件提到的预制菜产业），这实际上增加了食品安全的风险暴露环节；同时，数字技术赋能的食品安全溯源系统也为全链条监管提供了可能。所以，在数字化背景下，食品安全的全链条监管及风险识别控制，既有机遇，也有挑战。

一　北京食品安全的现状分析

习近平总书记对食品安全工作作出重要指示，强调对待食品安全，应该有"四个最严"的态度，即"最严谨的标准、最严格的监管、最严厉的处罚、最严肃的问责"②；2023年初，中共中央、国务院印发的《质量强国建设纲要》指出，要严格落实食品安全的"四个最严"要求，实行全主体、全品种、全链条监管，确保人民群众"舌尖上的安全"；不到半年，北京市出台《北京市贯彻落实加快建设全国统一大市场意见的实施方案》（以下简称《实施方案》），提出全面推行智慧监管，探索在食品安全等领域运用现代信息技术实施非现场监管，完善重点产品全链条管理。从北京市市场监督

---

① 习近平：《高举中国特色社会主义伟大旗帜　为全面建设社会主义现代化国家而团结奋斗——在中国共产党第二十次全国代表大会上的报告》，人民出版社，2022，第52页。
② 《十九大以来重要文献选编》（中），人民出版社，2021，第55页。

管理局公布的数据来看，2019~2023 年，北京市市场监督管理局平均每年开展 66.6 期食品安全监督抽检（其中 2019 年开展 53 期，2020 年开展 55 期，2021 年开展 65 期，2022 年开展 81 期，2023 年开展 79 期）；平均每年食品安全监督抽检量达 49708.4 批次；无论从每年开展的检测期数，还是年度抽检总批次数（见图 1），都可以看出总体上呈增长的趋势。可见，北京市抽检力度不断加大，频次不断提升。

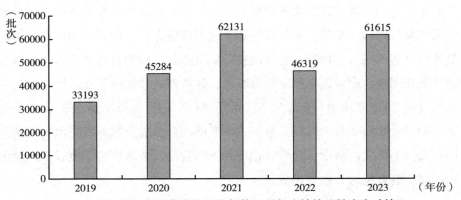

图 1　2019~2023 年北京市市场监督管理局年度抽检总批次变动情况

资料来源：北京市市场监督管理局。

　　表 1 显示了近 5 年北京市抽检批次中的合格数和不合格数，从中可以看到不合格率始终未超过 1.5%。北京市 2019~2023 年的食品安全抽检合格率平均为 98.94%，其中 2019 年和 2023 年的合格率都曾超过了 99%（见图 2）。此外，北京市东城、西城、海淀三区在 2022 年荣获"国家食品安全示范城市"称号。

表 1　2019~2023 年北京市市场监督管理局年度食品安全监督抽检批次情况

单位：%

年份	合格批次	不合格批次	总批次	不合格率
2019	32960	233	33193	0.702
2020	44765	519	45284	1.146

年份	合格批次	不合格批次	总批次	不合格率
2021	61369	762	62131	1.226
2022	45736	583	46319	1.259
2023	61012	603	61615	0.979

资料来源：北京市市场监督管理局。

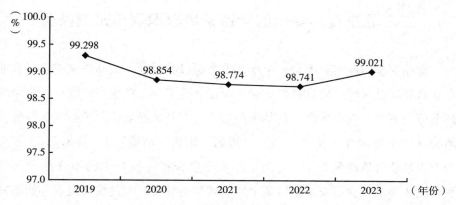

图2 2019~2023年北京市市场监督管理局年度抽检合格批次占比变动情况

资料来源：北京市市场监督管理局。

一方面，从北京市市场监督管理局的数据来看，北京食品安全的总体状况较好。另一方面，在数字化和信息化社会的背景下，食品安全成为一项系统工程。除了前面展示的抽检总体合格率，研判、剖析潜在的食品安全风险起源于食品供应链中的哪一个环节及其演化过程，对于预防食品安全风险上升为食品安全事件至关重要。数字经济时代的食品供应链实际上被延长了，不仅上游生产前端和下游消费终端的长尾性明显，而且中游的流通环节风险及其连接上下游的放大效应也不容忽视；往往前端（生产、加工）、后端（销售、消费）的食品安全标准有章可循、易受检测，而在中端（流通）方面还没有强制性国家标准。①

---

① 2014年实施的《中华人民共和国国家标准食用植物油散装运输规范》（GB/T 30354—2013）仅为推荐性标准，对中游流通环节当事人（厂家）约束力有限。

因此，应更加重视食品安全的全链条风险分析与环节研判，在新的时代背景下充分利用数字技术形成全链条的科学溯源系统，这有利于新型监管模式的出现和演化；在数字时代，全链条的风险分析、监测、预测，有助于落实党的二十大报告提出的"推动公共安全治理模式向事前预防转型"[①] 的重要战略部署。

二 北京食品安全的全链条风险识别与预测模型

食品安全问题实际上是一个涉及多个阶段的过程，食品供应链各环节都存在食品安全风险。将食品供应链，即在食品安全全链条中可能产生风险的环节分为五个：农业生产、食品生产加工、产品流通运输、产品销售与餐饮消费（以下简称为"生产、加工、流通、销售、消费"）。根据 2023 年北京市市场监督管理局第 1~79 期食品安全监督抽检报告中的不合格批次信息，图 3 展示了食品安全全链条中风险环节的分布。通过梳理发现，如果只从全链条中风险产生的环节来识别，生产环节仍居首位。

除了食品安全风险的全链条环节识别，食品安全风险实际上涵盖了可能对人体健康构成威胁或存在潜在威胁的所有因素。从这个视角来看，根据刘畅、张浩和安玉发[②]的研究，可以将影响食品安全的风险类别划分为行为风险（或称行为原因）、卫生风险（或称卫生原因）及要素风险（或称要素原因）三类。行为风险指风险当事人的有意或无意行为（如加工程序错误或包装不当等）在食品形成过程中给食品带来的物理性风险；卫生风险则指人员环境不卫生、废弃物处置不当等，这些问题导致食物本身或食物在形成过程中出现了生物性污染（如大肠杆菌超标等），体现为（市场监管部门）抽检结果中的生物超标风险；要素风险指原料使用错误或使用

---

① 习近平：《高举中国特色社会主义伟大旗帜　为全面建设社会主义现代化国家而团结奋斗——在中国共产党第二十次全国代表大会上的报告》，人民出版社，2022，第 54 页。
② 刘畅、张浩、安玉发：《中国食品质量安全薄弱环节、本质原因及关键控制点研究——基于 1460 个食品质量安全事件的实证分析》，《农业经济问题》2011 年第 1 期。

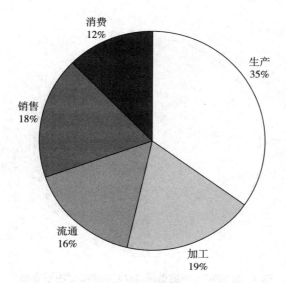

**图3 北京市市场监督管理局 2023 年度抽检中不合格
批次的风险环节分布**

资料来源：课题组根据北京市市场监督管理局公开报告整理测算。

了不合格原料，这反映了食物在形成过程中的化学成分风险。

根据这个风险类型划分，再次识别北京市市场监督管理局 2023 年发布的共 79 期检测报告中关于不合格批次的描述，2023 年北京市食品安全风险类型分布如图 4 所示。如果不区分全链条中的环节，在不合格批次的风险类型上，要素风险占比最高，占 50%。

如果相关的供应链环节没有有效的、具有针对性的风险监控和干预措施，那么这些风险因素就有可能最终演变为食品安全事件。这正是下文将全链条分环节、分风险类型输入科学模型得出预测和分析结果的意义所在。

（一）食品安全供应链故障树模型：全链条的风险点识别

故障树分析（Fault Tree Analysis，FTA）[①] 是指在复杂系统中，以一个

---

① 在 1961 年由美国贝尔电话研究室首先提出和运用。

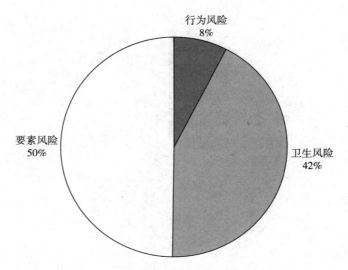

行为风险
8%

卫生风险
42%

要素风险
50%

图 4　北京市市场监管局 2023 年度抽检中不合格
批次的风险类型分布

资料来源：课题组根据北京市市场监管局公开报告整理测算。

不希望发生的意外产品故障事件或灾害性危险事件为分析对象，通过严格按层次的故障因果逻辑分析，将故障的根本原因分解为多个促成因素。在有基础数据时，逐层分析故障事件的直接原因，最终找出特定故障事件发生的所有可能原因和原因的组合，以协助管理人员确定潜在的故障模式以及每种故障原因的发生概率，并据此识别和预测不同风险点对导致最终故障事件的敏感性，从而通过排序分析，进行安全性和可靠性维护。

在本文中，运用的基础数据是北京市市场监督管理局 2023 年共 79 期食品安全监督抽检报告，其中出现的不合格批次即视为食品安全的故障事件。通过识别各期不合格批次报告中的文本描述和涉事主体类型，将可能导致食品安全事件的全链条中的风险环节和风险类型组合定义成可输入故障树模型的 15 种风险事件，如表 2 所示。

表 2　食品安全故障树模型中的环节和风险类型组合定义 I：市场失误风险事件

代码_I	市场失误风险点的环节和类型定义
x_{11}	生产环节的行为风险
x_{21}	加工环节的行为风险
x_{31}	流通环节的行为风险
x_{41}	销售环节的行为风险
x_{51}	消费环节的行为风险
x_{12}	生产环节的卫生风险
x_{22}	加工环节的卫生风险
x_{32}	流通环节的卫生风险
x_{42}	销售环节的卫生风险
x_{52}	消费环节的卫生风险
x_{13}	生产环节的要素风险
x_{23}	加工环节的要素风险
x_{33}	流通环节的要素风险
x_{43}	销售环节的要素风险
x_{53}	消费环节的要素风险

在表 2 中，x_{ij} 指的是在食品安全全链条中 i 环节产生 j 类风险的概率（$i=1$ 生产，2 加工，3 流通，4 销售，5 消费；$j=1$ 行为风险，2 卫生风险，3 要素风险），即给定 i 环节和 j 类风险后，计算 x_{ij} 的分子是识别 2023 年所有不合格批次中 j 类风险产生于 i 环节的批次数，计算 x_{ij} 的分母是所有检测批次（包括合格批次与不合格批次）中涉及 i 环节的批次数。将表 2 中的 x_{ij} 定义为"市场失误风险事件"，是因为它是通过识别不合格批次的风险类型 j，并配以产生该 j 类风险的环节 i 得出的，风险产生者是被检测的涉事市场主体，所以称之为"市场失误"。

另一方面，在实际的检测监管工作中，由市场主体在 i 环节产生的 j 类风险可能到 i 环节之后的环节才被检测出来。比如，生产、加工前端环节的问题食品大多来自没有生产加工资质的"黑心"作坊，而这种作坊通常分布在乡村等相对隐蔽的地方，数量多、分布广，很容易躲避执法部门日常的监管和排查。对于此类"黑心"作坊，通常是执法部门在全链条的后端环节，比如销售环节的事件发生地点——超市、商店，发现食品安全问题之后，按图索骥判定生产环节的源头。

于是采用第二种代码 y 来反映这种情况。用 y_{ij} 表示 j 类风险在 i 环节的监管失误（检测遗漏）概率。具体而言，通过识别 2023 年全年不合格批次报告，计算 y_{ij} 的分子是在全链条中 i 环节以后的环节（不包括 i 环节本身）检测出来的、涉及 i 环节及 i 环节之前（包括 i 环节本身）的 j 类风险批次数，计算 y_{ij} 的分母是所有不合格批次中涉及 i 环节的 j 类风险批次数。可以将 y_{ij} 称为"监管失误风险事件"。与表 2 中的 x_{ij} 相对应，y_{ij} 的 15 种组合见表 3。与 x_{ij} 的 i 环节和 j 类风险定义一样：y_{ij} 中 $i=1$ 生产，2 加工，3 流通，4 销售，5 消费；$j=1$ 行为风险，2 卫生风险，3 要素风险。

表 3　食品安全故障树模型中的环节和风险类型组合定义 II：监管失误风险事件

代码_II	监管失误风险点的环节和类型定义
y_{11}	生产环节行为风险的检测遗漏风险
y_{21}	加工环节行为风险的检测遗漏风险
y_{31}	流通环节行为风险的检测遗漏风险
y_{41}	销售环节行为风险的检测遗漏风险
y_{51}	消费环节行为风险的检测遗漏风险
y_{12}	生产环节卫生风险的检测遗漏风险
y_{22}	加工环节卫生风险的检测遗漏风险
y_{32}	流通环节卫生风险的检测遗漏风险
y_{42}	销售环节卫生风险的检测遗漏风险
y_{52}	消费环节卫生风险的检测遗漏风险
y_{13}	生产环节要素风险的检测遗漏风险
y_{23}	加工环节要素风险的检测遗漏风险
y_{33}	流通环节要素风险的检测遗漏风险
y_{43}	销售环节要素风险的检测遗漏风险
y_{53}	消费环节要素风险的检测遗漏风险

（二）食品安全供应链故障树测算结果：全链条中的敏感风险点排序

根据北京市市场监督管理局"2023年第1~79期食品安全监督抽检信息公告"中的数据，通过文本识别将被检测主体在全链条中所处的环节划分为"生产、加工、流通、销售、消费"，将被检测出的风险类型划分为"要素风险、卫生风险、行为风险"三种。2023年全年抽检的分环节、分风险类型汇总信息如表4所示。

表4　北京市2023年食品安全抽检分环节、分风险类型汇总信息

单位：%，次

检测环节	检测比例	风险类型	检测到的风险来源环节				
			生产	加工	流通	销售	消费
生产	1.14	行为风险	0	0	0	0	0
		卫生风险	0	0	0	0	0
		要素风险	0	0	0	0	0
加工	26.21	行为风险	0	13	0	0	0
		卫生风险	12	29	0	0	0
		要素风险	19	33	0	0	0
流通	44.68	行为风险	0	16	12	0	0
		卫生风险	64	24	23	0	0
		要素风险	76	26	29	0	0
销售	18.47	行为风险	0	11	42	77	0
		卫生风险	83	18	37	53	0
		要素风险	101	22	21	53	0
消费	9.50	行为风险	0	0	0	0	27
		卫生风险	0	0	0	0	37
		要素风险	0	0	0	0	64

资料来源：课题组根据北京市市场监督管理局公开报告整理测算。

从表4的第一列、第二列可以看到，检测环节位于"生产"环节的比例远低于后续环节，这与前文描述的事实——生产等前端环节的问题食品有不少来自分布在乡村等相对隐蔽地方的作坊，数量多、分布广，很容易躲避

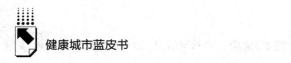

执法部门日常的监管和排查——相一致。而第三列将全链条中每个环节的风险类型划分为3类，于是有了5个环节、3类风险共15行的数据。第四大列分为5小列，每一小列各代表相应"检测到的风险来源环节"；配合第三列的15行，表4的第四大列形成了一个15×5的矩阵。

风险来源（或产生）环节与风险检测环节可能不同，这是因为在风险检测环节 i 所发现的风险可能产生于 i 环节之前的某一环节。风险来源在"生产"环节的问题批次，全部都是在"生产"之后的环节才被检测出来的，"流通"和"销售"环节检测出产生于"生产"环节的风险占比达91.27%，这与前文描述的事实是一致的，也说明了在前文表2定义了分环节、分风险类型的市场失误（被检测主体）风险事件之后，继续在表3中定义监管失误（检测遗漏）风险事件的必要性和科学性。

通过对北京市市场监督管理局2023年总共79期食品安全监督抽检报告进行文本识别，在表2、表3中分别定义了分环节、分风险类型的"市场失误风险事件" x_{ij} 和"监管失误风险事件" y_{ij}。随后，将识别、归类、计算得到的分环节、分风险类型的子风险事件概率值（表2、表3中的所有代码值）输入故障树模型，进行食品安全事件发生背后的全链条敏感风险点的测算和排序。

在本文关于食品安全的风险与监管研究框架下，对于检测出问题批次但不区分环节、类型的这样一个"无条件"的食品安全风险事件，故障树敏感性分析的目的就是要找出某些对引发"无条件"风险事件有更重大影响的"条件"子风险事件（所处环节和风险类型），以便相关部门能够判断需重点防范的环节和风险类型，有针对性地采取相关手段来干预阻断此类子风险事件的发生，节约人力物力，最大限度地做好食品安全风险事件的防范工作，预测未来风险。

故障树模型的敏感性分析主要通过改变层次节点参数的状态值，即此模型中的分环节、分风险类型"条件"子事件的概率值，来计算这些改变对总体事件（食品检测不合格）发生概率（无条件概率）的影响，从而确定不同子风险事件对于总体事件（食品检测不合格）发生概率的影响程度及其排序。

在市场失误风险事件的 x 代码中，通过故障树模型的敏感性分析，我们得出了不同环节与风险类型子事件对总体食品安全事件影响程度的排序，由大到小依次为：x_{52}（消费环节的卫生风险）→x_{41}（销售环节的行为风险）→x_{53}（消费环节的要素风险）→x_{43}（销售环节的要素风险）→x_{32}（流通环节的卫生风险）→x_{42}（销售环节的卫生风险）→x_{51}（消费环节的行为风险）→x_{22}（加工环节的卫生风险）→x_{31}（流通环节的行为风险）→x_{33}（流通环节的要素风险）→x_{23}（加工环节的要素风险）→x_{12}（生产环节的卫生风险）→x_{21}（加工环节的行为风险）→x_{11}（生产环节的行为风险）→x_{13}（生产环节的要素风险）。

在监管失误风险事件的 y 代码中，通过故障树模型的敏感性分析，我们得出不同环节与风险类型的检测遗漏对总体食品安全事件影响程度，由大到小的排序如下：y_{13}（生产环节要素风险的检测遗漏）→y_{51}（消费环节行为风险的检测遗漏）→y_{52}（消费环节卫生风险的检测遗漏）→y_{53}（消费环节要素风险的检测遗漏）→y_{23}（加工环节要素风险的检测遗漏）→y_{22}（加工环节卫生风险的检测遗漏）→y_{43}（销售环节要素风险的检测遗漏）→y_{42}（销售环节卫生风险的检测遗漏）→y_{41}（销售环节行为风险的检测遗漏）→y_{31}（流通环节行为风险的检测遗漏）→y_{32}（流通环节卫生风险的检测遗漏）→y_{33}（流通环节要素风险的检测遗漏）→y_{21}（加工环节行为风险的检测遗漏）→y_{12}（生产环节卫生风险的检测遗漏）→y_{11}（生产环节行为风险的检测遗漏）。

从市场失误风险子事件对食品安全事故（食品检测不合格的总体事件）影响的重要性排序结果来看，处于全链条后端的消费、销售环节，其次是流通环节，对引发总体食品安全事件的敏感性反而靠前。这是将食品供应全链条作为一个有层次的整体，配以不同风险类型数据放入故障树模型测算的结果。该结果说明，从市场被检测主体产生风险的角度来看，全链条后端的流通、销售和消费环节是总体食品安全风险链条中的薄弱环节。① 这提示我们

---

① 相关案例：2024 年 8 月 25 日，国务院食安办通报"罐车运输食用油乱象问题"调查处置情况，以"零容忍"的态度，严格落实食用油运输专车专用，严处重罚各类违法违规行为，加强全链条监管，健全完善监管协调机制，确保食用植物油安全。

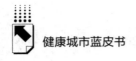

需要在食品供应全链条的后端加强相关环节的监管，通过培训增强从业人员的风险意识，强化作业检查，特别是在处理、储存和运输食品的过程中，要防止操作不当导致的几类风险增多。此外，流通环节需要提高物流标准，通过优化运输和储存条件来减少卫生风险（x_{32}）。

从监管失误（检测遗漏）风险子事件对食品安全事故（食品检测不合格的总体事件）影响的重要性排序结果来看，生产环节要素风险的检测遗漏（y_{13}）排名最靠前。这充分反映了前文描述的全链条风险监管现状：出现在食品供应链后端（如超市、商店）的问题食品，很多都是源于食品在生产环节的原料不合格、原料腐败或添加剂使用不当（生产环节要素风险）。而这些生产源头很多是没有生产加工资质的作坊，它们通常分布在乡村等相对隐蔽的地方，数量多、分布广，很容易躲避执法部门的监管和排查。对于由生产环节要素风险导致的检测遗漏，若终端销售环节发生食品安全事件，通常的解决方式是由销售终端为消费者提供补偿款或安抚费。而监管部门对于此类风险大多只停留在检测查出阶段，后续一般很难跟进。有鉴于生产和加工环节的监管失误（检测遗漏）风险事件对总体食品安全事件的影响，呼吁建立食品溯源系统，以确保在问题发生时能够快速定位到产生问题的环节和主体。

三 北京食品安全的全链条监管发展、案例与问题

数字经济时代，食品供应链可能变得更长（比如2023年中央一号文件提到的预制菜产业）。前文的研究通过对首都总体食品安全事件进行分环节、分风险类型剖析，利用故障树模型展示了在全链条中各环节的内在联系和相对重要性；市场失误风险事件的敏感性分析结果表明，全链条后端的流通、销售、消费环节（涉及储存、运输和处理食品）所产生的风险不容忽视；监管失误风险事件的敏感性分析结果表明，全链条前端的生产环节产生的风险若出现"检测遗漏"，对总体食品安全事件的影响最显著，这呼唤建立全链条数字化监管的食品溯源系统，将各环节的风险控制整合为全链条的

统一监管。同时，各种新兴数字技术的赋能也为食品安全的全链条数字化监管提供了可能。

（一）北京食品安全的全链条数字化监管发展历程与政策回顾

党的十八大以来，以习近平同志为核心的党中央站在对历史和人民负责的高度上，全面加强了党对食品安全工作的领导，坚持党政同责、标本兼治，并加强了统筹协调。中共中央办公厅、国务院办公厅印发的《地方党政领导干部食品安全责任制规定》，提出了进一步落实食品安全党政同责的要求，强化了食品安全属地管理责任。

2019年，我国通过了《中华人民共和国食品安全法实施条例》，并于同年颁布了《中共中央、国务院关于深化改革加强食品安全工作的意见》，这标志着我国进一步坚定了建设食品安全追溯体系的决心，并提出了相关要求。北京市近3年来有关"食品安全与数字化"的政策实施与工作进展情况如表5所示。

表5　北京市2021~2023年"食品安全与数字化"的政策实施与工作进展情况

标题	时间
北京：智慧监管为消费者提供放心食品	2021年2月
北京市大数据工作推进小组关于印发《北京市"十四五"时期智慧城市发展行动纲要》的通知	2021年3月
北京数字科技赋能生鲜乳"云"监管	2022年6月
2022年"食品安全科技保障"专项课题征集通知	2022年7月
中共中央、国务院印发《质量强国建设纲要》	2023年2月
北京：数字化赋能政府治理（冷链）	2023年2月
服务国家战略，北京出台《实施方案》	2023年7月
北京：以数字化改革助推餐饮企业健康发展	2023年11月
北京市市场监督管理局发布《北京市直播带货合规指引》	2024年8月

资料来源：课题组收集整理。

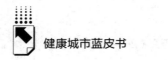

2021年，北京市大数据工作推进小组印发《北京市"十四五"时期智慧城市发展行动纲要》，指出要深入开展信息技术在食品安全智慧监管领域的应用研究。2022年，北京市科学技术委员会面向社会公开征集食品安全领域北京市科技计划课题，其中，研究方向之一便是信息技术在食品安全监管中的应用，强调大数据、人工智能、区块链、物联网等数字化技术在食品安全智慧监管领域的应用，推动首都传统食品和品牌食品安全智慧监测系统建设。

2023年初，中共中央、国务院印发的《质量强国建设纲要》指出，要严格落实食品安全"四个最严"要求，实行全主体、全品种、全链条监管，确保人民群众"舌尖上的安全"。不到半年，北京市出台《实施方案》，提出全面推行智慧监管，探索在食品安全等领域运用现代信息技术实施非现场监管，完善重点产品全链条管理。同年年底，北京市市场监督管理局依托数字化试验区，推行餐饮服务领域的数字化改革，通过"餐饮开店掌中宝"小程序和"云踏勘"模式，提升食品安全监管效能，降低企业成本。2024年8月，北京市发布了《北京市直播带货合规指引》，引导数字经济中的直播带货各方主体合规经营，保障消费者合法权益，为行业有序竞争、创新发展提供有力支撑。

北京市紧紧围绕中共中央、国务院关于食品安全的重点工作部署和安排，确保落实食品安全属地管理责任，探索智慧监管、全链条管理和数字化改革。随着监管政策的不断完善和监管力度的不断加大，首都食品安全水平也将得到进一步提升。

（二）北京市食品安全数字化溯源体系建设案例

食品作为具有特殊属性的"信任"商品，既具有公共安全属性，又要遵循一般市场规律。保障食品安全，要始终从尊重市场规律、发挥市场作用的高度认识把握食品安全工作；要充分发挥市场在资源配置中的决定性作用，更好发挥政府作用，提升生产经营者保障食品安全的内生动力。[1]

---

[1] 王铁汉：《切实做好新征程上的食品安全工作》，《学习时报》2023年2月13日。

国家市场监督管理总局食品安全总监王铁汉指出："做好食品安全工作必须把握好有效市场、有为政府、有序社会的辩证关系，统筹推进产业发展、政府监管、社会共治。"[①] 本节选取北京食品安全数字化改革与管理的两类典型案例，即分别由政府监管部门和企业主导的数字化溯源体系建设。

北京市食品安全溯源体系的建设始于2008年奥运会期间的探索。当时，为了确保奥运期间食品供应的安全，北京市政府引入了先进的食品安全溯源技术，并建立了一套严格的食品安全监管体系。随后，北京市不断创新和完善食品安全监管策略，逐步构建起了食品安全溯源体系。该体系的核心在于利用数字信息化手段对整个食品供应链各环节进行监控，确保每一环节的信息透明化和可追溯性。二维码、RFID（射频识别）等技术的应用，使得消费者能够通过简单的扫描操作获取有关食品生产、加工、运输等的详细信息。这不仅提高了食品安全的全链条追溯能力，同时也提高了消费者对食品安全的信任感。

而在北京市食品安全溯源体系建设的企业案例中，涉及数字化溯源食品供应链技术的企业主要分为两类：一是技术依赖型与技术服务型企业；二是自主技术应用型企业。这两类企业在食品安全追溯体系的构建与应用中展现出不同的特点与策略。

技术依赖型企业通常由于缺乏自主研发能力，更多地依赖外部技术服务公司的解决方案来实现食品安全的监控与追溯。这类企业通过与专业技术公司（技术服务型企业）合作，弥补自身在技术开发方面的不足，从而能够有效地建立和运行食品安全追溯系统。典型的技术服务型企业是视动世纪（北京）科技有限公司，这家公司专注于为其他企业提供定制化的技术解决方案，帮助这些企业实现食品从生产到流通的全程可追溯。

视动世纪（北京）科技有限公司成立于2015年，在随后的几年间迅速成为技术创新的佼佼者，尤其在食品安全溯源领域。该公司拥有超过

---

① 王铁汉：《切实做好新征程上的食品安全工作》，《学习时报》2023年2月13日。

50 名研发工程师，并已获得多项知识产权认证，这些成就彰显了公司在技术研发和创新方面的实力。该公司的主要产品线包括视动云追溯 SaaS 服务平台、智能售货冷柜平台以及公安民警 VR 作训平台。其中，农业追溯 F2C 电商平台尤为引人注目，该平台整合了 DNA 追溯、区块链追溯和直播追溯等先进技术，为消费者提供了一个从农场到餐桌的全链条追溯解决方案。

视动世纪的农业追溯平台通过集成线上电商功能（如小程序、App）和后台追溯系统，以及运营端管理平台（农场小程序、溯源信息采集员小程序、团长小程序等），为用户带来了全面的食品安全追溯体验。此外，智能售货冷柜的引入，实现了线下销售的自动化和智能化，使产品销售更加高效、便捷。这种综合性的技术平台不仅提升了食品追溯的透明度和可靠性，也极大地增强了消费者对食品安全的信心。

另一类企业案例是自主技术应用型企业，它们既是传统的食品龙头企业，又具备较强的自主研发能力，能够独立设计并运用食品安全追溯系统。这些企业通过自主开发的技术，实现了对自身食品供应链的全过程控制，从而确保每一个环节的安全性与可追溯性。首农食品集团则是这一模式的代表企业，其通过自主研发，成功构建了一个覆盖从源头到终端的食品安全追溯体系，确保了整个供应链的透明度和可控性。

首农食品集团是由首农集团、京粮集团和二商集团于 2017 年底联合重组而成的大型食品企业。重组后的集团非常重视企业信息化建设，并将其视为推动企业发展的核心力量。通过自主研发的追溯系统，首农食品集团实现了从原材料采购到生产过程、关键控制点、产品出入库及物流的全链条追溯，确保了食品的质量和安全。

首农食品集团所生产的粮、油、副食品以及休闲食品等生活必需品都配备了二维码溯源、防伪及数据采集分析功能。这些技术的应用不仅使得产品的每一个生产环节都可被追踪和监控，而且还提升了生产管理的规范化、标准化和精细化水平。此外，该集团还通过将传统的"老字号"品牌与现代信息技术相结合，推动了企业的数字化转型，同时也提升了其在国际市场中的竞争力。

通过分析这两种不同类型的企业情况，我们可以更全面地了解食品安全溯源体系在实际应用中的多样性和复杂性。探讨这些模式不仅有助于揭示食品安全技术的多元市场化发展路径，也为理解不同类型企业在食品安全管理体系中的角色和贡献提供了重要的研究框架。

在食品安全溯源体系的构建中，除了科技公司和生产企业的技术应用外，监管部门的角色同样关键。监管部门不仅负责制定政策和标准，还通过实际的监督措施来确保体系的有效性。科技公司（如视动世纪）和生产企业（如首农食品集团）的技术，最终需与监管部门的工作相结合，才能实现全面的食品安全保障。

北京市石景山区市场监督管理局苹果园街道所的智慧监管系统是这种结合的典范。该系统标志着北京市食品安全监管数字化改革取得了重要进展。通过全面整合辖区内 342 家餐饮单位的数据，该系统创建了全生命周期的动态全景画像，并建立了风险预警机制，从食品安全、安全生产等五个维度对企业进行风险评估。该系统还通过弹窗提示和短信告知等方式，显著提高了监管的精准性和及时性。

这一智慧监管系统，通过整合准入登记信息、食品经营单位填报信息、消费者投诉、执法记录及网络检索数据，为风险预警和研判提供了坚实支持。这种数据驱动的监管模式解决了传统监管中存在的数据分散和信息不对称问题，实现了对食品安全的全面掌控。北京市石景山区的智慧监管系统不仅提高了监管效率，还成为北京市食品安全数字化改革的标杆，为数字经济时代在全国范围内的食品安全管理提供了有效的参考。

综合本节所述，北京市食品安全溯源体系的建设依赖于科技公司、生产企业和监管部门的协同努力。视动世纪和首农食品集团通过技术创新，分别提升了食品企业的食品追溯能力，而监管部门则通过智慧监管系统实现了精准监控。这种多方合作模式为食品安全体系的构建提供了全面支持，确保了食品安全的全链条覆盖，有望为其他地区的食品安全管理提供有效借鉴。

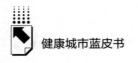

（三）北京市食品安全全链条数字化监管的问题

如前节所述，北京市在 2008 年奥运会期间就开始探索食品安全溯源体系的建设，这早于全国其他地区。一方面，首都凭借强大的行政执行力，在大事件时期的食品安全保护与新技术应用方面表现突出；另一方面，非大事件时期常态化的首都食品安全数字化监管则成为一个难题。可以说，根据前两节的政策梳理和案例展示，除了个别基层政府监管部门率先构建了食品安全全链条数字化监管溯源系统外，绝大部分针对监管的研究是将数字技术应用于食品安全的某些环节（有研究从供应链、安全认证、信息公开、协同监管和区块链溯源技术等方面对"食品安全监管"进行了讨论），还未形成（处于提及和展望阶段）北京市全域层面的食品安全全链条数字化监管的完整框架。

通过前文的政策回顾和案例研究，北京市各相关部门在推进数字化技术与食品监管链条的融合上已付出诸多努力，对进一步完善食品监管机制及构建全链条数字化监管的完整框架起到了积极作用，可以说"实际工作进展"走在了"研究"前面。但是，各方面实施仍存在一些不足之处与亟待改进的地方，如支撑政策的涉及面较广，内容离散，未高度集中；具体实施措施涉及范围较小，完整性有待提高；各部门监管分散，难以实现数据协同与共享，可能导致信息孤岛等现象。

除了北京市相关政府部门作出的努力，全国各省市也都在齐头并进，力争在食品安全数字化监管领域拔得头筹。大部分省市的食品安全数字化监管已初步启动。有些省市在局部领域获得突破，如北京的冷链食品追溯平台，在新冠疫情期间及冬奥会期间均运行良好；如前所述，北京在大事件时期（如奥运会等）靠行政执行力确保了食品安全无虞。而有的省份则开始了食品安全全链条数字化监管，如四川的"川食安"监管平台、浙江的"码上食安"。这些省市的实际工作进展情况，可以为非大事件时期常态化的首都食品安全全链条数字化监管提供参考。

四　北京食品安全全链条数字化监管的政策建议

随着数字经济的迅猛发展，食品供应链的复杂性和延展性不断增强，这为食品安全监管带来了新的挑战。同时，数字技术的进步也为全链条监管提供了前所未有的机遇。北京作为中国的首都，应当在食品安全数字化监管方面走在全国前列，通过全链条监管确保市民"舌尖上的安全"。通过前文的政策、案例、模型、数据分析，并结合北京市的实际情况，我们提出以下政策建议，以进一步完善北京食品安全全链条数字化监管体系的改革思路，提升食品安全全链条的可追溯性和透明度，为政府监管部门提供决策参考。

（一）构建全链条数字化监管体系

（1）建立统一的食品安全数字化监管平台。可在北京市范围内构建统一的食品安全数字化监管平台，将食品供应链各环节——从生产、加工、流通到销售、消费——全部纳入监管范围。该平台整合现有的数据资源，并运用大数据、人工智能和区块链等技术，实现对食品全生命周期的监控和追溯。平台的核心功能包括实时监控、风险预警、数据分析和追溯管理，进而提升监管效率和透明度。

（2）强化关键环节的监控与追溯。在食品供应的全链条中，前文的模型分析显示：一方面，供应链中后端环节（流通、销售、消费）所产生的市场主体失误风险（如在储存、运输和处理食品过程中）不容忽视；另一方面，全链条前端的生产环节产生的风险若出现"检测遗漏"，对总体食品安全事件的影响显著，需重点关注。因此，要通过引入物联网传感器和区块链技术，实现对这些关键节点的实时监控，并建立有效的追溯系统。这样一来，一旦发生食品安全事件，就能够快速定位问题源头，及时采取干预措施，避免风险扩散。

本文实际上解决了一个研究界关于溯源技术应用于食品安全监管时的理

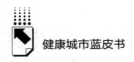

论问题[①]，即在全链条中各环节的等强度监管与特殊环节的重点监管之间的选择，这涉及监管投入的权衡。前文的模型研究给出的答案是，找出对引发食品安全事件存在重大影响的环节和风险类型，进行重点防范和干预阻断，以节约人力物力，最大限度地避免食品安全风险事件的发生，并运用模型预测和观察其动态变化。

（3）做好食品安全数字化监管的数据研究工作。用好现有监管数据及北京市抽检数据；鼓励数字化平台企业（涉及食品生产、供应的）与政府进行数据有效共享；通过科学的数字化设计，激活静态数据，使其基于监管规则自行学习与迭代，从数字化监管向数"智"化监管转变。

（二）推进标准化与法律保障

（1）制定并推行数字化监管标准。为确保数字化监管的实施效果，应制定并推行一套涵盖各个环节的数字化监管标准。这些标准应包含数据采集、传输、存储和共享的技术要求，以及监管流程和操作规范。特别是在小微企业中，应提供技术支持，以确保全链条的监管标准得到统一执行。

（2）完善法律法规体系。数字化监管的推进离不开法律法规的有力支撑。应及时修订和完善相关法律法规，明确食品供应链各环节的数字化监管责任，尤其是在涉及食品安全事件的追责和处罚方面，需有明确的法律依据。同时，应出台强制性标准，特别是在以往可能忽视的风险环节，确保食品安全监管不留死角。

（三）加强政府部门协同与社会共治

（1）强化多部门协同监管机制。数字化监管的有效实施离不开政府各部门的协同合作。应建立跨部门的协同监管机制，整合市场监管、卫生、农

---

① 龚强、陈丰：《供应链可追溯性对食品安全和上下游企业利润的影响》，《南开经济研究》2012年第6期。

业、交通等相关部门的数据资源，实现信息共享和联合监管。同时，通过建立定期的联席会议制度，确保各部门在应对突发食品安全事件时能够快速反应、协同处置。

（2）推动企业履行主体责任与行业自律。企业作为食品供应链中的重要市场主体，需承担起食品安全的主要责任。北京市可通过政策引导和市场激励措施，推动企业主动建立完善的内部食品安全管理体系，并将数字化监管技术融入日常运营中（参考前文案例）。行业协会应发挥自律作用，制定并推广行业内的实践指南，并对违反规定的企业采取适当的惩戒措施。

（四）提升公众参与度与透明度

（1）增强公众参与意识，提升其参与能力。应充分利用数字化手段，提高公众对食品安全监管的参与度。例如，开发面向消费者的手机应用程序，使消费者能够随时查询食品的生产、加工和运输信息，提高食品安全的透明度。公众也可以通过该平台对发现的食品安全问题进行举报，形成社会共治的良好氛围。

（2）加强食品安全信息公开。信息公开是数字化监管的重要组成部分。应建立食品安全信息公开机制，不仅定期发布食品安全抽检结果、监管措施，还公布食品安全事件的处置情况。通过信息的透明化，增强公众对政府监管工作的信任，同时这也能形成对企业的有效监督和有力约束。

（五）构建创新驱动的数字监管生态

（1）推动技术创新与应用。数字化监管需要技术的不断创新与升级。应支持数字技术在食品安全领域的应用与创新，鼓励企业和科研机构研发新的监管技术，如智能传感器、机器学习算法、数据可视化工具等，同时将这些技术应用于实际监管中，以提升监管的智能化水平。

（2）培育数字化监管人才队伍。数字化监管的实现需要一支具备专业知识和技能的人才队伍。应加强数字监管领域的专业人才培养，可定期举办培训和交流活动，以提升监管人员对新技术的理解和应用能力。同时，通过

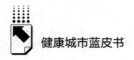

引进高层次技术人才，提升监管部门的技术研发与应用能力。

在数字经济时代，食品安全问题已经不再是单纯的某一环节的问题，而是成为涉及整个食品供应链的系统性问题。北京市作为全国的政治和文化中心，有必要率先在食品安全全链条数字化监管领域探索出一条切实可行的路径。上述政策建议有助于北京市进一步提升食品安全监管的科学性、有效性和透明度，提高北京市食品安全在新时期的整体水平，为首都的可持续发展和社会稳定作出贡献，并为全国其他地区提供有益的借鉴。

罕见病医疗与大兴机场临空区国际
健康医疗中心建设研究

刘沛罡　周 方*

摘　要： 罕见病医疗具有强典型性，有利于解决群众急难愁盼问题；罕见病研究具有高科技性，有利于抢占精准医学技术制高点，支撑国际科创中心建设；罕见病药品具有高货值性，有利于提升药品在航空物流、存储和销售环节的经济效益。大兴机场临空区已建成投运生物医药孵化器、综保区公共库等项目，特别是榆垡片区生命健康社区聚焦世界性疑难病、罕见病的精准医疗，旨在建立医学研究、医疗服务、医药产业"三医融合"机制。大兴机场临空区在北京医疗服务大市场医患资源、疑难重症及罕见病国家重点实验室临床资源等方面具有显著优势。当前，需要重点推动临床急需罕见病药物特许进口、特定医疗机构罕见病用药授权等相关政策取得突破，以罕见病医疗为突破点，近期聚人气、中期构生态、远期树标杆，将大兴机场临空区打造为面向全球的国际健康医疗中心。

关键词： 罕见病医疗　健康产业　健康服务

一　罕见病医疗的特点及作用

罕见病（又称"孤儿病"）是指新生儿发病率小于万分之一、患病率

---

* 刘沛罡，北京市经济社会发展研究院改革开放研究所干部，中央财经大学经济学院博士，主要研究方向为开放经济理论与实践；周方，博士，北京市经济社会发展研究院，副高级研究员，主要研究方向为经济体制改革、绿色发展等。

小于万分之一，或全国范围内患病人数小于 14 万人的疾病。全球已知罕见病 7000 余种，患者数超过 3 亿人。我国人口基数大，因此每种罕见病患者仍数以万计，甚至数以十万计。我国已知罕见病 1400 余种（目前官方仅认定 121 种），患者数超过 2000 万人，每年新增患者超过 20 万人。[①] 罕见病中 80% 为遗传性基因疾病，多具有严重致残致死性，难以通过手术治愈，仅可依靠罕见药（又称"孤儿药"）治疗以维持生命。

一是罕见病医疗具有强典型性，有利于解决群众急难愁盼问题。罕见病患者牵动着千家万户的心，我国有超 2000 万罕见病患者面临着诊断难、用药难、药价高的困境[②]，发展罕见病医疗是典型的解决急难愁盼问题的工程。罕见病因多与基因有关，致病机理复杂，患者人均需花费 5.3 年、误诊 2~3 次才能确诊，且国内患者多需前往医疗资源优越的北京、上海等地才可确诊。[③] 全球仅约 5% 的罕见病有药可医，且由于发达国家罕见药市场较成熟、品类较多，以及我国罕见药进口强管制[④]等，我国长期存在"境外有药，境内无药"的困局。即使有药可医，罕见药也因极高的研发成本而价格高昂，如用于治疗戈谢病的伊米苷酶，用药年费用约 200 万元。

二是罕见病研究具有高科技性，有利于我们占据精准医学技术的制高点，支撑国际科创中心的建设。从研发角度看，国产罕见药品类相对较少，一方面是因为我国罕见药研发技术相对落后，且罕见病研究属于典型的精准医学领域，而全球精准医学主要由美国主导（精准医疗行业占全球份额约 40%）。另一方面是因为国内罕见病研究动力不足，尽管我国在审评审批、

---

① 《让罕见病患者不再"就医难"！南方医科大学南方医院罕见病门诊正式开诊》，金羊网，https：//health. ycwb. com/2024-07/19/content_ 52816586. htm。

② 《诊断难、用药难、药价高⋯⋯95%罕见病缺乏有效治疗方案》，《三湘都市报》2024 年 3 月 3 日。

③ 96.6%的北京患者和 93.8%的上海患者可以实现在本地确诊，而 100%的西藏患者和 83.7%的内蒙古患者则需要去北京、上海等省外医院确诊。

④ 许多进口罕见药面临监管不确定性，如血液制品面临特殊的海关进口管制，也有部分罕见药在我国被视作毒品而难以进口。成功进口的罕见药在我国上市前仍要进行临床试验，提供药品的安全与疗效证据。

技术指导等方面推出了一定支持政策①，但由于罕见病单病种发病率低、靶点研究难、研发成本高且周期长、医保集采等因素，我国政策支持力度仍显不足。② 截至 2023 年 7 月，国内已上市的罕见药仅 68 款③，远不能覆盖国内 1400 余种和全球 7000 余种罕见病。

三是罕见病药品具有高货值性，有利于提升药品在航空物流、存储和销售环节的经济效益。罕见病医疗主要依靠罕见药，特别是进口罕见药，这些药品多具有远高于一般药品的货值，例如，治疗黏多糖贮积症的拉罗尼酶（Ⅰ型）用药年费用超过 500 万元（见表 1），全国黏多糖贮积症患者估算超过 1 万人。

表 1 部分典型罕见病药物市场价格

单位：万元

罕见病名称	主要症状	药物名称	制药企业	成人用药年费用	儿童用药年费用
黏多糖贮积症	面容粗糙、发育迟缓、关节粗大、头大、"鸡胸"、肝脾肿大等	拉罗尼酶（Ⅰ型）	赛诺菲	537	176
		艾度硫酸酯酶 β（Ⅱ型）	北海康成	311	104
		依洛硫酸酯酶 α（ⅣA 型）	百傲万里	229	112

① 从 2018 年起，国家药监局建立了专门通道，在审评审批环节，对包括罕见病用药在内的临床急需境外新药，实行鼓励申报、单独排队、加快审评的措施。2020 年，国家药监局进一步明确了优先审评程序，将具有明显临床价值的罕见病新药纳入其中。此外，药品审评机构对罕见病新药实行早期介入、研审联动、全程服务，组建专门的审评团队跟进罕见病新药的创新研发进程。允许企业滚动递交研究资料，并在沟通交流、核查检验、综合审评等重点环节建立了无缝衔接机制。国家药监局还制定了《罕见疾病药物临床研发技术指导原则》《罕见疾病药物临床研究统计学指导原则（试行）》等技术指导原则，以指导企业推进临床研发工作。

② 美国在 1983 年和 2002 年相继出台了《孤儿药法案》和《罕见病法案》，这些法案涵盖了企业享有的临床研究阶段的税收抵免、免除新药上市 230 万美元的申请费用，以及各种早期的研发资助和与美国食品药品监督管理局的沟通渠道，还包括上市后 7 年享有的市场独占权等，为企业提供了极强的研发动力。2022 年，美国又出台了《处方药申请者付费法案》，规定获得"孤儿药"资格认定的新药，其申请费用 310 万美元可以免除，此外还给予罕见病药物申请人临床试验费用税收减免 25% 的优惠，该税收抵免政策可向前追溯 3 年、往后延伸 15 年，总税收减免最高可达临床研究总费用的 70%。

③ 《2023 国家医保药品目录谈判结束 罕见病药突围几何？》，央广网，https：//www.cnr.cn/news/20231123/t20231123_ 526495682. shtml。

续表

罕见病名称	主要症状	药物名称	制药企业	成人用药年费用	儿童用药年费用
戈谢病（又称葡糖脑苷脂病）	生长发育落后、肝脾肿大、意识改变等	伊米苷酶	赛诺菲	202	101
糖原累积病Ⅱ型（又称庞贝病）	四肢肌无力、肌萎缩、假性肥大等	阿糖苷酶α	赛诺菲	169	74
原发性酪氨酸血症	急性肝功能衰竭、黄疸、皮肤苍白等	尼替西农	广州汉光	164	55
低磷性佝偻病	身材矮小、髋内翻、膝外翻、膝内翻、骨痛等	布罗索尤单抗	协和麒麟	151	99

资料来源：《贵价药无法进医保，国内 7 种罕见病治疗费年均百万，最高 500 多万》，凤凰网，https://health.ifeng.com/c/8KNHePJeVxN。

高货值药品将带动其在航空物流、存储和销售等环节的经济效益的增长。2017~2022 年，全球罕见药市场复合增长率为 11.1%，远高于非罕见药市场的 5.3%；2022 年罕见药销售总额达 2090 亿美元，占全球药物销售额的 21.4%。

二　大兴机场临空区以罕见病医疗为突破点打造国际健康医疗中心的优势

大兴机场临空区依托世界级航空口岸，目前正在积极对接药监、海关、中检院等单位，以搭建临空经济区生命健康口岸平台。大兴机场临空区已建成投运生物医药孵化器、综保区公共库等项目，特别是榆垡片区生命健康社区聚焦世界性疑难病、罕见病的精准医疗，旨在建立医学研究、医疗服务、医药产业"三医融合"机制。以罕见病医疗为突破点，打造国际健康医疗中心，大兴机场临空区展现出五大显著优势。

一是背靠北京医疗服务大市场的医患资源优势。北京是全国乃至亚洲优质医疗服务及研发资源排名靠前的城市，拥有全国最大的医疗服务市场。大兴机场临空区背靠首都腹地，紧邻国际枢纽大兴机场，将有利于吸引全国、亚洲地区（占全球 61% 人口）、"一带一路"共建国家（占全球 63% 人口）乃至全球的罕见病医患赴京，助力人类命运共同体建设。当前，海南博鳌乐城国际医疗旅游先行区是全国唯一的"医疗特区"，因享有"四个特许"的先行先试政策，成为国内最具有罕见病治疗便利条件的地区，实现了特许药械从"患者等药"到"药等患者"的突破。[①] 但因地理位置偏远、专家资源缺乏、学科建制不健全等，实际赴琼开展罕见病治疗的患者数量不多。

二是疑难重症及罕见病国家重点实验室的临床资源优势。该实验室已落地临空区榆垡片区，其依托单位为北京协和医院[②]。此外，协和罕见病诊疗创新发展研究院是集研究、医疗、行业服务于一体并发挥引领作用的新型综合型机构，将与疑难重症及罕见病国家重点实验室协同配合，充分利用协和医院病例资源丰富、高度集中的优势，为罕见病及疑难重症相关前沿科学研究、重大科技创新、重大新药研制以及满足临床诊疗需求等提供平台支撑和孵化服务。

三是具有毗邻中国食品药品检定研究院（中检院）的区位优势。中检院是国家检验药品、生物制品质量的法定机构和最高技术仲裁机构，依法承担实施药品、生物制品（疫苗、血液制品等）、医疗器械、实验动物等多领域产品的审批注册检验、进口检验、监督检验、安全评价及生物制品批签发等工作，负责国家药品、医疗器械标准物质和生产检定用菌毒种的研究、分发和管理。中检院紧邻大兴机场临空区，这一地理位置便于组织罕见病用药的进口检验和研究等相关工作。

---

① 先行区建有博鳌乐城维健罕见病临床医学中心，该中心依托国家赋予医疗特区的"先行先试"政策优势，可全程帮助罕见病患者引入、使用国外已获批但中国尚未获批的创新药械。中心将根据患者具体用药需求，整合全球优势资源，为患者找寻创新药物；同时，还将协助罕见病患者完成特许药品申请，提供入院全流程服务，联动海南岛内和岛外专家，为患者提供高质量且持续性的诊治服务。

② 协和医院是国家疑难重症诊治指导中心，是国家罕见病联盟的牵头单位，引领了我国罕见病领域的临床诊疗、科学研究和诊疗协作，主导了国家罕见病发展的多个里程碑事件，全面提升了我国罕见病领域的诊疗研究与全国协作的综合水平。

四是药物冷链运输和存储的资源优势。专业冷链设施设备是临空区的重要后发优势，临空区在借鉴国内外先进口岸经验的基础上，规划预留了大量医药冷链设施设备，并建立有足够容量的仓库以满足医药冷链温控需求。此外，在海关进口查验环节，临空区还考虑了入关、通关和周转时间，配置了查验冷库，同时兼顾了医药冷链操作能力、被动式冷藏箱的周转、主动式冷藏箱的配套接口等因素，目前正在申请 GSP① 认证。

五是顺应北京市医疗资源优化布局的战略要求。落实非首都功能疏解这一重大政治任务，促进城市南北均衡发展，推动北京市医疗卫生事业和相关产业进一步高质量发展，加快北京市医疗资源优化布局、实现中心城区医疗资源向周边地区疏解转移，具有现实的迫切性。大兴机场临空区承接北京市核心区优质医疗资源转移，具备良好的土地资源承载条件、创新要素集聚优势、产业发展基础和交通区位优势等。

三 以罕见病医疗为突破点推动大兴机场临空区打造国际健康医疗中心的对策建议

临空区具有显著的医疗资源、检验资源、运输仓储资源和患者资源等，当前需要重点推动临床急需罕见病药物特许进口、特定医疗机构罕见病用药授权等相关政策突破，以罕见病医疗为突破点，近期聚人气、中期构生态、远期树标杆，将大兴机场临空区打造为面向全球的国际健康医疗中心。

（一）近期（1~2年）聚人气：以罕见病医疗相关政策突破为抓手，吸引人流物流集聚

一是要用好"两区"制度型开放的新契机，积极申请罕见病用药相关的先行先试政策。罕见病药品需要更有突破性的准入政策，为此应设立罕见

---

① GSP 是《药品经营质量管理规范》的英文缩写，是药品经营企业需遵循的统一质量管理准则。药品经营企业应在药品监督管理部门规定的时间内达到 GSP 要求，这包括仓储设备及环境、营业场所、药品实验室等多个方面。

药进口审批的绿色通道等。具体建议如下：参照海南博鳌乐城国际医疗旅游先行区特许政策，探索利用自贸试验区制度型开放的新契机，指定协和医院大兴院区等机构为先行先试的医疗机构，并向国家药监局申请在大兴机场口岸对罕见病药品进行优先审批，以及在大兴机场临空区的指定医疗机构先行先试用药等突破性政策。建议以患者数相对较多、药品货值相对较高的黏多糖贮积症、戈谢病、糖原累积病、低磷性佝偻病等作为先期突破的病种。

拟申请的罕见病用药相关先行先试政策概述

1. 政策实施范围为大兴机场临空区北京片区，指定医疗机构为协和医院大兴院区及其他可能迁入临空区的罕见病治疗机构，如北大人民医院罕见病诊治中心、北京清华长庚医院罕见病中心等；

2. 对国外依法批准上市、未获得我国注册批准的罕见病药品的进口注册申请，可按照新药注册特殊审批管理规定的要求，申请实行特殊审批；

3. 对于医疗机构因临床急需进口少量罕见病药品的情况，可按相关法律要求，授权北京市政府药品监督管理部门受理，经批准后进口，进口罕见病药品应当在指定的医疗机构内用于特定医疗目的；

4. 特许进口罕见病药品所产生的临床数据，可以成为该进口药品在中国全国注册上市的重要依据；

5. 鼓励开展罕见病临床前沿医疗技术研究项目和成果转化，可根据自身技术能力，申报开展罕见病前沿医疗技术研究项目，例如细胞治疗技术、人工智能辅助治疗技术等。

二是探索利用"白名单"制度①提升罕见病药品通关便利性。"白名

---

① "白名单"制度是《北京市生物医药研发用物品进口试点方案》中的一项重要制度。该试点方案由市药监局牵头，会同市科委中关村管委会、市经济和信息化局、市商务局、北京海关共同研究制定，并于2022年6月20日联合发布。该试点方案旨在通过建立"白名单"制度解决生物医药研发用物品进口通关便利化问题。对纳入"白名单"的物品，企业在北京海关办理通关手续时，不需提交《进口药品通关单》。此外，每家试点企业与试点物品需要——对应。

单"制度有效助力企业国际研发项目,为企业在项目设计、研发方向、材料选择等方面提供便利。建议:探索将"白名单"制度的受惠面扩大至入驻大兴机场临空区开展罕见病药品研发和医疗服务的机构与企业,将相关罕见病药品研发活动所需进口的物品纳入"白名单",以支持临空区开展罕见病药品研发及临床用药。

三是探索设立大兴机场综保区罕见病药品通关检验绿色通道,包括在通关口岸设立检验所,为报检药品提供抽样检验服务等措施,这些措施可大幅提升药品进口的便利度。建议:借鉴广东经验,争取中检院支持,在大兴机场综保区设立口岸检验所,对园区进口的罕见病药品开展前置检验,进一步减少进口罕见病药品检验样品数量(罕见病药品进口量小、有效期短,抽检样品率约为50%~60%,影响使用效率),优化罕见病药品进口通关检验管理。同时,加快综保区公共库GSP认证审核,积极对接中国罕见病联盟,吸收罕见病药物厂家资源。

四是支持中心城区具有罕见病治疗优势的公立医院向大兴机场临空区疏解。有序推进市属医疗卫生机构和部分央属医疗机构由中心城区向城市南部等资源薄弱地区转移,促进优质资源均衡合理布局。建议:以协和医院大兴院区落地为牵引,结合北京市中心城区医疗资源向外转移的工作进程,近期支持中心城区具有罕见病诊治能力的医院疏解至大兴机场临空区,或将其具有诊治罕见病能力的科室或分院设立于大兴机场临空区,包括北京儿童医院、北大人民医院、宣武医院等,带动全国乃至全球罕见病医患资源在大兴机场临空区集聚。

(二)中期(3~5年)构生态:扩大病种覆盖面,从临床应用向原始创新延伸,优化激励政策

一是进一步扩大罕见病药品进口准入的病种范围。由市药监局牵头,联合北京医学会罕见病分会、北京药学会罕见病药学专业委员会等,定期制定和更新面向全球的罕见病病种用药进口准入方案,并积极对接国家药监局等部门进行研讨报审,以持续扩大大兴机场临空区罕见病用药的病种覆盖范

围，吸引全球罕见病患者赴京就医。

二是探索构建全球罕见病数据库。美国医学遗传学与基因组学学院的相关学术文章指出，罕见病数据对罕见病医学研究、改善临床护理、为患者开发治疗设备和药物具有至关重要的作用。建议：国内目前使用的数据库多来源于欧美，存在被封锁的风险。同时，国内初步建立的两个国家级数据库——中国罕见病注册系统（协和医院牵头）和国家罕见病直报系统（国家卫生健康委牵头）——样本数据量有限，且主要覆盖国内病例。因此，建议随着大兴机场临空区罕见病特许医疗准入病种范围以及赴京诊疗的患者国际覆盖面的扩大，逐步构建全球罕见病数据库。

三是加快布局罕见病研发集群。科技创新不能单打独斗，需要激发"集群效应"以破解研发难题。建议：以首都医科大学研究型医院南迁落地大兴生物医药基地为牵引，结合北京市研究型病房示范建设工作，在大兴机场临空区建设一批聚焦罕见病的研究型医院、国家医学中心等创新载体，或鼓励中心城区示范建设单位前往大兴机场临空区设立罕见病研究型病房。鼓励协和医院大兴院区牵头，联合多家研究型医院共同建立配备检查、基因治疗、特殊检测等先进设施设备的罕见病特许医疗平台，提升研究型医院集群的引企能力，逐步构建具有国际影响力的罕见病药品创新生态。

四是优化医疗服务机构在人才、资金等方面的政策环境。当前，产业园区越来越趋于"专精特新"发展，政策管理因此显得尤为重要。建议：探索将在园区内工作的医护人员优先纳入全市医疗卫生职称评定、人才选拔等计划；罕见病领域的高层次、急需紧缺人才，可通过举荐制获得高级职称；探索将境外罕见病领域高级医师在临空区内执业的时间有效期延长至 3 年，港澳台高级医师延长至 5 年，并简化办理延期的相关手续；探索对相关研发类企业或研究型医院技术先进、成药性好、能够在京落地的罕见病创新药给予立项支持；为人工智能、AI 辅助、5G 等新技术在罕见病诊疗研究领域以及医工交叉融合发展等方面的探索应用，提供政策及经费支持。

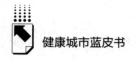
（三）远期（6~10年）树标杆：全面打造具有国际一流水平的国际健康医疗中心

一是拓宽国际医疗服务专业门类。北京市应加强国际医疗服务体系建设，以满足多元化、国际化的医疗服务需求。建议：在临空区罕见病医疗服务集群基本建成并形成一定示范效应的基础上，进一步吸引更多专业门类的医疗服务机构入驻。基于对当前老龄化、城镇化、生活方式及生活环境变化影响下国内各类疾病患病率变化的分析，重点考虑患病率较高的肿瘤、心血管、神经、呼吸、消化及骨科等专科门类，探索引入知名医院品牌专业科室，如协和医院血液科和神经科、安贞医院心内科、积水潭医院骨科等。

二是聚焦高净值人群，吸引国际知名医疗机构。适度放宽外资医疗服务进入门槛，增加涉外医疗服务供给总量，是提升北京国际化水平的重要举措。建议：以吸引国内赴境外医疗的高净值人群回流，以及吸引国际就医人群在大兴集聚为目标，综合考虑赴海外医疗需求（主要为重症医疗、海外体检、生育辅助和医疗美容等）和医疗技术先进国家的资源禀赋（如美国擅长肿瘤和心血管、韩国擅长体检和医美、新加坡擅长高端体检等），探索引入 MD 安德森癌症中心（美国）、HQA 生殖医学中心（美国）、JK 整形外科医院（韩国）等国际知名医疗机构。

三是持续探索国际医疗服务开放政策。北京市要持续深化国际卫生健康交流合作，推动医疗领域更高水平的对外开放。建议：鼓励临空区医疗机构建立国际远程会诊平台，与国际先进医疗机构就罕见病等疑难病症进行全球会诊。进一步申请取消合资或合作医疗机构中境外资本的股权比例限制，逐步放开境外资本在先行区设立独资医疗机构的政策。

健康服务篇

B.9

北京医疗健康服务体系整合
协同机制研究

代 涛　郑 英　朱晓丽　胡 佳　李 力*

摘　要：　建立健全医疗健康服务体系整合协同机制，是构建北京优质高效的医疗健康服务体系、应对人口老龄化和疾病谱转变等健康需求变化的必然要求。本文通过文献研究、现场调研、专家咨询等方法，结合相关理论分析、政策要求和国内外经验，构建医疗健康服务体系整合协同机制的分析框架，系统梳理北京医疗健康服务体系整合协同机制的政策现状与部分实践，深入剖析制约服务体系整合协同发展的主要问题，并提出相应的政策建议。研究发现，北京高度重视医疗健康服务体系整合协同机制的建设，并已取得

* 代涛，博士，国家卫生健康委统计信息中心党委副书记、研究员，主要研究方向为卫生政策、医学信息学；郑英，中国医学科学院医学信息研究所/卫生政策与管理研究中心研究室主任、研究员，主要研究方向为卫生体系与政策；朱晓丽，博士，中国医学科学院医学信息研究所/卫生政策与管理研究中心副研究员，主要研究方向为卫生政策、医疗保险；胡佳，中国医学科学院医学信息研究所/卫生政策与管理研究中心助理研究员，主要研究方向为卫生体系与政策；李力，中国医学科学院医学信息研究所/卫生政策与管理研究中心助理研究员，主要研究方向为卫生体系与政策。

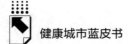

积极成效，但在落实功能定位、建立健全整合协同机制等方面仍存在薄弱环节，需进一步加强。着眼未来，要积极建设分工明确、功能互补、连续协同的多种形式的医疗健康服务整合体系，建立健全以促进整合协同为导向的筹资机制、以健康结果和价值医疗为导向的医保支付制度、促进专业协作及服务协同的人事与薪酬分配制度、多元主体参与的协同监管体系和考核评价机制、协调统一高效的运营管理机制等，同时加强人才、信息、药械等重点方面的支撑保障建设。

关键词： 北京　健康服务　医疗体系

　　党的二十大报告在"推进健康中国建设"部分提出，要促进优质医疗资源扩容和区域均衡布局，坚持预防为主，加强重大慢性病健康管理，提高基层防病治病和健康管理能力；创新医防协同、医防融合机制。[①]《基本医疗卫生与健康促进法》要求整合区域内政府举办的医疗卫生资源，因地制宜建立医疗联合体等协同联动的医疗服务合作机制。[②] 北京始终把保障人民生命健康放在优先发展的战略地位，以供给侧和体制机制改革为重点，基本形成了体系比较健全、功能比较完备、层次较为清晰、可及性良好、水平国内领先的服务体系。但医疗健康服务体系的系统性、整体性和协同性仍需加强，主要表现在各级各类医疗卫生机构分工协作机制仍需健全、医疗与公共卫生服务体系协同机制以及整合型医疗健康服务体系激励约束机制等仍需完善。

　　为落实高质量发展要求，应对人口老龄化和疾病谱转变等健康需求变化，要进一步完善医疗健康服务体系整合协同机制，促进北京建设优质高效

①　习近平：《高举中国特色社会主义伟大旗帜　为全面建设社会主义现代化国家而团结奋斗——在中国共产党第二十次全国代表大会上的报告》，人民出版社，2022，第48~49页。
②　《中华人民共和国基本医疗卫生与健康促进法》，中国政府网，https：//www.gov.cn/xinwen/2019-12/29/content_ 5464861. htm。

的整合型医疗健康服务体系，以更好地为人民群众提供覆盖全生命周期、综合、协调、连续的医疗健康服务，为北京率先基本实现现代化提供强有力的健康保障。本文通过文献研究、现场调研、专家咨询等方法，结合相关理论、政策要求和国内外实践，构建了医疗健康服务体系整合协同机制的分析框架，系统梳理了北京医疗健康服务体系整合协同的政策现状与部分实践，深入剖析了制约体系整合协同发展的问题和挑战，并提出了针对性强的政策建议。

一 医疗健康服务体系整合协同机制分析框架

根据国家和北京市关于推动医疗健康服务体系高质量发展的相关政策要求，以整合型医疗卫生服务体系构成的关键要素为重点进行理论分析，并结合北京实际，构建了医疗健康服务体系整合协同机制的分析框架（见图1）。在明确组织结构与功能定位的基础上，围绕一系列整合协同机制，通过多种形式实践作用于不同层级和类型的医疗卫生机构，改变服务主体行为，探索构建分工明确、功能互补、连续协同的多种形式的整合协同体系，以实现体系整体绩效和组织机构运行绩效的提升，改善居民健康状况，并提升人民群众的获得感、幸福感、安全感。

一是组织结构与功能定位。组织结构是指构成医疗健康服务体系的不同层级和类型的医疗卫生机构，在协同提供医疗健康服务的过程中所形成的动态结构体系。功能定位则是指医疗卫生机构在服务体系中所应承担的职责或所发挥的作用，通常包括机构的服务内容、协作责任及其他任务。

二是核心机制。政府投入机制是指政府为实现预期目标，通过设立财政预算等方式，向医疗卫生机构投入资金的行为和制度，包括投入方式、范围、内容、依据和标准等。医保支付机制是指医保部门向医疗卫生机构支付费用的形式和价格标准，它反映了医保部门对医疗服务提供行为的经济激励方式。在国际上，医保支付机制的改革趋势逐渐由以控费为基础转变为关注价值，包括效率、质量、健康结果、患者体验等。薪酬分配机制是指通过完善医务人员的薪酬确定方法与要素、薪酬水平、薪酬结构以及

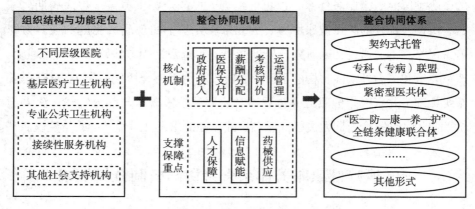

图1　医疗健康服务体系整合协同机制分析框架

资料来源：分析框架主要参考了结构功能主义、结构与行动者理论及其范式，以及课题组前期基于"彩虹模型"构建的适宜中国本土的"整合型医疗卫生服务体系评价框架"、WHO卫生体系六模块等理论模型，并结合了专家咨询意见。

绩效考核等，将医疗卫生机构整合协同的目标内化为医务人员行为的过程，以实现激励相容的目标。考核评价机制是指政府通过与医疗卫生机构管理者明确预期绩效目标，对医疗卫生机构进行有效管理和问责的机制，其要素包括考核主体、考核内容和考核工具等。运营管理包括两个层面：一是举办者对医疗健康服务体系及内部各组织的管理和规制，包括具体的权责安排及互动关系；二是以全面预算管理和业务流程管理为核心，对医疗健康服务体系内部运营各环节进行设计、计划、组织、实施、控制与评价等的管理活动。

三是支撑保障重点。在人才保障方面，包括建立健全各类卫生健康人才的培养机制，体系内部人才的统筹调配、使用机制，以及完善职称晋升、评优评先等评价机制。在信息赋能方面，包括加强卫生健康信息化基础设施建设与升级改造，推动信息在不同机构之间的互联互通与开放共享，以及促进信息技术在卫生健康领域的应用等。在药械供应方面，要确保药品、耗材、医疗器械等在体系内部各级各类医疗卫生机构之间实现连续、及时、充足的供应，并做到合理、安全使用。

二　北京医疗健康服务体系整合协同机制的政策与实践

（一）政策现状

完善组织结构与落实功能定位。明确医联体建设的主要内容和形式，并逐步向健联体转型；科学界定医联体内不同层级和类型医疗卫生机构的功能定位，强化其公共卫生职能；建立健全双向转诊流程及相应的协调机制，不断完善具体的转诊标准和激励机制；明确家庭医生签约服务团队的构成、职责分工、服务形式和内容。

建立健全整合协同机制。一是要求落实政府投入责任，加大对医联体建设的支持力度；市、区两级政府需按照公立医疗机构隶属关系落实财政投入政策，并向基层和公共卫生领域倾斜。二是完善医保支付相关政策，明确提高基层医事服务费报销比例、降低转诊起付线、住院患者医疗费用连续计算等政策措施，并制定医疗服务价格与收费政策。三是完善薪酬分配相关政策，薪酬分配政策需向基层倾斜，在全市实行"增、奖、补"政策，合理核定基层绩效工资总量并建立动态增长机制；同时，探索建立促进优质资源下沉的薪酬激励机制。四是完善考核评价相关政策，以政策目标为依据确定考核评价内容和指标体系，加强对公立医院功能定位落实情况的评估监管；探索创新考核评价方式，注重发挥行业协会学会的作用，建立健全社会专业机构参与考核评价等机制。五是优化运营管理相关政策。包括明确政府相关部门、医联体成员单位间的权责利关系，推动医联体实行统一管理；制定医联体内统一的诊疗标准、临床路径、转诊标准和程序、服务流程等，加强医疗质量同质化管理。六是完善人才保障相关政策。注重对全科医生、医防融合综合人才以及儿科、老年医学、康复、护理等急需紧缺专业人才的培养和引进；加大对优质医疗资源下沉的支持力度，鼓励医联体建立畅通的人才统筹调配和流动机制。七是完善信息赋能相关政策。将信息互联互通作为医联

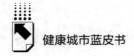

体、家庭医生签约服务等体系整合协同模式的重要机制，注重平台建设，促进信息互联互通；加强互联网、大数据、人工智能等新一代信息技术的应用，推动医联体的智慧化建设。八是完善药械供应相关政策。以慢性病管理、医联体建设为突破口，推动不同级别医疗卫生机构药品的连续供应，实施慢性病长处方制度。

（二）实践探索

北京市结合自身实际，以医联体建设为重点、家庭医生签约为抓手，推进医疗健康服务体系的整合协同。开展包括探索建设健康联合体、区域纵向综合医联体、紧密型区域（县域）医共体、整合型中医服务体系、专科医联体以及智慧家庭医生签约服务等多种形式的整合协同实践，并取得积极进展。

一是探索建设健康联合体。以西城区月坛健联体为例，西城区以"复兴医院—月坛社区卫生服务中心—西城银龄老年公寓"紧密型医联体为基础，以家庭医生签约、社区首诊为抓手，以全生命周期健康管理为重点，建立涵盖区属医院、社区卫生服务中心、公共卫生机构、二级医院、学校、街道办事处、体育馆、社区体育俱乐部、养老机构等多元主体参与的健联体。在运营管理上，成立区级健联体工作领导小组，明确政府与健联体的权责清单；复兴医院与月坛社区卫生服务中心实行一体化管理，建立优先转诊机制，制定慢性病患者统一的诊疗规范和用药目录等；通过签订服务协议等方式，创新一体化的机构医养融合管理模式。复兴医院定期派出专家下沉到成员单位出诊，开展业务指导，建立人才上下流动机制。注重信息赋能，建立统一的诊疗数据共享平台、会诊转诊平台，完善技术规范体系，并依托基于HIS的双向转诊系统，通过远程医疗促进资源纵向流动，推进检查检验结果互认；开展互联网、可穿戴设备、人工智能等信息技术的融合应用。通过改革，初步构建了分级诊疗就医格局，课题组调研发现，月坛社区内居民基层首诊率达70%。

二是建设区域纵向综合医联体。海淀区实施网格化布局，形成了东南、西南、中东、中西、东北、西北 6 个综合医联体，以及口腔、肿瘤、中医、老年康复、精神、中西医结合 6 个专科医联体，并明确了成员单位承担分级诊疗的相应职能。在运营管理上，海淀区强化医联体内号源统筹使用，分类细化医院号源下沉制度，优先保障成员单位转诊号源供应，建立以双向转诊为核心的医联体协作机制；由北医三院对区域内医联体的 13 家核心医院进行质控工作督导考核，并在 2 家成员单位探索实行统一的质量标准与规范。核心医院为成员单位提供长效且系统的培训带教和技术帮扶，如北医三院探索基层专科业务骨干与临床科室固定专家之间的"一对一导师制"带教模式，并创新了基层慢性病多科室专家联合组团式下基层出诊的模式。依托智慧卫生建设平台，构建以区域医学诊疗中心为核心，融合医学大数据、人工智能辅助诊疗、家庭医生服务、教学科研培训、互联网诊疗等于一体的卫生健康信息系统框架。全部区属医院均已接入海淀区卫生专网，海淀医院、中关村医院与全部区属社区卫生服务中心实现了电子病历、放射、超声、检验等诊疗信息的互通共享，部分医联体还建设了影像、心电等远程诊疗平台。全面推进慢性病长处方药品与医院药品目录的对接工作，逐步实现成员单位多发病、常见病基本药品与医院药品的一致化。

三是建设紧密型区域（县域）医共体。密云区积极建设以北京大学第一医院为指导医院，区医院为核心，区中医医院、妇幼保健院、精神卫生防治院、疾控中心为技术指导机构，各社区卫生服务中心和部分民营医院为合作医院，村卫生室和社区卫生服务站为网底的四级整合型医疗服务体系；重点打造以区医院对太师屯镇社区卫生服务中心实行人财物共管，对鼓楼街道、密云镇、高岭镇社区卫生服务中心进行重点技术扶持，带动其他 15 家社区卫生服务中心和民营医院共同发展，推进 N 家村卫生室全面实行一体化管理的"1+4+15+N"紧密型医共体模式。密云区紧密型医共体与北京大学第一医院实行"区办市管、两院一科"的管理模式，在医共体内建立以帮扶协议为核心的双向转诊制度。完善基层奖励性绩效制度，扩大收支结余用于绩效分配的比例；落实农村地区补助政策，吸引优秀人才到农村基

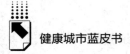

层服务。建立医共体内人才双向流动机制，在区卫生健康委实施"编制周转池"制度的基础上，探索以员额制方式补充基层人才队伍；通过基层出诊、教学查房、病例讨论、带教指导等方式，实现技术和管理专家资源下沉；以需求为导向，完善基层人才培养培训制度，创新基层全科医师培训模式。逐步推进成员单位与密云区医院在预约挂号、转诊、会诊信息统计、检验检查结果、影像中心实时诊断、远程会诊等方面的信息互联互通，并建立医共体内远程影像和心电诊断的利益共享机制。通过改革，服务能力有所提升，2021 年，密云区医院晋升为三级医院，太师屯镇社区卫生服务中心具备了二级综合医院诊疗功能。

四是建设整合型中医服务体系。课题组调研发现，顺义区以北京中医医院为龙头，区中医医院为核心，11 家社区卫生服务中心和 1 家民营医院为枢纽，所属 56 家社区卫生服务站和村卫生室为网底，组建了四级中医服务网络。其中，区中医医院与牛栏山社区卫生服务中心及其下设的 6 个村级卫生服务站组建了紧密型中医医联体，开展一体化合作。该区实行"区办市管"下的"市—区—镇—村"四级一体化管理，市、区两级医院统一法人，实行理事会领导下的执行院长负责制。紧密型中医医联体内实行区、镇、村一体化管理，并执行统一的诊疗标准与规范。协商确定轮转人员绩效工资发放标准与形式，建立托管模式下的激励机制；紧密型中医医联体内执行统一的绩效工资制度。通过竞聘、大科联合建设、设立合作专项基金等形式，探索建立市区、区镇两级医院之间人才的统一使用与培养机制。加强信息化建设与互联共享，统筹建设区域卫生健康信息平台，分期分批实现了病历信息、检查检验结果的共享。探索紧密型中医医联体内药品连续性供应保障机制。通过改革，服务能力大幅提升，顺义区中医医院顺利晋升为三级甲等中医医院，成员单位门急诊服务人次平均同比增长 28.49%。

五是建设专科医联体。首都医科大学附属北京儿童医院通过探索托管、学科协同发展、组建紧密型医联体及专科医联体等形式，开展儿科服务体系的整合协同。医院实质性托管顺义区妇幼保健院，并将其作为儿童血液肿瘤治疗院区，统一法人代表和行政班子，实行人财物统一管理，共用北京儿童医院的院内制剂；以托管费形式支付派驻人员的绩效工资，并建立利益共享机制。此外，医院联合 8 个社区卫生服务中心，打造顺义区妇幼医联体。作为牵头单位，北京儿童医院与首都儿研所联合 18 家拥有儿科的市属医院组建儿科学科协同发展中心，通过联合开展科研攻关、共享科技资源与平台、推行人才跨院联合培养等机制，以学术共同体促进利益和责任共同体的形成。医院还牵头组建紧密型儿科医联体，在 8 家成员医院建立儿科诊疗中心，建立双向转诊机制，并搭建分级诊疗号源预约平台；设置专项奖励经费，将紧密型儿科医联体建设纳入市属医院绩效考核体系；以"科包院"形式实行统一管理，推进成员医院儿科科室所有权与管理运营权的分离，并加强对核心医院派驻成员医院人员的薪酬激励；统一儿科用药目录，共用北京儿童医院的院内制剂，并共享医学检验、影像设备等资源。此外，医院还牵头组建以技术协作为主的儿科专科医联体，现已覆盖 8 家机构。

六是开展智慧家庭医生签约服务。丰台区组建以社区全科医生和护士为主体、二三级医院医生共同参与的家庭医生服务团队，形成固定医患关系；建立正式与非正式并存的转诊机制，构建协作网络；加强医社协同、医养结合，拓展服务内涵与外延。加大财政补助力度，对家庭医生上门服务给予100 元/次的补贴；建立向基层倾斜的科技项目评审机制。拓展签约服务费筹资来源，设定居民个性化签约服务包；逐步建立体现技术劳务价值的服务收费价格体系，规范调整上门服务费价格；加大医保报销政策对签约居民的倾斜力度。落实并不断完善社区卫生服务机构绩效工资制度，将绩效工资总额上浮 20%；明确家庭医生签约经费奖励机制。建立家庭医生签约服务两级考核评价体系，将其作为签约服务费分配的依据；探索建立考核结果的反馈与改进机制。重构预约就诊、定向分诊、诊前服务、诊疗服务、诊后随访的服务流程；注重服务标准规范的制定与应用，以标准化促进服务规范化。加强医教研协同发展，依托上级医院和高等医学院校开展全科人才培养；依托专病特色科室建设，强化全科医生的专科或专病诊疗能力。统筹建立丰台区人口健康信息平台和双向转诊信息平台，全面推行电子健康档案的

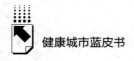

普及应用；探索覆盖全生命周期的全场景智慧服务模式。课题组调研发现，目前丰台区全人群和重点人群的签约服务覆盖率分别为 35.74% 和 97.93%；2022 年，社区卫生服务机构总诊疗人次占比达 42.47%，远高于全市 27.92%①的平均水平。

（三）面临的主要挑战

北京医疗健康服务体系的整合协同仍面临一些挑战，主要有以下方面。

一是部分医疗卫生机构功能定位落实不到位，长效化、制度化的协作机制需进一步健全。这主要表现为部分高水平央属和市属医院仍然承担了大量常见病、多发病、慢性病的诊疗工作，影响了急危重症及疑难病诊疗、新技术研发及临床应用、高层次人才培养等功能定位的落实；相较于综合服务能力更强的高水平医院和可及性更高的社区卫生服务机构，部分优质医疗资源集聚的中心城区区属医院缺乏竞争优势，专科特色不明显，需更紧密结合居民健康需求进行转型发展。双向转诊机制与居民转诊需求之间存在差距，上级医院预约号源向基层倾斜的力度不够，医保等相关支持制度的落实有待加强；专业公共卫生机构在医联体、家庭医生签约服务等体系整合协同实践中的参与度不足，医防融合机制有待建立健全；体系整合仍主要集中在医疗机构之间，全生命周期的健康服务链条亟须建立，标准化、规范化、长效化的协作机制也有待健全。

二是资金投入、医保支付、人事与薪酬分配等体制机制亟须完善，否则难以实现组织机构到个体层面的激励相容。在筹资上，存在制度分割问题。各级各类医疗卫生机构、不同类型健康服务的筹资来源各不相同，资金的统筹使用以及医联体内部财务的统一管理面临制度瓶颈，这影响了整合效应的发挥。财政投入主要以基本建设和设备购置、重点学科及专科发展等供方专项补助为主，而基于需方健康需求的财政补助机制有待强化，例如，缺乏以居民年龄结构、疾病谱等为核心的健康需求的科学测算。在医保政策方面，

---

① 全市数据来源于《2022 年北京卫生健康工作统计资料简编》。

需要加强以健康为导向的支付方式的探索，因为部分医保政策与实际需求之间存在差距，这影响了整合型医疗健康服务的提供。远郊区县紧密型医共体的按人头打包付费改革仍需深化，结余留用、合理超支分担的利益共享与责任共担机制有待健全。此外，现有部分医保政策在引导和鼓励基层医疗卫生机构发展方面的作用发挥不足。同时，以促进医务人员专业协作为导向的薪酬分配制度尚需建立，因为不同区域、层级、专业的医务人员薪酬水平存在较大差距，这影响了服务体系效能的最大化，而以促进协作为导向的绩效考核机制也有待健全。

三是多元治理主体的责权利关系不够明晰，考核评价与运营管理机制有待健全。有助于服务体系整合协同的制度政策、标准规范不健全，不同政策工具的落实、协同和叠加作用发挥不够。多元监管体系有待建立健全，政府部门的行政监管与行业组织、居民等社会主体的监管定位仍需细化、协同，其作用仍需加强；监管客体仍以单个医疗卫生机构为主，尚未形成对区域整合型服务体系的有效监管。绩效评估体系有待完善，对体系的整合协同程度、服务质量和效果、健康结果改善等目标及其变化关注不够，结果应用不够充分。编制使用、人员招聘、绩效分配、职称评聘等运营管理自主权的落实有待加强，不同层级机构和不同类型主体间的协商机制不够健全。

四是人才保障、信息赋能、药械供应等方面对体系整合的支撑保障作用仍需进一步发挥。卫生健康人才队伍建设中存在的结构性、制度性矛盾，制约了体系的整合协同。如人才的分类评价体系不健全、不同层级机构同类医务人员薪酬待遇差别较大、基层引才留才政策力度不够，这些都影响了人才队伍整体效能的发挥。卫生健康信息互联互通程度和医疗健康服务智慧化水平亟须提升，信息系统改造升级和功能拓展优化的资金投入不足，智慧医疗健康服务收付费标准需要完善。不同层级医疗卫生机构间的用药衔接机制亟待完善，用药目录和医保药品目录尚未统一，存在药品配送不及时、供应不足等问题。

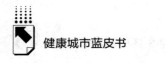
三　建立健全北京医疗健康服务体系整合协同机制的建议

（一）积极构建分工明确、功能互补、连续协同的多种形式的医疗健康服务整合体系

认真落实各级各类医疗卫生机构的功能定位，促进优质医疗资源扩容下沉和区域均衡布局，加快推进紧密型城市医疗集团和县域医共体建设，加快建设分级诊疗体系。持续强化高水平央属和市属医院在急危重症及疑难病诊疗、新技术研发及临床应用、高层次人才培养等方面的功能定位；加快以高水平区属医院为主体的紧密型城市医疗集团建设，大力提升薄弱区属医院的综合能力，加强特色专科建设，发挥好其区域医疗中心的作用，提供承上启下的连续性服务。健全完善双向转诊制度，科学制定转诊病种目录及标准，分类细化大医院预约号源下沉制度，并不断扩大下沉比例；建立健全医防融合发展机制，探索社区慢性病全科联合门诊以及专业公共卫生机构向医联体派驻专业技术人员、与牵头医院联合组建面向基层的公共卫生指导服务团队等多样化的协同服务模式；鼓励有条件的地区建立医疗机构与养老、康复、护理等接续性服务机构的长效协作机制，推动构建"医—防—康—养—护"融合的全链条健康服务体系。因地制宜重点培育适宜北京医疗健康服务体系整合协同的多种形式，包括紧密型医联体、契约式托管、专科（专病）联盟、"医—防—康—养—护"全链条健康联合体、智慧家庭医生签约服务等，加快形成多个成熟模式并在全市推广。

（二）建立以促进整合协同医疗健康服务为导向的稳定筹资机制

进一步落实对医疗卫生机构实现功能定位的资金投入，同时以区域居民人口学特征（如年龄）、疾病谱等为核心测算健康风险，并在此基础上加大对需方的投入力度。创新投入方式，加强政府投入在纵向医疗卫生协作网络中的合理配置，向区属和基层医疗卫生机构倾斜；整合包括医保、财政、社会、个人等多种来源的资金，积极探索跨区域、跨部门、跨机构整合协同服务的科学支付方式，以更好发挥资金的协同效应。强化资金使用绩效考核，建立基于"成本—收益"的预算绩效评估制度。

（三）推动建立以健康结果和价值医疗为导向的医保支付制度，促进医疗医保协同发展和治理

逐步建立以整合居民医疗健康需求和价值医疗为导向的医保支付机制，探索区域紧密型医联体医保按人头总额预付制改革，科学测算、动态调整医保基金支付总额；制定科学合理的结余基金分配与超支分担方案，建立利益共享、风险共担机制，引导紧密型医联体注重疾病预防和健康管理，促进以治病为中心向以健康为中心转变。完善不同级别医疗机构的差异化医保支付政策，阶梯式设置并动态调整不同级别医疗机构起付线与报销比例；对基层首诊的上转患者实行累计起付线政策等，健全双向转诊的制度保障，增强医疗健康服务连续性，提高医保基金使用效率。积极完善医保目录动态调整机制，以适应居民基本医疗、连续性服务以及技术进步等需求。

（四）建立健全促进专业协作及服务协同的人事与薪酬分配制度

完善以专业协作为导向的人才使用政策，探索在紧密型医联体内对人员实施统一招聘、统一考核、统筹使用，充分落实其在内设机构、岗位设置、职称评聘、干部选拔任用、内部绩效分配等方面的自主权。深化以公益性为导向的公立医院改革，完善薪酬制度和内部分配机制，合理核定绩效工资总量和水平，提高固定收入在薪酬中的占比；建立以医疗服务为主导的收费机制，允许将家庭医生签约服务费、医养结合服务收益等用于人员分配，提高基层医务人员薪酬待遇，促进基层医务人员薪酬水平与当地区属综合医院同等条件人员薪酬水平相衔接。建立与服务体系整合协同目标相一致的薪酬分配与绩效考核机制。

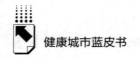

（五）构建多元主体参与的协同监管体系和考核评价机制

推动建立政府监管、机构自治、行业自律、社会监督相结合的多元主体协同监管体系，完善以整合协同为导向的绩效考核评价机制。将体系整合协同的关键指标纳入党委、政府年度全面深化改革和目标管理绩效考核；注重发挥行业在规范制定、标准设立以及社会监督评价等方面的专业职能和外部监督作用；健全组织内部绩效考核办法；等等。在绩效考核评价中，要重点关注体系协作的紧密程度、服务的连续性、居民满意度以及服务质量、健康结果等指标；将考核结果与政府补助、医保基金拨付、医院等级评审、绩效工资总量、院长年薪等挂钩。

（六）建立健全协调统一高效的运营管理机制

加强有利于医疗卫生服务体系整合协同的政策的制定与执行，强化政策的约束力和执行力；加强不同部门政策的协同联动，避免政策冲突，发挥政策合力；注重居民、患者及家属等服务利用者的决策参与。落实医疗卫生机构经营管理自主权，包括编制使用、人员招聘、绩效分配、职称评聘等；针对不同形式整合协同实践的需求，推进人事、财务、业务、药品、信息、后勤等方面的统一管理，设置相应的管理中心，制定并实施统一的管理制度。积极推进"基层检查、上级诊断"模式，优化服务流程，促进管理和服务的标准化与同质化。

（七）加强人才、信息、药械等重要方面的支撑保障建设

全方位加强卫生健康人才队伍建设，夯实体系整合协同的基础。通过提高薪酬待遇、加大政策倾斜力度以及落实规范化培训等相关政策措施，加强以全科医生为核心的基层卫生人才队伍建设；同时，加大儿科、产科、麻醉、急诊、康复、护理、公共卫生、老年健康、精神卫生等急需紧缺人才的培养与引进力度。统筹推进卫生健康信息化建设，加快实现信息的互通共享与智慧化转型。具体而言，要加快推动医疗卫生信息的互联互通与数据资源

的整合共享,制定统一的信息化建设标准,建设统一的紧密型医联体综合信息平台,加快实现与市、区两级全民健康信息平台的联通;积极推进信息技术在医疗健康服务全场景的深度应用,支撑线上线下一体化的医疗服务新模式。此外,要健全基层药品供应保障机制,促进用药衔接。落实慢性病长处方制度并扩大病种和药品范围,实行延伸处方制度,统一用药目录和医保药品目录,统一药品采购、储备与配送流程;推动医联体药学服务下沉,加强基层药师队伍建设。

B.10
北京市突发公共卫生事件下应急
物资配送体系建设研究[*]

赵守婷[**]

摘　要： 当发生重大公共卫生事件时，应急物资在降低次生灾害影响、维护社会安全稳定方面发挥着至关重要的作用。本文首先对北京市历史上三起突发公共卫生事件的流行趋势以及传染病扩散模型进行了总结，结合北京市的物资消耗量，计算了突发公共卫生事件下北京市的应急物资需求，并分析了当前的物资供给情况。其次，从供应体系、中转站建设以及防控保供措施三个维度，分析了北京市在突发公共卫生事件下应急物资配送体系建设的成效。就北京市突发公共卫生事件下应急物资配送体系建设的成效而言，主要体现在建成了"京内—环京—外埠"多层次供应体系，建设了全方位应急物资中转站，多管齐下实现了防控保供。同时，也存在运输方式单一化、中转站规模和数量有待扩大和增加、缺乏明确的应急物资配送机制等问题。最后，建议依托铁路体系构建物资配送中转站，推进"平急两用"应急物资配送体系建设，构建"多元协同"应急物资配送生态，进一步完善突发公共卫生事件的应急物资配送体系。

关键词： 应急物资　配送体系　公共卫生

---

　　* 本文系北京市社会科学基金项目"突发公共卫生事件下北京市应急物资配送体系研究"（23JCC116）的阶段性成果。
　　** 赵守婷，博士，北京物资学院讲师，主要研究方向为运输配送优化、库存管理。

一 北京市突发公共卫生事件下应急物资 配送体系发展现状

（一）北京市突发公共卫生事件

突发公共卫生事件是指突然发生，造成或可能造成社会公众健康严重损害的重大传染病疫情、群体性不明原因疾病、重大食物和职业中毒以及其他严重影响公众健康的事件。[①] 突发公共卫生事件一般包括传染病疫情、食物中毒、职业中毒、其他中毒事件、环境因素事件、意外辐射照射事件、传染病菌毒种丢失事件、预防接种和预防服药群体性不良反应事件、医源性感染事件、群体性不明原因疾病，以及各级人民政府卫生行政部门认定的其他突发公共卫生事件，共 11 类。根据突发公共卫生事件的性质、危害程度及涉及范围，这些事件可分为特别重大、重大、较大和一般四个级别。鉴于传染病疫情的传播速度较快、聚集性强、覆盖面广以及可能引发次生危害，本文将重点关注重大及以上级别的传染病类突发公共卫生事件。

1. 北京市重大突发公共卫生事件概述

自 2000 年以来，北京市共经历了 3 起重大传染病突发公共卫生事件，分别是 SARS（严重急性呼吸综合征）、甲型 H1N1 流感以及新冠疫情。图 1、图 2 和图 3 分别展示了这 3 种疫情的扩散趋势。

从中可以看出，三种疫情的新增确诊人数整体呈现先增加后下降的趋势，但是不同类型传染病的流行特征存在明显差异。SARS 疫情的持续时间接近三个月，其传播模式表现为从第二个月开始指数型增长，到第三个月时，日新增确诊病例基本已降至 20 例以下，疫情逐渐恢复。因此，SARS 疫

[①] 《北京市突发公共卫生事件应急条例》，中国政府网，https://www.gov.cn/xinwen/2020-09/27/content_ 5547685. htm。

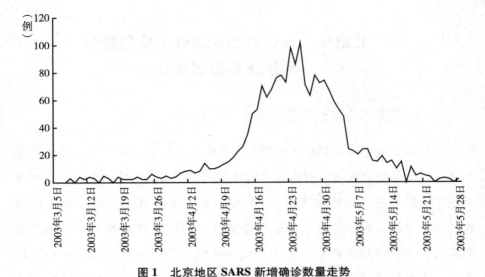

图 1　北京地区 SARS 新增确诊数量走势

资料来源：北京市卫生健康委员会。

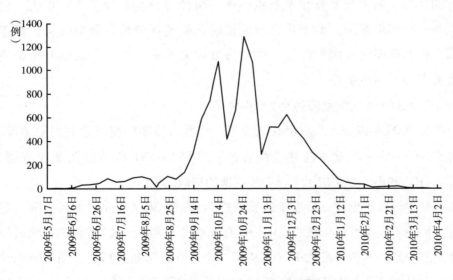

图 2　北京地区甲型 H1N1 新增确诊数量走势

资料来源：北京市卫生健康委员会。

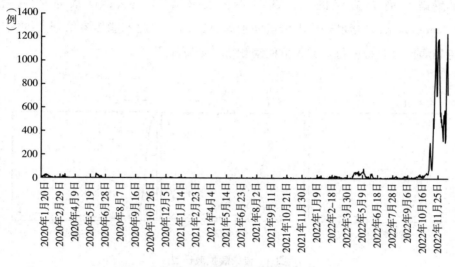

图3 北京地区新冠病毒新增确诊数量走势

资料来源：北京市卫生健康委员会。

情的流行趋势可划分为三个阶段；前三分之一为潜伏期，中间三分之一为爆发期，后三分之一为恢复期。甲型 H1N1 疫情的持续时间接近一年，潜伏期、爆发期及恢复期的时间大约各占三分之一。在爆发期内，该疫情呈现出两个高峰，其中第二个高峰出现在国庆前后，这主要是国庆期间人口流动量增加所致。新冠疫情的持续时间超过三年，因前期实施了严格的防控措施，其潜伏期相对较长，直到两年十个月后才进入爆发期，又经过三个月的高峰后才逐渐恢复。

2. 传染病扩散模型

传染病扩散模型一般包括 SI 模型、SIR 模型、SIRS 模型、SEIR 模型以及 SIQR 模型，目前应用较为广泛的模型是 SIRS 模型、SEIR 模型和 SIQR 模型。其中，S 代表易感者（Susceptible），指未得病但缺乏免疫能力，与感染者接触后容易受到感染的人；I 代表感染者（Infectious），指感染上传染病的人，可以将疾病传播给 S 类人；R 代表康复者（Recovered），指具有免疫力的人，不会被再次传染上同种传染病；E 代表潜伏者（Exposed），指已经

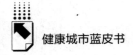

被感染且尚无症状的人，此时不能传染给其他人；Q 表示隔离者
（Quarantined），指已经染上传染病但是被隔离，因此不能传染给别人的人。
传染病扩散模型中每一类人群的演化规律如图 4 所示。

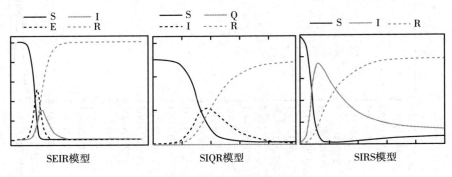

图 4　传染病扩散模型

（1）SEIR 模型。SEIR 模型由易感者、潜伏者、感染者和康复者四个
部分构成。该模型假定每个人出生时都是易感者。此外，该模型还假定疾
病通过水平传播途径进行传染，即易感者与感染者接触时会受到感染。这
种接触可能是直接接触，也可能是间接接触。感染者要么死亡，要么完全
康复，而所有康复者都被视为免疫者。图 5 展示了 SEIR 模型的传染
机制。

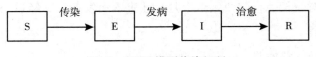

图 5　SEIR 模型传染机制

资料来源：Biswas M. H. A.，Paiva L. T. and De Pinho M. D. R.，"A SEIR Model for
Control of Infectious Diseases with Constraints"，*Mathematical Biosciences & Engineering*，2014，
11（4），pp. 761-784。

（2）SIQR 模型。在实际生活中，当某种传染病暴发时，政府通常会对
感染人群进行隔离，以控制感染人数。因此，SIQR 模型中引入了隔离者
"Q"这一变量。图 6 展示了 SIQR 模型的传染机制。

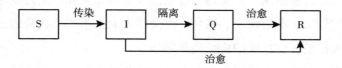

图6 SIQR 模型传染机制

资料来源: Odagaki T. , "Analysis of the Outbreak of COVID - 19 in Japan by SIQR Model" , *Infectious Disease Modelling* , 2020, 5, pp. 691–698。

（3）SIRS 模型。SIRS 模型适用于存在易感者、感染者和康复者三类人群的传染病。在 SIRS 模型中，康复者具有暂时性的免疫力，但一段时间后他们会失去这种免疫力，重新变为易感者，有可能再次被感染。图7 展示了 SIRS 模型的传染机制。

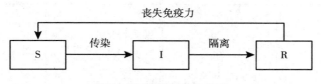

图7 SIRS 模型传染机制

资料来源: Lahrouz A. , Omari L. and Kiouach D. , "Global Analysis of a Deterministic and Stochastic Nonlinear SIRS Epidemic Model" , *Nonlinear Analysis : Modelling and Control* , 2011, 16 (1) , pp. 59–76。

（二）北京市突发公共卫生事件下应急物资需求

应急物资在降低公共卫生事件次生灾害影响、维护社会安全稳定方面发挥着至关重要的作用。为做好突发公共卫生事件下的应急物资保障工作，首先需要明确应急物资的需求。本文重点关注食品类物资的需求。

当发生重大公共卫生事件，受灾区域广泛，影响人数众多时，食品作为保障民众生存的基本生活物资，其重要性不言而喻。本文聚焦于北京市居民家庭的主要食品，分析突发公共卫生事件时期北京市居民家庭的物资需求。重大传染病疫情通常覆盖范围较广，且为了有效防控疫情，政府会采取隔离

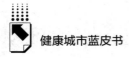

封控措施。在这种情况下，疫情可能会波及全城，例如在新冠疫情期间，北京和武汉均经历了类似情况。因此，本文依据北京市食品物资的最大需求量来评估重大传染病疫情下的应急物资需求。

表1列出了北京市居民家庭主要食品的每日人均消费量，这些食品包括粮食、豆类、蔬菜及菜制品、植物油、猪肉、牛羊肉、禽类、蛋类及其制品、奶及奶制品、水产品以及食糖。通过综合北京市的人口数据与居民家庭主要食品的人均消费量，我们可以得出北京市食品物资总体需求量数据，详见表2。

表1　北京市居民家庭主要食品人均消费量

单位：克

项目	人均日消费量	项目	人均日消费量
粮食	259	禽类	19
豆类	26	蛋类及其制品	45
蔬菜及菜制品	301	奶及奶制品	60
植物油	16	水产品	26
猪肉	48	食糖	2
牛羊肉	18	总计	820

资料来源：北京市统计局：《北京统计年鉴（2023）》，中国统计出版社，2023。

表2　北京市食品物资总体需求量

单位：吨

行政区划	粮食	豆类	蔬菜及菜制品	植物油	猪肉	牛羊肉	禽类	蛋类及其制品	奶及奶制品	水产品	食糖	总计
东城区	182.3	46.9	141.3	23.2	11.1	2.0	0.4	0.2	0.1	0.0	0.0	407.5
西城区	284.8	73.3	220.8	36.3	17.4	3.2	0.6	0.3	0.2	0.0	0.0	636.9
朝阳区	891.1	229.5	691.0	113.6	54.5	10.0	1.9	0.8	0.5	0.1		1993.0
丰台区	520.9	134.2	403.9	66.4	31.8	5.8	1.1	0.5	0.3	0.1	0.0	1165.0
石景山区	145.8	37.5	113.0	18.6	8.9	1.6	0.3	0.1	0.1		0.0	325.9
海淀区	808.8	208.3	627.2	103.1	49.4	9.1	1.7	0.8		0.1	0.0	1809.0

续表

行政区划	粮食	豆类	蔬菜及菜制品	植物油	猪肉	牛羊肉	禽类	蛋类及其制品	奶及奶制品	水产品	食糖	总计
门头沟区	102.5	26.4	79.5	13.1	6.3	1.2	0.2	0.1	0.1	0.0	0.0	229.4
房山区	339.4	87.4	263.2	43.3	20.7	3.8	0.7	0.3	0.2	0.0	0.0	759.0
通州区	477.2	122.9	370.0	60.8	29.2	5.4	1.0	0.5	0.3	0.1	0.0	1067.4
顺义区	343.0	88.3	266.0	43.7	21.0	3.8	0.7	0.4	0.2	0.1	0.0	767.1
昌平区	586.9	151.2	455.1	74.8	35.9	6.6	1.2	0.6	0.3	0.1	0.0	1312.7
大兴区	515.5	132.8	399.7	65.7	31.5	5.8	1.1	0.5	0.3	0.1	0.0	1153.0
怀柔区	113.7	29.3	88.1	14.5	6.9	1.3	0.2	0.1	0.1	0.0	0.0	254.2
平谷区	118.1	30.4	91.5	15.0	7.2	1.3	0.3	0.1	0.1	0.0	0.0	264.0
密云区	136.2	35.1	105.6	17.4	8.3	1.5	0.3	0.1	0.1	0.0	0.0	304.6
延庆区	88.8	22.9	68.9	11.3	5.4	1.0	0.2	0.1	0.1	0.0	0.0	198.7
总计	5655.0	1456.4	4384.8	720.8	345.5	63.4	11.9	5.4	3.5	0.7	0.0	12647.4

资料来源：北京市统计局：《北京统计年鉴（2023）》，中国统计出版社，2023。

在发生重大公共卫生事件时，往往会出现物资"抢购"现象。突发公共卫生事件带来的各种不确定因素可能引发潜在的物资中断风险，因此许多消费者会选择囤积大量物资，以应对未来可能出现的短缺。例如，在SARS疫情防控期间，板蓝根的抢购现象十分明显；在甲型H1N1流感暴发时，金银花等物资也遭到抢购；而在新冠疫情发生后，蔬菜、口罩等物资的抢购更是接连不断。因此，在评估重大公共卫生事件的影响时，有必要考虑公众因恐慌而产生的抢购行为。对于食品类物资，消费者通常会根据半个月的需求进行囤积。在恐慌情绪较强的情况下，约有20%的消费者会表现出这种行为。由此可推测，在考虑到恐慌情绪后，物资需求可能会达到正常需求的3倍。表3展示了经过调整后的食品物资总体需求量数据。

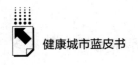

表3　调整后的食品物资总体需求量

单位：吨

行政区划	物资需求	调整物资需求	行政区划	物资需求	调整物资需求
东城区	407.5	1222.5	顺义区	767.1	2301.3
西城区	636.9	1910.7	昌平区	1312.7	3938.1
朝阳区	1993.0	5979.0	大兴区	1153.0	3459.0
丰台区	1165.0	3495.0	怀柔区	254.2	762.6
石景山区	325.9	977.7	平谷区	264.0	792.0
海淀区	1809.0	5427.0	密云区	304.6	913.8
门头沟区	229.4	688.2	延庆区	198.7	596.1
房山区	759.0	2277.0	总　计	12647.4	37942.2
通州区	1067.4	3202.2			

资料来源：根据表2数据计算所得。

（三）北京市突发公共卫生事件下应急物资供应

在粮食总量储备方面，北京市内优化布局，形成了61家粮油承储企业。原粮及食用油的储备规模分别能满足6个月和60天的正常消费量，而成品粮的储备规模则能满足10~15天的正常消费量。在新冠疫情期间，成品粮的储备规模扩大至能满足39天的正常消费量。在粮源基地建设方面，北京市在黑龙江、吉林、辽宁、河南、河北、山东和天津等地建立了19个自有产权的粮源基地以及200个合作基地。2022年，北京市的全年粮食消费总量为206.4万吨，粮食产量为45.4万吨，粮食自给率约为22%。其中，稻谷主要来自黑龙江、辽宁和吉林；小麦主要来自河北和山东；玉米则主要来自河北和黑龙江；食用油的主要来源地为天津、河北和山东。[①]

在其他食品储备方面，活体猪、牛、羊的储备量为31.3万头，冻牛羊肉储备为0.3万吨，冻猪肉储备为4.32万吨，鸡蛋储备为1100吨，婴幼儿奶粉储备为80吨，蔬菜储备为5.1万吨，食盐储备为7700吨，食糖储备为

---

① 李广禄等：《北京市粮食行业发展空间布局专项规划研究》，《中国粮食经济》2020年第4期。

1.65 万吨。北京市的蔬菜基地主要分布在河北、山东、内蒙古、云南、湖北和四川等地。从生猪供应至京的地区来看，主要集中在东三省、内蒙古、河北和山西等地，分别占比 36.4%、22.3%、20.7% 和 20.3%。牛羊肉的主要来源地则为河北和天津。①

二　北京市突发公共卫生事件应急物资配送体系建设成效

总体来说，北京市已经初步形成基地—节点—末端的应急物资配送"大动脉"。

（一）建成"京内—环京—外埠"多层次供应体系

为确保首都粮食应急保障安全，北京市构建了"三道首都粮食安全保障圈"，形成了完善的粮食安全保障体系。第一个圈是沿北京六环形成的"一小时生活保障圈"。在应急状态下，凭借有效的成品粮库存和强大的物流配送体系，能够确保及时加工，实现 1 小时内覆盖 95% 以上的超市和主要农贸市场。第二个圈是沿京津冀地区形成的"三小时应急保障圈"。该圈拥有 150 万吨"一手"粮源的采购基地，依托多条进京高速公路的快速物流通道，能够实现 3 小时内将粮油产品送达北京。第三个圈是沿环渤海地区构建的"六小时应急响应圈"。该圈以东北和华中地区的粮源采购体系为基础，依托盘锦港及多条高速公路，确保成品粮在 6 小时内送达北京，同时确保吉林榆树古船米业的大米及东北、华中原粮在 12 小时内进入北京市场。

在蔬菜供应方面，北京市统筹京内生产与环京周边优势基地的生产供应，构建了"京内保供圈""环京合作圈""外埠联动圈"三大蔬菜生产供应体系。计划到 2025 年，蔬菜播种面积稳定在 90 万亩左右，年产量达到

---

① 《年监测：2023 年北京菜篮子产品市场监测报告》，北京市农业农村局网站，https://nyncj.beijing.gov.cn/nyj/sjfb/clz90/436338104/index.html。

220 万吨，自给率维持在 33% 左右。同时，在环京周边支持建设 210 个 300 亩以上的蔬菜生产基地，这些基地日常供京的新鲜蔬菜总产量将达到 40%，在应急状态下供京量不低于 90%；此外，还将建设 5 万亩的外埠供京蔬菜生产基地，完善供京蔬菜的流通与配送体系。①

（二）建设全方位应急物资中转站

为加强应急物资配送，国务院要求加快设立并启用物资中转调运站、接驳点或分拨场地，保证物资配送顺畅。北京市在国内率先规范建立了中转站工作机制，制定并下发中转站启用和运行管理工作细则及通知，明确中转站设置原则、中转方式、任务分工等内容。在新冠疫情期间，为了确保来自疫情高风险地区的生产和生活物资安全进入北京，北京市设立了三大物资中转站，分别位于延庆下营、平谷马坊和廊坊万庄。这些中转站分别位于北京的西北部、东部和东南部，有效满足了来自各个方向的物资中转需求。平谷马坊中转站位于马坊物流基地，地处京津冀交界处，毗邻京平高速公路，并与京秦高速、京承高速等多条高速公路相连。在疫情防控期间，该站每天中转约 80 吨外埠蔬菜和约 800 吨冷链产品，为河北、天津、山东、河南、辽宁、内蒙古等地的蔬菜水果进京提供了重要的中转服务。延庆下营中转站毗邻京新高速和京藏高速，能够有效满足来自内蒙古、新疆等地的重要物资的进京中转需求。廊坊万庄中转站位于京台高速附近，距离京冀交界约 1.7 公里，能够辐射北京市东南方向的货运，为来自河北、河南、山东等东南方向需要无接触中转的蔬菜运输车辆提供保障。自三大中转站启用以来，共计中转生产生活物资约 5.4 万吨，其中鸡蛋 5270 吨，占批发市场上市量的 23.6%；猪肉 5828 吨，占批发市场上市量的 31.7%。②

---

① 《北京市农业农村局　北京市财政局　北京市商务局关于印发〈共建环京周边蔬菜生产基地实施方案〉和〈环京周边蔬菜生产基地建设管理办法（试行）〉的通知》，北京市人民政府网站，https://www.beijing.gov.cn/zhengce/zhengcefagui/202210/t20221008_2830033.html。
② 曲经纬：《北京基础设施建设晒出年度"成绩单"》，《北京城市副中心报》2023 年 1 月 13 日。

（三）多管齐下实现防控保供

在疫情防控期间，不仅要实现疫情防控，更要保证物资快速送达居民手中。

1. 实现零接触中转

北京市在三大物资中转站实施零接触中转。首先，货物交接实现零接触。进京车辆经过消杀后，进入周转区，进京车辆司乘人员无须下车，站内工作人员负责货物中转装卸，并由京内司乘人员配送到末端，实现"零接触"。其次，中转站实施分区零接触管理。平谷马坊中转站设置了4个"U"型区，实现京内人员和进京车辆司乘人员绝对隔离，杜绝交叉感染。

2. 建立保供人员"白名单"制度

在疫情防控期间，北京市启用了保供人员"白名单"制度。在管控区内，外卖员、快递员、即时配送员、货运司机和重点保供仓的工作人员等，经过健康审查后被纳入"白名单"管理。"白名单"上的保供人员可获得"北京市保供人员通行证"。持此通行证的保供人员，在低风险区和无疫情地区可便利进出，在高风险区则可与社区人员完成接驳配送。

3. 建立蔬菜直通车应急保障机制

为实现疫情防控下的物资快速配送，北京市批准了15家直通车企业，这些企业可以无障碍地为社区提供生活物资直供服务。同时，北京市还配备了邮政车作为后备配送力量，随时准备投入配送。

三 北京市突发公共卫生事件下应急物资配送体系问题

北京市政府已经初步构筑了应对公共卫生事件的应急物资保障体系，并取得了一定成效，但该体系仍有待进一步完善和优化。

（一）运输方式单一化

北京市生活必需品的仓储和配送市场化发展相对成熟。企业在运输过程中考虑灵活性、便捷性和时效性，主要依赖公路进行物资运输。尤其是对于粮食类物资，北京市公路运输的占比超过 95%，而蔬菜、肉类等其他物资的公路运输比例更是居高不下。然而，过度依赖公路运输导致了在"非常态"情况下应急物资配送的韧性不足。在新冠疫情期间，多地对高速公路实施了严格的管控措施，部分高速公路收费站和服务区关闭，且各地疫情防控政策不统一影响了公路运输。北京市人口众多，在公共卫生事件发生时物资需求会激增，加之居民对物资短缺产生的恐慌情绪，会进一步推动需求扩大。在这种情况下，为了确保居民需求得到满足，需要在短时间内调运大量物资，运输压力巨大。一旦公路运输中断，即使有可靠的物资来源，也难以迅速将物资运送至北京。因此，单一的运输方式使得北京市的应急物资配送体系存在一定的隐患，亟须探索多元化的运输解决方案，以提升应急响应能力。

（二）中转站规模和数量有待扩大和增加

北京市率先建立起疫情下的规范化物资中转站，但是中转站的规模和数量还有待扩大和增加。重大公共卫生事件往往发生速度快，影响范围广，甚至能覆盖全市，再加上受居民的恐慌情绪影响，物资需求量巨大。2022 年北京市批发市场蔬菜日均上市量 1.82 万吨，猪肉（白条猪）日均上市量 466 吨，白条鸡日均上市量 42 吨，淡水鱼日均上市量 145 吨，牛肉日均上市量 67 吨，鸡蛋日均上市量 382 吨，总计约 19302 吨。[①] 三大中转站每日中转物资 740 吨，约占批发市场上市量的 4%，只能满足 15% 的居民消费需求，一旦疫情全面暴发，仍然面临供应风险。为了保障疫情下的物资供应，北京市还需要进一步规划重大突发公共卫生事件下的物资中转站布局。

（三）缺乏明确的应急物资配送机制

在应急物资保障方面，北京市在应急物资责任体制、储备以及调运等方

---

① 北京市农业农村局：《年监测：2022 年北京菜篮子产品市场监测报告》，北京市农业农村局网站，https://nyncj.beijing.gov.cn/nyj/sjfb/clz90/326023506/index.html。

面已经形成了较为完善的工作机制。《北京市突发事件总体应急预案（2021年修订）》和《北京市突发公共卫生事件应急预案（2021年修订）》明确了应急物资管理的责任体制。《北京市居民家庭应急物资储备建议清单（2020版）》《北京市市级应急救灾物资储备管理办法》《关于加强首都公共卫生应急管理体系建设的若干意见》《加强首都公共卫生应急管理体系建设三年行动计划（2020—2022年）》《关于进一步加强本市应急物资保障体系建设的若干意见》等文件，明确了北京市应急物资的储备机制。《北京市市级救灾储备物资调拨机制（试行）》《京津冀救灾物资协同保障协议》《加强首都公共卫生应急管理体系建设三年行动计划（2020—2022年）》《北京市突发公共卫生事件应急条例》《关于进一步加强本市应急物资保障体系建设的若干意见》明确了应急物资协同调运机制。《北京市突发公共卫生事件应急条例》《关于加快推进韧性城市建设的指导意见》《北京市统筹疫情防控和稳定经济增长的实施方案》《关于科学精准做好河北、北京等地应急物资运输和交通保障工作的紧急通知》对应急物资的配送提出了相关要求。然而，目前尚未有一项法规政策对应急物资配送的工作机制进行明确。

表4　北京市应急物资相关政策措施

工作内容	支持文件
形成应急物资管理责任体制	《北京市突发事件总体应急预案(2021年修订)》 《北京市突发公共卫生事件应急预案(2021年修订)》
初步建成应急物资储备机制	《北京市居民家庭应急物资储备建议清单(2020版)》 《北京市市级应急救灾物资储备管理办法》 《关于加强首都公共卫生应急管理体系建设的若干意见》 《加强首都公共卫生应急管理体系建设三年行动计划(2020—2022年)》 《关于进一步加强本市应急物资保障体系建设的若干意见》
建立应急物资协同调运机制	《北京市市级救灾储备物资调拨机制(试行)》 《京津冀救灾物资协同保障协议》 《加强首都公共卫生应急管理体系建设三年行动计划(2020—2022年)》 《北京市突发公共卫生事件应急条例》 《关于进一步加强本市应急物资保障体系建设的若干意见》

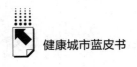
工作内容	支持文件
提出应急物资配送要求	《北京市突发公共卫生事件应急条例》 《关于加快推进韧性城市建设的指导意见》 《北京市统筹疫情防控和稳定经济增长的实施方案》 《关于科学精准做好河北、北京等地应急物资运输和交通保障工作的紧急通知》

四 北京市突发公共卫生事件下应急物资配送体系建设建议

（一）依托铁路体系构建物资配送中转站

北京市丰富的货运铁路资源为建设应急物资中转站提供了思路。北京市拥有 28 个铁路货场，总占地面积 127.55 万平方米，其中五环内货场 4 个，占地面积 35.21 万平方米；五环与六环之间货场 8 个，占地面积 48.79 万平方米；六环外货场 16 个，占地面积 43.55 万平方米。[①] 货场内仓库、设备资源丰富，对外直接连通外围铁路干线，对内对接城内公路配送，具备应急物资中转站建设的基础条件，但是其中不少处于闲置状态。

铁路运输运量大、运距长、管理集中，容易实现封闭式管理，适合疫情防控下的应急物资配送。此外，铁路管理规范、操作专业、安全制度完善，有利于货运站发展为高质量物流基地。可以依托环外铁路货场建设应急物资中转站，将环内铁路货场作为城内周转仓，并形成应急物资铁路运输线网与公路运输线网的有效衔接，这样可以大幅缩短物资末端配送距离，提升北京市应急物资保障能力。

---

① 邓宇君：《面向北京"外集内配"模式的公铁联运枢纽选址布局研究》，北京交通大学硕士学位论文，2020。

（二）推进"平急两用"应急物资配送体系建设

北京市人口众多，物资需求量巨大。加之居民的恐慌情绪以及疫情防控措施的影响，配送效率较低。在重大突发公共卫生事件期间，物资需求量可能是常态下的数倍。为满足公共卫生事件期间急剧增加的物资配送需求，同时避免常态时期设施闲置造成的浪费，北京市亟须进一步推进"平急两用"应急物资配送体系建设。该体系应具备应急响应能力与日常运营功能。

在重大突发公共卫生事件中，"平急两用"应急物资配送体系建设的关键在于实现"急时"与"平时"的无缝转换，以确保在紧急情况下能够保障供应，而在平时则避免资源闲置。在公共卫生事件发生时，疫情防控和稳定供应成为物资配送体系的主要目标；而在平时，高效配送则是其核心追求。因此，"平急两用"应急物资配送体系的建设需在模式、工作程序、管理规范和人员安排等方面实现"平时"与"急时"的有效衔接。

（三）构建"多元协同"应急物资配送生态

在重大突发公共卫生事件下，应急物资配送体系是一个包括供应源、干线运输、中转站、城内配送、批发市场、销售网点、末端配送直至顾客在内的大生态。为了保障这个生态系统顺畅运转，畅通应急物资的"生命线"，需要构建"多元协同"的应急物资配送生态，如图8所示。

在应急物资配送生态中，北京市应急管理局、粮食和物资储备局、商务局、卫生健康委以及财政局是应急物资配送的主要负责部门，北京市发展改革委、药监局、民政局、红十字会、市场监管局、交通委、中国铁路北京局集团公司以及各区政府是应急物资配送的辅助协调部门，应急物资配送生态还需要商超企业、食品企业、电商企业、物流企业、外卖平台、基金会、农产品流通协会、街道办事处、社区党支部和社区居民委员会以及居民等社会力量的支持（见图8）。

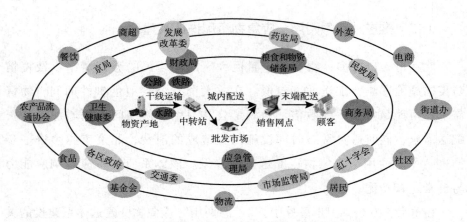

图8 北京市突发公共卫生事件下应急物资配送生态

资料来源：笔者绘制。

B.11
北京市中小微企业职业
健康帮扶模式研究[*]

李　煜　李玉祥　王如刚[**]

摘　要： 北京地区中小微企业职业卫生工作起步较早，相对来说较为规范。然而，由于工作场所存在的职业病危害因素多种多样，且接触职业病危害的劳动者数量不断增加，管理上仍存在一些问题。本文以防治粉尘、化学毒物、噪声为重点，结合北京市行业分布特点，重点选择21家有代表性的用人单位作为帮扶对象。对企业进行职业卫生基本情况调查，使用职业健康管理评估量表进行评估，制定"一企一策"精准帮扶方案，开展针对性的现场帮扶，并进行帮扶效果评估。结果表明，专家和专业技术人员深入中小微企业针对性开展指导帮扶，是提升企业职业卫生管理意识和水平的有效举措。建议采取以下具体措施：在政策法规方面向中小微企业倾斜；建立职业卫生专家库，组建帮扶团队；进行调研摸底，确定帮扶对象；制定"一企一策"精准帮扶方案，开展帮扶工作；进行帮扶效果评估。

关键词： 中小微企业　职业健康　健康评估

在我国经济发展的进程中，中小微企业发挥着不容忽视的作用，它们是

* 本文得到北京市卫生健康委机关课题资助。
** 李煜，北京市疾控中心职业卫生所主任技师，硕士生导师，主要研究方向为职业健康管理与实验室检验；李玉祥，北京市卫生健康委职业健康处处长，主要研究方向为职业健康管理；王如刚，北京市疾控中心职业卫生所主任医师，主要研究方向为职业健康管理。

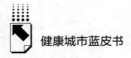

国民经济的重要组成部分，在提供就业岗位、推动城市化进程、促进经济发展和维护社会稳定方面发挥着重要作用。截至 2022 年 6 月底，我国 95%以上的市场主体为小微企业。①

近年来，随着政府对中小微企业的扶持力度加大，北京市中小微企业快速发展，呈现出数量多、分布广、发展快的特点，且大部分为私营企业，如房山区 2018~2020 年中小微企业占比高达 92.59%。② 但北京市中小微企业的职业健康管理仍存在薄弱环节。《国家职业病防治规划（2021—2025年）》明确提出要开展中小微企业职业健康帮扶行动的工作任务，因此，为进一步提升北京市中小微企业职业健康管理水平，更好地保障劳动者职业健康权益，本文将探索中小微企业职业健康帮扶模式，以推进全市中小微企业职业健康管理规范化建设。

一　研究背景

（一）北京市中小微企业职业健康管理现状

北京地区中小微企业的职业卫生工作起步较早，相对来说较为规范。然而，由于工作场所存在的职业病危害因素多种多样，且接触职业病危害的劳动者数量不断增加，管理上仍存在一些问题。

对某区 51 家汽车修理企业的职业卫生管理现状分析显示，小型企业职业病危害申报、职业卫生管理制度及操作规程、职业健康检查、职业病危害告知书以及职业病危害警示标识的符合率均低于大中型企业（$P<0.05$），同时，职业病防护用品的符合率也相对较低。③

---

① 锁箭、杨梅：《小微企业高质量发展：国际经验与中国借鉴》，《齐鲁学刊》2023 年第 2 期。
② 高美丽：《2018~2020 年北京市房山区企业职业病危害项目申报情况分析》，《中国医药科学》2022 年第 16 期。
③ 贾晋阳等：《北京市某区 51 家汽车修理企业职业卫生管理现状分析》，《职业卫生与应急救援》2020 年第 6 期。

对北京市 350 家用人单位重点职业病危害因素监测结果显示，中小微企业职业健康体检异常率分别为 6.20%、4.34%、3.34%，超过大型企业 0.17% 的异常率（P<0.01）。矽尘超标作业点主要分布在制造业中的非金属矿物制品企业，且这些企业均为小型企业。① 对顺义区新发职业性尘肺病流行病学特征的调查发现，高达 82.6% 的新发尘肺病病例主要来自小型企业，其发病率远高于大型企业（6.8%）。②

顺义区 2019 年的重点职业病监测结果显示，小型和微型企业的苯作业人员白细胞异常率分别为 5.4% 和 5.1%，均高于大型企业的 3.1%。③

2021 年，对 234 家存在噪声危害的重点行业企业进行了调查，选取其中两个重点行业——印刷和记录媒介复制业、汽车制造业作为研究对象。与大型企业相比，中型企业（$P = 0.001$，$OR = 6.6$，95%CI：$2.5 \sim 17.7$）、小型企业（$P < 0.001$，$OR = 47.3$，95%CI：$15.2 \sim 147.6$）和微型企业（$P < 0.001$，$OR = 15.0$，95%CI：$4.4 \sim 50.7$）发生噪声超标的风险更高，且这些差异均具有统计学意义。④ 另外，对 194 家小微企业的噪声暴露水平和影响因素进行了分析，结果表明，9.9% 的噪声点超过了我国国家标准 85dB（A），且微型企业的检测噪声显著高于小型企业（$P < 0.001$）。由此可见，北京市小微企业噪声危害防治工作形势严峻。⑤

中小微企业经济实力有限，没有能力雇用专业人才进行职业健康管理，因此需要外部力量的帮助。政府机构的扶持对于改善中小微企业的职业卫生管理条件，促进中小微企业的健康发展具有重要作用。

---

① 刘峻通等：《北京市 350 家用人单位重点职业病危害因素监测结果分析》，《中国工业医学杂志》2023 年第 2 期。

② 胡在方等：《北京市顺义区新发职业性尘肺病流行病学特征》，《职业与健康》2021 年第 18 期。

③ 甄国新等：《2019 年北京市顺义区重点职业病监测结果》，《职业与健康》2021 年第 7 期。

④ 李爱华等：《北京市重点行业噪声危害调查与分析》，《现代预防医学》2022 年第 21 期。

⑤ Li A., Ye Y., Cao Z., et al., "Analysis of Noise Exposure Level and Influencing Factors of Small and Micro-scale Enterprises in Beijing, China", *Inquiry*, 2022, p. 59.

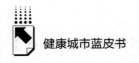

（二）我国的中小微企业职业健康帮扶行动

针对我国中小微企业在发展中面临的职业健康问题，《国家职业病防治规划（2021—2025 年）》（以下简称《规划》），明确提出要开展中小微企业职业健康帮扶行动的工作任务。《规划》分析了"十四五"时期职业病防治工作面临的形势，提出的行动目标是在矿山、建材、冶金、化工、建筑等重点行业领域开展职业健康帮扶行动，以推动中小微企业规范职业健康管理，提升职业健康管理水平。行动内容包括：以防治粉尘、化学毒物、噪声等危害为重点，开展中小微企业职业健康帮扶活动；探索中小微企业帮扶模式，总结帮扶中小微企业的有效做法。

目前，全国多地已经陆续开展中小微企业帮扶行动，北京市也已经选取部分有代表性的中小微企业开展职业健康帮扶行动试点。但对帮扶措施、模式及效果评价等，各省市很少见研究报道。本文探索了中小微企业职业健康帮扶模式，对推进中小微企业职业健康管理规范化建设有重要意义。

二 研究方法

（一）研究对象

本文选择了 21 家有代表性的职业病危害严重的中小微企业进行研究，这些企业所属行业包括制造业、住宿业、干洗服务业、兽医服务业等。

（二）基线调研评估

（1）职业卫生基本情况调查。包括调查单位概况，在生产过程中使用的原料、辅料、生产产品、副产品、中间产品的种类及数量，接触职业病危害因素的种类及其接触人数等。

（2）利用研制的《北京市中小微企业职业健康管理评估量表》（见表 1，

以下简称《量表》）对企业进行现场调查并评估打分。该《量表》共分十二大类 34 小项。《量表》的赋分依据《中华人民共和国职业病防治法》等法律法规中违法行为情节的严重程度，项目分为关键项（★）和评分项。其中，13 个关键项（★）为必须符合的项目，不进行评分；21 个评分项分为三档，分别为 20 分、10 分、5 分。评分项评分标准：检查内容为"符合"得满分，检查内容为"基本符合"得一半分（满分的 50%），检查内容为"不符合"得 0 分，合理缺项不得分。采用百分制对所得分值进行标化，最终得分（标化得分）= 实际得分/满分分值×100，其中实际得分和满分得分均不含合理缺项外的项目分值总和。

按照最终标化所得分值，对中小微企业职业健康帮扶结果进行评估，评分项得分 80 分以上且关键项（★）均符合要求的为通过评估。

表 1　《北京市中小微企业职业健康管理评估量表》简介

单位：个

类别	项目	评分项	评分项总得分	关键项
职业病防治管理措施	5	5	75	0
职业病危害项目申报	2	1	10	1
建设项目职业病防护设施"三同时"	1	1	20	0
工作场所职业卫生条件	3	1	20	2
职业病危害因素检测和评价	3	2	20	1
职业病防护设施和个人防护用品	3	3	50	0
生产技术、工艺、设备和材料	2	0	—	2
职业病危害告知	4	3	25	1
职业卫生宣传教育培训	4	2	20	2
职业健康监护	3	1	20	2
应急救援和职业病危害事故调查处理	2	2	30	0
职业病病人和行政处罚情况	2	0	—	2
合　计	34	21	290	13

资料来源：参考《关于开展职业卫生分类监督执法试点工作的通知》［国疾控综监督二函〔2022〕50 号〕制定。

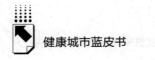

（三）制定"一企一策"精准帮扶方案，开展帮扶工作

根据职业卫生基本情况调查以及量表评分的结果，开展以下帮扶工作：

（1）针对职业健康管理中出现的问题，开展针对性的现场帮扶；

（2）同步进行职业健康素养调查，根据发现的问题，针对企业主要负责人、职业健康管理人员及劳动者，开展职业健康管理能力及职业健康素养提升的培训，并提供一对一咨询。

（四）帮扶效果评估

（1）总结企业管理中存在的问题并反馈给企业。

（2）回访企业，再次开展《量表》的调查，以进行干预后的效果评估。

（五）数据统计分析

采用 SPSS 25.0 软件进行统计分析。对于帮扶企业初次评估和帮扶后评估的统计结果，进行卡方检验或 Wilcoxon 秩和检验，以 $P<0.05$ 作为具有统计学意义的判断标准。

三 研究结果

（一）21家中小微企业基本情况

企业分布见表 2。本次帮扶工作纳入中型企业 4 家、小型企业 14 家、微型企业 3 家。

（二）帮扶前后职业健康管理各项目合格率

在职业健康管理类别中，第一类职业病防治管理措施、第十类职业健康监护、第十一类应急救援和职业病危害事故调查处理的合格率较低，分别为52.4%、71.4%和71.4%；而第三类建设项目职业病防护设施"三同时"，

表2　21家中小微企业分布

单位：家

地区			行业		
地区	经开	6	行业	仪器仪表制造业	2
	密云	1		专用设备制造业	2
	顺义	3		通用设备制造业	3
	通州	6		金属制品业	1
	大兴	2		废弃资源综合利用业	1
	东城	2		医药制造业	4
	西城	1		农副食品加工业	1
经济类型	国有企业	1		橡胶和塑料制品业	2
	私营企业	9		住宿业	3
	股份制企业	3		其他服务业	2
	外资企业	6	企业规模	中型	4
	港澳台企业	2		小型	14
				微型	3

资料来源：课题组统计结果。

第七类生产技术、工艺、设备和材料，第十二类职业病病人和行政处罚情况的合格率最高，均为100%。在实施职业健康帮扶后，除第四类工作场所职业卫生条件外，其他项目的合格率均超过80%，其中第二类职业病危害项目申报的合格率达到100%（见表3）。

在《量表》的21个评分项中，在实施职业健康帮扶前，第4项"职业卫生管理制度和操作规程"与第5项"职业卫生档案"的合格率最低，均低于50%，分别为42.9%和38.1%。在帮扶前，合格率低于80%的项目有9项，而全部合格的类别仅有3类。在实施职业健康帮扶后，除第5项"职业卫生档案"与第9项"职业病危害因素浓度或强度"外，其余项目的合格率均达到了80%以上。这说明在得到合理指导和督促后，企业对这些项目进行整改和完善变得较为容易。

在关键项中，在帮扶前，有8个项目合格率达100%，但第6项"职业病危害项目申报"、第11项"工作场所与生活场所分开"、第12项"职业病危害因素定期检测"、第25项"上岗前职业卫生培训"、第29项"职业健康体检结果告知"的合格率没有达到100%，尤其在职业健康体

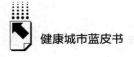

检结果告知方面，有 6 家企业无检查结果告知，合格率仅为 71.4%。在帮扶后，"职业病危害项目申报"合格率和"职业病危害因素定期检测"合格率均达到 100%，使全部合格的关键项总数达到 10 项，"职业健康检查结果告知"合格率提升了 23.8%，达到 95.2%（$P<0.05$）。

表 3　职业卫生管理情况

单位：%

类别	项目	帮扶前合格率	帮扶后合格率	帮扶后项目提升率	χ^2	P
职业病防治管理措施		52.4	90.5	38.1	7.467	0.015
	1. 管理机构或者组织	76.2	100.0	23.8	5.876	0.024
	2. 管理人员	85.7	100.0	14.3		
	3. 防治计划和实施方案	61.9	90.5	28.6	4.725	0.033
	4. 职业卫生管理制度和操作规程	42.9	90.5	47.6	10.714	0.001
	5. 职业卫生档案	38.1	76.2	38.1	6.222	0.014
职业病危害项目申报		95.2	100.0	4.8		
	6. 职业病危害项目申报★	95.2	100.0	4.8		
	7. 变更申报	100.0	100.0	0.0	—	—
建设项目职业病防护设施"三同时"	8. 建设项目职业病防护设施"三同时"	100.0	100.0	0.0	—	—
工作场所职业卫生条件		76.2	76.2	0.0		
	9. 职业病危害因素浓度或强度	76.2	76.2	0.0		
	10. 有害和无害作业分开★	100.0	100.0	0.0	—	—
	11. 工作场所与生活场所分开★	95.2	95.2	0.0	—	—
职业病危害因素检测和评价		81.0	81.0	0.0		
	12. 职业病危害因素定期检测★	95.2	100.0	4.8		
	13. 现状评价	81.0	85.7	4.8		
	14. 治理措施	95.2	95.2	0.0	—	—

续表

类别	项目	帮扶前合格率	帮扶后合格率	帮扶后项目提升率	χ^2	P
职业病防护设施和个人防护用品		90.5	90.5	0.0	—	—
	15. 防护设施配备	90.5	95.2	4.8		
	16. 防护用品配备	90.5	90.5	0.0		
	17. 防护用品佩戴	85.7	90.5	4.8		
生产技术、工艺、设备和材料		100.0	100.0	0.0		
	18. 明令禁止的设备和材料★	100.0	100.0	0.0		
	19. 职业病危害作业转移★	100.0	100.0	0.0		
职业病危害告知		76.2	90.5	14.3		
	20. 合同告知★	100.0	100.0	0.0		
	21. 公告栏	76.2	90.5	14.3		
	22. 警示告知	61.9	81.0	19.0		
	23. 告知卡	95.2	100.0	4.8		
职业卫生宣传教育培训		90.5	95.2	4.7		
	24. 主要负责人和职业卫生管理人员培训★	100.0	100.0	0.0	—	—
	25. 上岗前职业卫生培训★	95.2	95.2	0.0		
	26. 在岗期间职业卫生培训	95.2	95.2	0.0		
	27. 严重岗位职业卫生培训	95.2	100.0	4.8		
职业健康监护		71.4	95.2	23.8	4.286	0.047
	28. 职业健康检查★	100.0	100.0	0.0	—	—
	29. 职业健康体检结果告知★	71.4	95.2	23.8	4.286	0.047
	30. 检查结果处置	95.2	95.2	0.0	—	—
应急救援和职业病危害事故调查处理		71.4	90.5	19.1		
	31. 应急救援预案和演练	81.0	90.5	9.5		
	32. 应急设施配备	76.2	95.2	19.0		

类别	项目	帮扶前合格率	帮扶后合格率	帮扶后项目提升率	χ^2	P
职业病病人和行政处罚情况		100.0	100.0	0.0	—	
	33. 发生职业病病例★	100.0	100.0	0.0	—	
	34. 行政处罚★	100.0	100.0	0.0	—	

注：合格为符合项及合理缺项。★：关键项；—：帮扶前后无差异。
资料来源：课题组统计结果。

（三）企业职业健康帮扶效果评估

由表4可见，在职业健康帮扶后，关键项不合格的企业数量由7家减少为2家；评分项不合格的企业数量由4家减少为1家，评分中位数由86.9提升至96.2，差异有统计学意义（$P<0.01$）。最终，在7家不合格企业中，有5家顺利通过评估。

表4　企业帮扶前后职业健康管理情况

单位：家

帮扶状况	关键项（★）不合格企业数量	评分项		不合格企业数量
		评分四分位数	不合格企业数量	
帮扶前	7	86.9(80.8,93.4)	4	7
帮扶后	2	96.2(91.6,100.0)	1	2
χ^2/Z 值	3.535	3.621	2.043	3.535
P 值	0.065	<0.001	0.172	0.065

资料来源：课题组统计结果。

四　职业健康帮扶存在的问题及帮扶模式建议

本文主要针对职业健康管理存在薄弱环节的中小微企业，旨在通过制定

"一企一策"的帮扶方案并实施帮扶行动，建立具有首都特色的中小微企业职业健康帮扶模式，并推广相关经验。

（一）职业健康帮扶过程中存在的问题及原因剖析

本次研究在专家团队和企业的共同努力下，取得了较大成绩，但仍存在一些问题。

1. 企业方面

（1）大多数企业能够配合帮扶专家的指导，对于本单位职业健康管理中出现的问题，积极加以改进。但个别企业对职业健康管理工作重视程度不够，本研究中未通过评估的一家企业便存在诸多问题：无管理机构成立文件，无年度职业病防治计划和实施方案，个体防护用品的发放未留存领用记录，警示标识和公告栏内容不符合规范，未见劳动者的培训资料，未将体检结果书面告知劳动者，未组织复查人员及时参加复查等。对该企业的帮扶后评估显示，评分项不及格，关键项两项不合格。该企业对于整改的积极性不高，未按要求进行整改，将职业卫生相关工作视为一种负担而予以排斥。该企业的问题及对整改的拖延凸显出企业领导对职业健康管理重视不足，职业卫生主体责任落实不到位。

（2）中小微企业的职业卫生管理人员多为兼职的行政人员，他们中的一些人不掌握职业健康管理所要求的知识和技能，对生产工艺流程及职业病危害因素不熟悉，因此很难制定出切实可行的职业卫生管理制度、操作规程及应急救援预案等。

（3）企业自身条件限制及对职业健康管理投入不足。中小微企业普遍存在规模较小、场地有限、资金不足等问题。在本次帮扶工作中，另一家未通过评估的企业，其生活区和办公区离工作区过近，不能有效避免噪声问题，受场地限制难以改善布局。本研究中有5家企业存在噪声超标问题，这与设备老化、工艺流程不合理、防护设施不足有关，噪声在短时期内难以降低或消除。

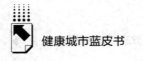
2. 劳动者方面

与本研究同时进行的职业健康素养调查显示,中小微企业劳动者的职业健康素养水平较低,为52.2%,低于2022年全国重点人群职业健康素养水平。在四个维度中,职业健康法律知识和职业健康保护基本技能的水平最低,分别为46.6%和33.0%。并且,职业健康素养水平与文化水平和收入等呈正相关。在调查中发现,有企业劳动者离岗时的职业健康检查受检率不足100%,这并非由于企业未尽到通知责任,而是劳动者缺乏法律知识和自我保护及维权意识,自己选择不参加离岗体检。这种情况显示了增强劳动者职业健康意识、加强法律普及的紧迫性。另外,有些企业噪声超标,但在现场帮扶过程中,仍然发现劳动者不佩戴防护耳塞或耳罩,这表明劳动者对噪声污染的危害性认识不足。

3. 第三方服务机构

当前,职业健康领域的第三方服务机构呈现出较为单一的服务模式,主要进行职业健康体检以及职业卫生检测与评价服务。尽管这些服务在保障劳动者健康方面起到了重要作用,但市场仍然缺乏专门提供职业卫生咨询、工程控制以及防护设施运维等综合性服务的专业机构。北京市职业卫生技术服务机构存在的主要问题还包括机构数量相对不足、机构人员执业不规范、服务水平较低,以及专业技术人员数量和技术能力不足等问题。

(二)职业健康帮扶模式建议

根据北京市中小微企业的特点、对企业进行帮扶过程中出现的问题以及企业的反馈意见,并借鉴美欧日等发达国家对中小微企业的管理经验,提出以下帮扶模式。

1. 在政策法规方面,向中小微企业倾斜

我国尚未制定专门针对中小微企业的职业卫生相关政策及法律法规。虽然《中华人民共和国职业病防治法》的适用范围已经包括了企业、事业单位和个体经济组织等用人单位,但相关条款并未针对中小微企业的特点提出相应要求。因此,结合近几年我国的职业病防治形势,北京市可尽快出台适

宜中小微企业的职业卫生政策及措施，以规范中小微企业的生产经营行为，保护中小微企业劳动者的健康权益，从整体上提高中小微企业的职业健康管理水平。

2. 建立职业卫生专家库，组建帮扶团队

在中小微企业管理方面，可由各级卫生健康行政部门牵头，以各级疾控中心、职业病防治院所、卫生监督机构为主，组建帮扶专家团队，并鼓励第三方职业卫生技术服务机构积极参与，以此强化中小微企业职业健康帮扶的技术支持力量。联合具有行政执法职能的机构，如卫生监督所等，开展帮扶行动会取得更好的效果。帮扶团队将开展对企业职业病危害现状的摸底工作，通过制定"一企一策"方案，对企业进行精准指导和定点帮扶，帮助解决企业日常职业健康管理问题，培养企业职业健康管理人员，提升企业职业健康管理能力。

3. 调研摸底，确定帮扶对象

开展覆盖北京市的摸底调研，收集、汇总并分析全市各区中小微企业职业病危害现状，包括中小微企业的规模分类、行业分类、经济类型、职业病危害风险分类情况，以及职业病危害因素接触情况和职业病危害管理情况等。以防治粉尘、化学毒物、噪声为重点，每年在全市重点行业领域筛选35~40家中小微企业作为帮扶对象，并开展工作。

具有以下情形之一的中小微企业可以考虑纳入帮扶企业名单：三年内未开展职业病危害因素定期检测的企业；在最近一次职业病危害因素检测中存在粉尘、化学毒物或噪声危害因素浓（强）度超标的企业；三年以来有与接触粉尘、化学毒物或噪声等职业病危害因素相关的新发疑似职业病或确诊职业病病人的企业；一年内受到职业健康执法单位行政处罚且整改后仍不达标的企业；《量表》评分低于80分的企业。

4. 制定"一企一策"精准帮扶方案，开展帮扶工作

（1）帮助企业辨识职业病危害因素。专家现场指导企业进行工作场所危害因素辨识，根据辨识结果和企业特点，通过技术服务机构对工作场所的职业病危害因素进行检测，进一步督促和指导企业落实职业卫生档案管理、

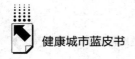

职业病危害项目申报、职业健康监护、职业病防护用品配备和使用等工作。针对企业在职业健康管理工作中存在的问题，提出整改措施建议，并帮助制定整改方案。

（2）完善职业卫生管理制度。指导企业建立有效的职业卫生管理机构，设置专职或兼职的职业卫生管理人员，明确各方责任；帮助企业梳理现有的职业病防治法律、行政法规、规章、标准及文件；指导企业根据自身情况和职业病危害的严重程度，建立职责清晰、操作性强的职业卫生管理制度、重点岗位职业卫生操作规程及应急预案，并建立规范化的职业卫生档案。

（3）开展专题培训，并提供免费的现场咨询。在本次研究中，企业反映，网上的培训较为枯燥单调，劳动者存在"刷视频"现象，而职业专家们在现场运用丰富的知识和鲜活案例进行的生动讲解则吸引了劳动者的注意；同时，专家们能够针对性地解答劳动者关心的问题并进行互动，这更是广受好评。因此，劳动者希望专家们多到企业进行培训指导。对此，应开展多层次的培训教育活动，通过专家授课、网络培训等方式对中小微企业主要负责人、职业卫生管理人员进行培训，培训内容包括职业病防治相关法律法规、主要职业病危害因素及防控措施、职业病防护设施维护与管理、职业健康管理要求和措施等。可制作精美的职业卫生宣传海报、口袋书、折页或短宣传片、小视频等，发放至用人单位或在视频平台进行宣传，以向一线劳动者普及职业健康知识。此外，还要帮助企业组织全体劳动者开展职业健康培训，重点讲解劳动者职业病防治相关权利与义务、职业病危害防护基础知识、个体防护用品佩戴等内容，以增强劳动者个人防护意识，提高防护水平。

（4）开展职业病危害因素警示与告知的检查及指导。查漏补缺，根据企业实际情况，为企业提供职业卫生警示标识及告知卡，并将其设置到产生职业病危害的岗位及设备附近；督促企业在厂区工作场所（特别是有毒、有害场所）的醒目位置设置公告栏，张贴职业病危害因素检测结果、职业卫生管理制度及操作规程、应急救援措施等内容；检查与劳动者签订的合同中是否告知了岗位职业病危害。

（5）开展职业病防护和应急救援设施检查及指导。现场检查职业病防护和应急救援设施、维护检修记录等，确保职业病防护设备、应急救援设施、通信报警装置处于正常使用状态。根据工作场所的职业病危害因素的种类、危害程度、对人体的影响途径以及现场生产条件、职业病危害因素的接触水平、个人的生理和健康状况等特点，指导企业为劳动者配备适宜的、符合国家或行业标准的个人职业病防护用品。现场督促、指导劳动者按照使用规则正确佩戴和使用防护用品。

（6）检查职业健康监护及档案管理情况。检查企业是否组织劳动者开展上岗前、在岗期间和离岗时的职业健康检查，并确保检查覆盖所有劳动者；检查体检结果的书面告知情况；指导企业对需要复查的劳动者按照职业健康检查机构要求的时间安排复查，并及时安排疑似职业病病人进行诊断；检查企业对职业禁忌及健康损害的劳动者的安置情况；等等。

5. 进行帮扶效果评估

对帮扶效果进行评估有助于了解企业是否整改到位、帮扶是否达到预期目标以及帮扶难点所在，有助于为政府机构的进一步决策提供科学依据。可将《量表》作为中小微企业职业健康管理问题核查、初次评估和帮扶效果评估的工具，使其成为开展中小微企业职业健康帮扶的有效辅助手段，有助于建立帮扶机制，树立中小微企业帮扶典型。

健康文化篇 ▷

B.12
北京市健康教育与健康
促进工作现状调研报告

柴晶鑫　韩晔　万国峰*

摘　要：　北京市始终高度重视健康工作。随着"健康中国"战略的提出，北京市提出构建并完善由健康教育专业机构指导、全社会共同参与的全民健康教育工作格局。目前，北京市健康教育工作组织管理权责清晰，制度建设日趋完善，各项业务工作有序开展，开展了多项创新引领性工作。同时，健康教育信息化建设还需加强，与市级相关部门的持续性工作机制还需进一步稳固，健康影响评价工作有待进一步推进，市级健康教育专业人员的工作理念和专业能力还有待提升。在接下来的工作中，需要加强高位顶层设计，加强与各级部门的优势联动和资源融合，加强健康科普专业队伍建设和新媒体平台建设，提升医疗机构的统筹管理和优势资源利用能力，进一步提升专业

* 柴晶鑫，博士，北京市疾病预防控制中心助理研究员，主要研究方向为健康北京与健康教育；韩晔，北京市疾病预防控制中心健康教育所所长，研究员，主要研究方向为健康教育与健康促进；万国峰，北京市疾病预防控制中心副主任医师，主要研究方向为健康教育与健康促进。

队伍的健康宣教和评价能力。

关键词： 健康教育　健康促进　健康文化

自 2009 年起，北京市政府相继出台了《健康北京人——全民健康促进十年行动规划》以及健康北京"十二五""十三五"发展建设规划，从"健康北京人"到"健康北京城"，全面推进健康城市建设。为贯彻落实《健康北京行动（2020—2030 年）》（以下简称《健康北京行动》），深入推进健康北京建设，确保北京市健康教育与健康促进工作落实落细，2024 年 3 月 18 日至 29日，北京市疾控中心健康教育所对全市 17 个区（含经济开发区）的疾控中心开展了健康教育与健康促进工作调研。本次调研采取座谈交流的形式，重点围绕组织管理、制度建设、业务开展、亮点创新、问题建议等内容，全面了解了近 5 年全市健康教育与健康促进工作的现状，并就新时期下健康教育与健康促进工作的定位、发展策略、创新方法、问题解决路径等进行了深度交流和探讨，为更好地推动首都健康教育与健康促进事业发展、有力提升疾控系统健康宣教能力和市民健康素养水平、助力健康北京建设提供了决策参考。

一　组织管理与制度建设

（一）组织管理权责明晰

北京市疾控中心健康教育所是全市健康教育与健康促进的业务指导中心，其前身可追溯到 1915 年成立的北平市卫生陈列所。1951 年，北京市卫生教育所正式成立。1972～1999 年，该所曾两次独立隶属于北京市卫生局，2000 年 5 月正式并入北京市疾控中心。具体承担以下工作职责：①全市健康教育与健康促进工作体系的建设；②开展健康教育与健康促进理论、方法与策略研究，制定工作规范和标准，推广适宜技术；③全市健康科普传播体系的建设与管理，开展健康科普宣传及健康传播活动；④重点场所及人群的健康教育与健康促进工作；⑤健康监测与评价，包括健康危险因素监测、健康素养监测、成人及青少年烟草监测、健康影响评价等；⑥无烟环境与戒烟服务体系的建设；⑦《健康》和《健康少年画报》杂志的编辑与发行工作；⑧承担京津冀健康城市建设联盟秘书处的管理工作；⑨承担北京健康教育协会办公室的相关工作。

（二）制度建设日趋完善

北京市疾控中心健康教育所作为全市唯一一家市级健康教育专业机构，在北京市卫生健康委爱国卫生推进处（健康促进处）的业务管理和指导下，依托"政府主导、部门协作、技术支撑、全社会动员"的健康北京工作机制，一方面，以爱国卫生推进处为行政机关，横向联动各委办局及直属单位等成员单位，形成健康促进工作网络（见图1）；另一方面，纵向覆盖各区乡镇

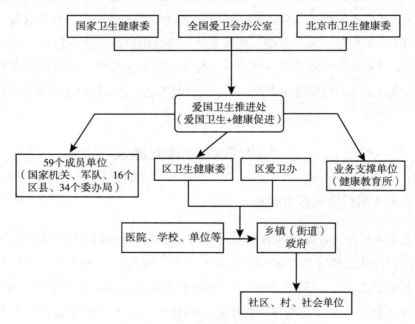

图1　北京市健康促进工作网络

资料来源：笔者调研整理。

（街道）政府、卫健疾控、医院、学校、企业等各类场所，形成健康教育工作网络（见图2），从而构建出"横到边、纵到底"的健康教育管理运行机制。各区卫生健康委爱卫办（或疾控科）负责业务管理和统筹，覆盖辖区各乡镇（街道）、相关委办局、医院、学校、企业等各类场所单位的健康教育工作网络。

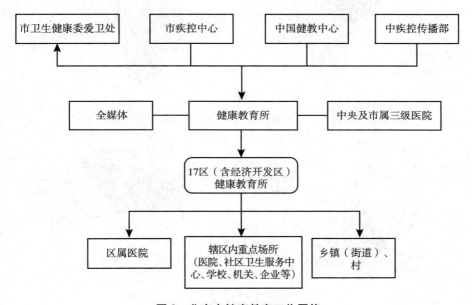

图2 北京市健康教育工作网络

资料来源：笔者调研整理。

（三）健康教育专业人员

全市健康教育所共有专职工作人员160人，其中市级43人，区级117人（见图3、图4）。全市专兼职健康教育网络人员共计14498人。

（四）强化业务工作考核机制

北京市健康教育与健康促进的总体工作重点，分别纳入市政府爱国卫生工作考核和首都公共卫生应急管理体系建设的重点建设任务考核；部分专项工作则分别纳入相关专项考核，如基层医疗卫生机构的健康教育工作纳入北

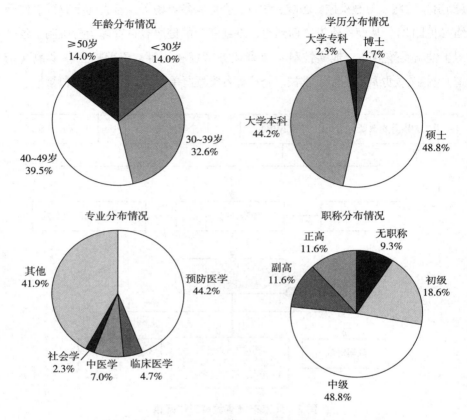

图3 北京市疾控中心健康教育所人员分布情况

资料来源：笔者调研整理。

京市基本公共卫生服务绩效评价考核，三级医疗机构健康教育工作纳入北京市三级公立医院公共卫生履职情况考核，健康素养和成人烟草监测纳入中央对地方转移支付项目的绩效评价考核等。

（五）经费保障力度有待加大

2018~2024年，北京市疾控中心健康教育专项经费总额平均为900万元，2022年最高，达到1064万元，其余年份相对稳定，无太大变化；经费来源主要为市财政经费、央补经费和卫生健康委媒体代报经费三部分。各区

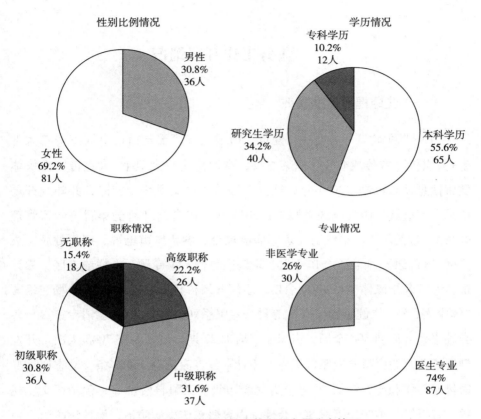

图 4　区级疾控中心健康教育所人员分布情况

资料来源：笔者调研整理。

健康教育与健康促进专项经费来源主要为区财政经费和市级拨款两部分。2023 年，17 区工作经费的总金额为 892.7 万元，其中海淀区、顺义区、怀柔区经费超过 100 万元，门头沟区、通州区、平谷区、密云区经费不到 12 万元，区域差异性明显；2024 年，17 区工作经费总额为 678.5 万元，相比 2023 年下降明显，其中海淀区和怀柔区经费最高，分别为 134.7 万元和 109.7 万元；顺义区、平谷区、通州区经费最低，分别为 16.5 万元、9.2 万元、6.6 万元，密云区无区级经费，房山区经费未批复。①

---

①　笔者调研获取。

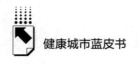

二　业务工作开展情况

（一）注重提高传播实效

（1）"两库""一机制"建设。市卫生健康委与市广电局签署"大卫生+大宣传"宣传战略合作框架协议，全面构建"大卫生+大宣传"全媒体健康信息发布机制。2011年，建立全国首支健康科普专家库，并陆续开展四批专家遴选，由政府颁发聘书；2019年，出台《北京健康科普专家管理办法》。近5年来，陆续与北京广播电视台、歌华城市电视、搜狐健康、央广网、《健康》杂志等合作建立北京健康科普专家专题、专栏或专区，累计推荐专家录制媒体节目1400余期；组织开展科普专家巡讲1700余场、编写"健康大百科""健康到你家"等科普专家系列丛书28册，邀请专家参与各类健康公益活动300余场，组织专家培训27期，培训专家7045人次。开发创建了北京健康科普专家数据库，累计存储专家信息20483条，动态评估专家科普工作和能力特征。[1] 建立并完善市级健康科普资源库，包括图文、视频、海报等各类知识素材800余件，内容覆盖传染病防治、慢性病防治、中医中药、急救知识、妇幼健康、烟草控制、心理健康、口腔健康、科学就医与合理用药等大健康领域。

（2）媒体宣传与平台建设。北京市依托"大卫生+大宣传"健康科普传播机制，充分利用首都广播电视、网络视听"大宣传"平台，在全市形成由北京广播电视台、16区融媒体中心、户外数字新媒体、21家重点网络视听平台等构建的全媒体宣传矩阵，推动优质健康科普资源广泛传播。北京市疾控中心健康教育所自主运维"两微""两抖""两号"等北京健康教育官方新媒体矩阵，利用多种新媒体形式，多维度、可视化、立体化地定期高频

---

[1]《第四批北京健康科普专家库正式组建》，北京市卫生健康委网站，https://wjw.beijing.gov.cn/xwzx_20031/wnxw/202402/t20240204_3556388.html。

发布健康教育信息和权威健康科普知识。2023 年，累计创作、发布健康科普视频/图文 1678 条，总播放量达 2577 万次。2014 年，北京健康教育微博荣获人民日报社"全国十大医疗机构微博"称号。[①]

（3）健康科普活动开展得丰富多彩。2018～2022 年，连续 5 年开展"健康提'素'——首都市民线上竞答活动"，覆盖全市 17 区 351 个街（乡）的 7000 余家社区（村），累计 300 余万人次参与线上学习活动，累计答题近 4000 万道。2017 年起，联合市总工会、市妇联开展健康科普"五进"活动，组织市区科普专家进社区、进机关、进企业、进农村、进学校，累计举办讲座 2100 余场，开展健康咨询 300 余次，受益群众达到 50 万人次。自 2015 年起，定期组织全市医疗卫生机构开展健康科普大赛，至今已举办 9 届，大赛形式不同，遴选、培养并推广了多批健康科普能手和专家，如马良坤、谭先杰、陶勇等。其中，"2023 年新媒体健康科普创新大赛"入选北京市科协"科技为光·典赞时刻"年度十大科普活动[②]，荣获中国疾控中心"全国疾控系统健康活动策划二等奖"、北京市委宣传部"2023 年度新时代文明实践创新案例评选提名奖"等荣誉奖项。

（二）加强重点场所与人群健康促进工作建设

近年来，北京市依托健康促进区、国家卫生区等创建评审工作，深入推进重点场所健康细胞建设。目前，北京市建成健康促进机关 659 家，健康促进学校 1603 家，健康企业 543 家，健康促进医院 534 家，健康促进社区 1904 家，健康促进幼儿园 49 家；并建设了首批 13 家健康北京示范基地。[③]

（1）北京市自 2014 年正式启动全国健康促进区试点建设，完成了 7 批

---

① 《北京疾控中心微博获"全国十大医疗卫生微博奖"》，央广网，http://news.cnr.cn/native/city/20150203/t20150203_ 517628126. shtml。

② 《2024 科学跨年：50 项上榜！"典赞时刻·2023 首都科普"年度榜单发布》，北京科协·微信公众号，https://mp. weixin. qq. com/s/mWhNMWOAn9gXTezPZuVPew。

③ 笔者调研所得。

共 14 个区的评估工作，远超过《"十三五"全国健康促进与教育工作规划》提出的到 2020 年达到 20% 的目标。西城区、朝阳区在当年全国健康促进区综合评分中并列第一。北京市制定了《全国健康县区及相关健康细胞建设标准（北京版）》，每年报送的案例均能入选优秀案例和典型经验集。东城区、西城区、海淀区、延庆区获评"2022 年度全国健康城市建设样板市"。

（2）北京市自 2009 年起在全市开展健康促进医院建设工作，并制定了《北京市健康促进医院考核标准》。宣武医院、北京儿童医院、北京市丰台区马家堡社区卫生服务中心入选 2023 年国家卫生健康委健康促进医院优秀案例。

（3）2018 年以来，全市重点开展了健康促进幼儿园建设工作，制定了《北京市健康促进幼儿园标准（试行）》，编辑出版了《影响孩子一生的健康书》《儿童健康习惯养成绘本（第 2 辑）》，完成了首批 49 家健康幼儿园的市级评估，并于 2024 年启动了第二批 48 家健康幼儿园的建设工作。

（4）北京市依托国家及北京市基本公共卫生服务建设考核工作，在全市建立了市—区—基层医疗卫生机构三级管理模式。市级健康教育所负责制定工作考核标准，并每年开展一次全市专项业务培训；各区健康教育科（所）负责对辖区各基层医疗卫生机构进行区级管理与指导；各基层医疗卫生机构则负责具体实施。

（5）北京市疾控中心率先启动"北京市民健康体重行动"，全市 3.2 万人参与。75.8% 的参与者体重下降，平均减重 1.40kg；睡眠、饮食等方面生活方式都有所改善。2024 年，由市卫生健康委联合市总工会、市体育局主办，市疾控中心健康教育所承办的"北京市民健康体重行动"继续开展，发动更多在职人群参与，普及"超慢跑"等创新性大众运动。

（6）2018~2019 年，市卫生健康委联动市农业农村局联合举办主题为"健康中国行·美丽乡村梦——北京健康科普专家乡村巡讲活动"，在 10 个涉及农村的地区开展健康科普讲座百余场，健康咨询活动 50 余次。2022 年以来，借助全市健康科普"五进"行动，组织市、区级科普专家面向农村居民和农业农村工作者开展健康科普讲座和义诊活动百余场，受益人数达6500 余人次。

（7）2023 年，全市启动了健康北京示范基地创建活动，94 家单位参与申报，服务内容涵盖健康教育、体育、中医中药、急救、妇幼保健、社区建设以及公园健身等领域。经过材料评审和现场走访，最终评定 13 家单位为首批健康北京示范基地。①

（三）做好控烟与戒烟服务

（1）北京市紧密围绕《北京市控制吸烟条例》，从政策宣贯、知识普及、公益宣传、社会发动、志愿服务、戒烟服务等方面，全维度实施开展"无烟北京"建设工作，积极推进"无烟环境营造行动"。世界卫生组织两次授予北京市"世界无烟日奖"。2023 年，北京市 15 岁及以上成人吸烟率降至 19.9%，青少年吸烟率降至 1.1%。②

北京市已在全国率先实现无烟学校、无烟医疗机构全覆盖，建设了四批 2443 家控烟示范单位、26 个"控烟示范街区"，134 家在京中央和国家机关、1430 家北京市各级党政机关全面达到无烟党政机关标准，实现了无烟党政机关全覆盖。北京市制定《北京市控烟示范单位创建指引》《北京市控烟示范街区评估标准》，汇编无烟环境建设典型经验。东城区住建委、海淀区残联以及昌平区回龙观街道办等多家单位入选健康中国行动控烟行动 2022 年优秀案例名单。

（2）北京市建立起一套较为完善的戒烟服务体系，通过免费戒烟门诊、戒烟热线、中医戒烟和互联网戒烟等方式提供戒烟服务。全市医疗机构自报设有戒烟门诊的共 85 家，其中 14 家为市级规范化戒烟门诊。连续开展 7 届市民科学戒烟活动，免费帮助 3800 余人成功戒烟，戒烟门诊服务 3 个月戒烟成功率达到 50%。③

---

① 《关于通报 2023 年健康促进医院优秀案例征集结果的函》，国家卫生健康委网站，http：//www. nhc. gov. cn/xcs/s7852/202312/1e7c521215f0426ca5d7cae309d6f8db. shtml。

② 《北京成人吸烟率降速减缓 15 岁及以上成人吸烟率为 19.9%》，北京市卫生健康委网站，https：//wjw. beijing. gov. cn/xwzx_ 20031/mtjj/202401/t20240131_3550289. html。

③ 《北京成人吸烟率降速减缓 15 岁及以上成人吸烟率为 19.9%》，北京市卫生健康委网站，https：//wjw. beijing. gov. cn/xwzx_ 20031/mtjj/202401/t20240131_3550289. html。

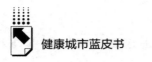

（四）健康监测与评价

（1）北京市健康素养监测采用全国统一的《居民健康素养调查问卷》，采用入户调查与掌上电脑辅助的面对面调查相结合的形式，按照统一流程和操作要求采集数据。所有调查员均经过市级统一技术培训、考核，严格把控数据质量，确保监测结果真实准确地反映首都市民健康素养水平。2012 年、2015 年、2018 年、2020 年、2022 年，分别开展了五次具有市级代表性的居民健康素养监测，结果显示，健康素养水平稳步提升。2022 年，北京市15～69 岁居民健康素养水平为 40.5%，位居全国第一。

（2）2014 年、2016 年、2019 年、2021 年、2023 年，北京市分别开展了五次具有市级代表性的成人烟草监测。15 岁及以上人群现在吸烟率分别为 23.4%、22.3%、20.3%、19.9% 和 19.9%，呈下降趋势，其中 2014～2021 年连续下降，2021 年以来下降速率有所减缓。2013 年和 2019 年，北京市开展了两次具有市级代表性的青少年烟草流行监测。初中学生尝试吸烟率从 12.5% 下降至 7.1%，现在吸烟率从 2.9% 下降至 1.1%。

（3）2023 年，全市正式启动健康影响评价工作。制定并下发了《北京市健康影响评价评估试点工作实施方案》，组织开展全市健康影响评价培训，指导各区开展健康影响评价实践，同时赴浙江等地进行调研，开展研讨交流。各区均建立了区级专家库或成立了专项工作委员会，出台了健康影响评价评估工作实施方案，并累计完成对 24 项区级重要民生政策或重大工程的健康影响试评价工作。

（4）根据国家考核标准和要求，2022 年，北京市围绕《健康北京行动》开展了年度动态监测和评价工作，内容涵盖 61 项已有可获得性指标和重点工作实施进展。围绕主要目标指标、年度重点任务、总体进展和成效，北京市突出对结果性指标和政府工作性指标的监测评估，组织各区推进健康北京实施区级监测评估工作。在 2022 年度健康中国行动考核中，北京市获得优秀等级，年度指标发展水平位列全国第二。

（5）北京市 2009～2021 年连续 13 年由市政府发布《北京市年度卫生与

人群健康状况报告》，市疾控中心作为技术实施单位，围绕促进居民健康、强化公共卫生、提升医疗服务、优化生活和社会环境等方面，真实准确地展现了全市居民健康情况和健康事业发展状况。东城区、怀柔区、昌平区、密云区也相继编写并发布本区健康白皮书。

（五）科研与培训

（1）全市每年结合工作重点和受众需求开展工作，2023年，围绕健康科普传播、控烟政策与戒烟服务、监测评价、重点场所健康促进等内容，全市共举办各级各类工作培训49场，其中市级培训13场，区级培训36场，累计培训人员11010人次。2024年，北京市疾控中心健教所建立了健康教育培训师资库，该师资库包括24位授课人及50项授课内容，市区共享，旨在双向培养和提升市区健康专业队伍的宣教能力。

（2）2019~2024年，北京市疾控中心健康教育所共主持获批4项首发自主创新科研专项，参与3项首发重大项目，主持1项中国健康教育中心课题，主持2项北京市慢性病防治与健康教育研究课题，以及主持1项北京市科协项目。2022年、2023年，获得中宣部出版局"青少年期刊讲党史"主题宣传活动优秀选题奖以及北京宣传文化引导基金出版类一般项目立项；编辑出版"健康到你家""身边健康的那点事儿"等系列科普图书共5部；累计发表论文22篇，其中SCI论文2篇，中文核心期刊论文20篇。2019~2024年，各区申报获批了15个项目；2019~2023年，各区累计发表论文62篇，其中SCI论文6篇，中文核心期刊论文56篇。①

三 特色与创新

（一）构建"大卫生+大宣传"健康科普传播机制

北京市依托健康北京建设机制，率先与广电携手，合作签署"大卫生+

---

① 笔者调研整理。

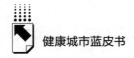

大宣传"合作战略框架协议,将北京健康科普专家推广、健康北京宣传、应急科普宣传等作为重点合作内容;同时充分利用首都广播电视、网络视听"大宣传"平台,在全市形成以北京广播电视台、16 区融媒体中心、户外数字新媒体、21 家重点网络视听平台等为主体的全媒体宣传矩阵,持续推动在应急和常态化下优质健康科普资源的广泛传播,真正达到覆盖广、传播快、时效性高的传播效果。

(二)以医防融合推进北京健康科普专家队伍建设

北京健康科普专家库是全国首支由政府聘任建立的权威专家团队。目前,第四批科普专家库成员共 934 人,其中医疗机构专家占据主导力量,占比 86.83%。建库 13 年以来,市疾控中心健康教育所作为技术实施机构,制定了《北京健康科普专家管理办法》,坚持预防为主、医防融合的理念,以专家库作为开展全市健康科普工作的主要力量,积极组织、推荐优质专家通过多形式、多渠道广泛开展科普宣传,推动搭建了以医疗卫生系统为主渠道的全市健康科普管理工作网络,并与医疗卫生机构共同对科普专家实行动态管理,强化践行医防融合的大健康工作理念。在市级科普专家队伍建设的推动下,在京三级医疗机构均建立了本院健康科普专家队伍,北医三院、北京儿童医院、北京口腔医院、宣武医院、友谊医院、清华长庚医院等机构每年举办院级科普大赛,并把科普工作纳入院内绩效考核,不断激励更多医务人员爱科普、能科普、做科普,全市健康科普工作明显加强,确保全市健康科普工作科学、规范、有效开展。

(三)持续强化健康提"素"行动品牌

近年来,北京市围绕提升市民健康素养水平,在全市范围内开展了"健康提'素'系列推广活动"。2018~2022 年,连续 5 年开展"健康提'素'——首都市民线上竞答活动";2023 年,组织全市医疗机构开展"健康提'素'——新媒体健康科普创新大赛";2024 年,组织全市疾控系统开展"健康提'素'——首都疾控精品大课堂推广活动"。这些活动积极发动专业机构和社会力量共同参与，通过线上、线下等多种活动模式，向市民大众广泛普及健康知识与技能，指导市民建立正确的健康生活方式，在全市掀起了健康提"素"活动的热潮。活动相继荣获市科协、中国疾控中心、市委宣传部、首都精神文明办等单位授予的称号或奖项。2022 年，北京市居民健康素养水平达到 40.5%，比 2018 年提升了 8.1 个百分点，位居全国第一。2024 年，北京市正式启动健康提"素"推广行动，持续推进各类健康科普活动的开展，强化健康提"素"品牌的打造。①

（四）率先开展市民健康体重行动

2023 年，北京市疾控中心在全国率先启动"北京市民健康体重行动"。本次行动是北京市针对体重管理开展的大规模人群行为干预活动，活动影响力大，各大媒体相继报道，北京市人民政府网也进行了转载。2024 年，国家倡导了"健康城市　健康体重"爱卫月活动，并提出了为期 3 年的"体重管理年"活动。北京市作为领跑者再次发力，由市卫生健康委、市总工会、市体育局联合发起，继续开展"北京市民健康体重行动"，旨在发动更广泛人群参与，使更多人受益。"北京市民健康体重行动"是推动人群养成健康生活方式的一次有益实践，也是助力健康北京建设的重要举措。

（五）关爱"小小孩"，建设健康幼儿园

2018 年起，北京市启动健康幼儿园建设工作，建立"市—区—幼儿园"三级工作网络，持续开展北京市健康小达人评选活动，多次开展幼儿健康行为干预活动。坚持关口前移，关注全生命周期健康，北京市在广泛开展健康细胞建设的同时，关注幼儿健康行为养成，构建由幼儿园、家长共同营造健康环境、养成幼儿健康行为的全方位健康支持性环境。丰台区 2024 年组织妇幼保健院、管片街镇和社区卫生服务中心等机构，指导健康幼儿园开发有

---

① 《北京市疾控中心启动"2024 年疾控精品健康大课堂推广活动"》，北京市疾病预防控制中心网站，https：//www.bjcdc.org/cdcmodule/jkdt/bsxw/2024/108518.shtml。

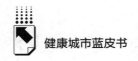

趣味性的特色运动项目。海淀区组织幼儿健康行为养成干预工作，开展"幼儿家庭21天行为养成打卡活动"。大兴区联合区教委和北京大学医学部在辖区幼儿园中开展"儿童早期健康干预"项目，构建家庭—学校—专业机构合作机制，促进幼儿健康行为养成。

（六）持续开展"你戒烟　我支持"北京市民科学戒烟活动

激发烟民戒烟意愿并增加对戒烟服务的需求，与此同时，提高戒烟门诊的戒烟服务供给能力。这不仅是《北京市控制吸烟条例》的规定和《健康北京行动》的要求，也是合理使用戒烟医疗资源、推动戒烟服务发展的必由之路。北京市连续7届开展"你戒烟　我支持"北京市民科学戒烟活动，大力宣传科学戒烟方法和规范化戒烟门诊，市民对热线戒烟和门诊戒烟的知晓率得到提升。8年来，免费戒烟活动帮助3800余人成功戒烟，戒烟门诊服务3个月的戒烟成功率达到50%。作为首个开展科学戒烟活动的城市，北京市科学戒烟活动的案例受到健康中国行动控烟行动工作组的认可和推广，河北、深圳等地也先后举办了类似的活动。

四　问题与建议

（一）存在的问题

（1）健康教育信息化建设还需加强。目前，北京医疗卫生系统的信息化建设相对滞后，相关健康科普信息化项目的申请和立项缺乏绿色通道，过程复杂且审批时间较长。虽然已以信息化模式建立了科普专家管理数据库和资源库，但这些资源还仅服务于管理职能，无法直接通过平台与公众共享，从而影响了科普传播的执行效力和效果。

（2）与市级相关部门的持续性工作机制还需进一步稳固。由于北京地区行政部门的工作特点，人员更换频繁，部门间的工作联动与合作在持续性上很难把控。

（3）健康影响评价工作有待进一步推进。北京的健康影响评价工作起步较晚，目前在市级技术指导力量建设、政府统筹协调以及项目实施应用等方面都存在一定的问题和难点，需要进一步调动政府力量和优势技术资源来推动其实施。

（4）市级健康教育专业人员的工作理念和专业能力还有待提升。目前，市疾控健康教育所是一个年轻的团队，成员学历高、素质好、热情高，但实践经验相对较少。如果没有好的引领和实践机会，他们很容易降低个人能动性和期望值。因此，他们需要在实践中不断提升工作理念，坚定工作信念，不断挖掘自身潜能，建立自信，实现自我价值。

（5）城乡居民健康素养水平差距不断扩大。虽然 2022 年北京市居民健康素养水平为 40.5%，居全国首位，但距离《健康北京行动》中提出的到 2030 年达到 50% 的目标还有一定差距。同时，城乡居民的健康素养水平相差近 14%，比 2018 年的 10% 增加了 4 个百分点。因此，提升农村居民健康素养水平是重中之重。[①]

（二）建议对策

（1）加强高位顶层设计，强化新时期健康教育与健康促进工作的定位与长效机制建设。新时期，健康中国建设和健康北京建设对健康教育与健康促进工作提出了更高的标准和要求，需要提高工作站位，以全市和全区视角，从政府要求和存在问题出发，加强顶层设计，将健康促进作为主要工作策略，构建"政府主导、部门协作、技术支撑、全社会动员"的健康促进工作格局，构建持续有效的工作机制和健康促进工作网络，以医疗卫生机构为主渠道，真正提升"横到底、纵到边"的健康促进工作实效。

（2）加强与各级部门优势联动和资源融合，借势借力拓展工作成效。面对任务重、经费缺、人员少的工作现状，要更多借助和发挥健康促进工作

---

① 《健康北京行动推进委员会关于印发〈健康北京行动（2020—2030 年）〉的通知》，北京市卫生健康委网站，https://wjw.beijing.gov.cn/zwgk_ 20040/qt/202005/t20200513_ 1895830.html。

的优势，一是与上级行政部门形成合力，借势借力，共同谋划和推动市、区健康教育工作，确保其在高位性、广泛性、联动性、影响性、品牌性等方面落实落细；二是加强与广电、融媒、科协、教育、工会等部门的沟通联动，及时了解和掌握工作动态，努力促成优势资源融合，实现"共赢"效果，助力达成"不花钱能办事""花小钱办大事"的工作实效。

（3）加强健康科普专业队伍建设和新媒体平台建设。新媒体已经成为当下健康科普传播的主流渠道，是新时期健康教育与健康促进工作的核心。要构建市、区有效的健康科普传播机制，以医疗卫生机构为传播主渠道，规范建立并广泛使用市、区两级健康科普专家库，努力挖掘并创作优质的、适合新媒体传播的健康科普内容，通过市、区两级融媒体平台和自主新媒体阵地广泛宣传，突出"大健康+大宣传"的传播理念，规避"关起门来自己嗨"的问题，最大化地实现优质内容在多平台的广泛传播。

（4）加强医防融合，提升医疗机构的统筹管理能力，优化优势资源利用。医防融合是推动疾控和医院双向高质量发展的重要路径。对健康教育而言，医疗卫生机构是健康科普传播的主渠道，也是加强市区健康科普建设、推动场所健康促进工作的核心网络。市、区要借助健康北京的建设机制，以"大健康"为出发点，以健康科普专家库和健康促进医院为抓手，协助卫生健康委积极做好医院工作网络的统筹管理和技术实施工作，通过现场调研、案例征集、经验交流、专家使用等多种形式，广泛挖掘并利用医院（尤其是三级医院）的优势资源和创新模式，打造市、区医院健康教育与健康促进的特色品牌。

（5）进一步提升专业队伍的健康宣教和评价能力。提升健康教育专业队伍的健康宣教能力和评价能力，是发挥健康教育工作优势、体现健康教育工作价值、推动疾控高质量发展的必然要求。市、区两级要加强对专业队伍的培训和实践，做好自身能力建设，尤其是要加强中青年专业人员的培养和实践，使之做到"我想讲、我能讲、我要讲"，在一定程度上补充市、区培训师资力量。同时，要加大工作宣传力度，增强评估意识，做到"有活动必宣传""有工作必评估"，杜绝"重过程、轻评估"现象，更多地创造和积累有价值的健康教育工作成果，更好地保证健康教育工作的科学性、专业性、实效性。

（6）加强健康教育的应用性研究和成果转化。健康教育工作覆盖领域广，具有多学科特征，并具有较强的政府性、社会性和服务性，强调专业技术的应用和服务。健康教育科研和评价工作应多和实践工作相结合，用研究的思路指导实践工作，用实践工作成果验证研究模式，做到理论与实践相结合，研究与应用并重。

（7）提升品牌建设水平，着力打造健康教育工作特色和亮点。当前，各地健康教育与健康促进工作多注重品牌建设和特色模式打造。北京作为首善之区，应立足本市、区特点（或特色），从实际问题出发，探寻解决问题之道，创新工作模式，总结亮点做法，做到"你无我有、你有我优、你优我特"，多走、多看、多思考，注重体系化建设和品牌性延伸，努力克服循规蹈矩的固化思维和照本宣科的拿来主义，着力打造首都特色、区域特色和品牌特色。

B.13
北京市居民健康素养监测报告
（2012~2022年）

石建辉　孟耀涵　齐力　徐露婷　韩梅*

摘　要： 2012~2022年，北京市居民健康素养水平持续稳步提升；农村居民健康素养水平提升速度显著，但城乡差距依然明显；青少年健康素养水平提升速度最快，老年人持续偏低；在三方面素养中，健康生活方式与行为素养水平稳步提升，基本健康技能素养水平波动提升但仍处于低位；在六类健康问题素养中，慢性病防治素养水平提升速度最快，基本医疗素养水平持续处于最低。因此，建议继续贯彻落实健康北京战略，加强健康教育与健康促进体系建设，完善健康教育网络；制定适宜农村地区的健康政策和策略，以进一步缩小城乡差距；加大对儿童青少年健康教育的宣传力度，从小培育健康理念，促进健康行为养成；重点关注初中及以下文化程度、50岁及以上的人群，采取针对性的干预策略，以提升其健康素养水平，从而实现全民健康的目标。

关键词： 健康素养　健康监测　健康教育　健康文化

一　背景

健康素养是指个人获取和理解基本健康信息和服务，并运用这些信息和

---

* 石建辉，北京市疾病预防控制中心健康教育所主任医师，主要研究方向为健康教育与健康促进；孟耀涵，北京市疾病预防控制中心健康教育所医师，主要研究方向为健康教育与健康促进；齐力，北京市疾病预防控制中心健康教育所主管医师，博士研究生，主要研究方向为健康教育与健康促进；徐露婷，北京市疾病预防控制中心健康教育所助理研究员，主要研究方向为健康教育与健康促进；韩梅，北京市疾病预防控制中心健康教育所副主任医师，主要研究方向为健康教育与健康促进。

服务作出正确决策，以维护和促进自身健康的能力。2017 年，北京市人民政府印发《"健康北京 2030"规划纲要》，明确提出"到 2030 年北京市居民健康素养水平达到 45%"的奋斗目标。[①]

2012 年，北京市建立了北京市城乡居民健康素养监测体系，并同时开展了首次具有城市代表性的健康素养监测工作，拟定每三年监测一次。2022 年是第 5 次健康素养监测。

监测均涉及全市 16 个区，采用全国统一的监测方法和调查工具。本文以 2022 年为例，对调查方法、调查内容进行详细描述，并对 2012~2022 年的监测结果进行比较和分析。[②]

二 监测结果

（一）基本情况

2022 年，北京市城乡居民健康素养监测共调查了 6560 名 15~69 岁的常住人口，获得有效问卷 5918 份，有效率达 90.2%。其中，城市居民 4146 人，占 70.1%；农村居民 1772 人，占 29.9%。男性 2653 人，占 44.8%；女性 3265 人，占 55.2%。平均年龄为 49.5±13.0 岁，其中 50~59 岁年龄组比例最大，占 27.7%；其次是 60~69 岁年龄组，占 27.5%；40~49 岁年龄组占 18.5%；30~39 岁年龄组占 19.7%；15~29 岁年龄组占 6.6%。文化程度分布以大专及以上为主，占 37.4%；其次是初中及以下，占 36.9%；高中/职高/中专占 25.7%（见图 1、图 2）。

[①] 《中共北京市委 北京市人民政府关于印发〈"健康北京 2030"规划纲要〉的通知》，北京市人民政府网站，https://www.beijing.gov.cn/zhengce/gfxwj/201905/t20190522_60543.html。

[②] 需要说明的是，北京市居民健康素养监测是北京市疾病预防控制中心的连续性调查研究项目。为保证研究结果的可比性，本文在内容与方法等方面均采用了同一监测体系。为避免重复论述，本文略去了以下具体内容：监测对象、样本量计算、抽样方法、监测方法与内容、健康素养的判定标准、数据处理与分析方法以及质量控制措施。参见刘秀荣等《北京市城乡居民健康素养水平变化分析及对策建议》，载王鸿春、盛继洪主编《北京健康城市建设研究报告（2019）》，社会科学文献出版社，2019，第 151~154 页。

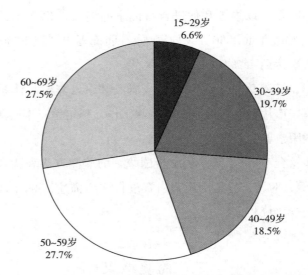

图1　2022年北京市居民健康素养监测调查对象年龄构成

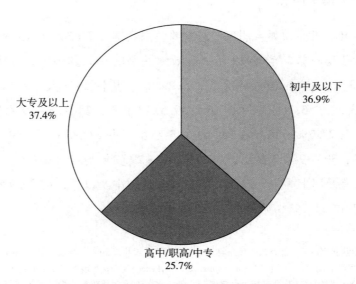

图2　2022年北京市居民健康素养监测调查对象文化程度构成

经加权调整后，城市居民占80.5%，农村居民占19.5%；男性占51.6%，女性占48.4%；15~29岁占18.7%，30~39岁占29.1%，40~49岁占18.0%，

50~59岁占18.9%，60~69岁占15.3%；初中及以下文化程度占25.3%，高中/职高/中专占22.8%，大专及以上占52.0%（见表1）。

表1 2022年北京市城乡居民健康素养监测调查对象的人口学特征分布

人口学特征	调查人数（人）	构成比（%）	加权后（%）
地区			
城市	4146	70.1	80.5
农村	1772	29.9	19.5
性别			
男	2653	44.8	51.6
女	3265	55.2	48.4
年龄组（岁）			
15~29	392	6.6	18.7
30~39	1166	19.7	29.1
40~49	1095	18.5	18.0
50~59	1638	27.7	18.9
60~69	1627	27.5	15.3
文化程度			
初中及以下	2184	36.9	25.3
高中/职高/中专	1521	25.7	22.8
大专及以上	2213	37.4	52.0

（二）健康素养水平

1. 2022年健康素养水平

2022年，北京市居民健康素养水平为40.5%。其中，城市居民健康素养水平为43.4%，农村居民为28.5%，城市居民高于农村居民。男性健康素养水平为38.4%，女性为42.8%，女性高于男性。不同年龄组居民健康素养水平在18.7%~52.2%之间，以30~39岁年龄组最高，为52.2%；其次是15~29岁（48.7%）和40~49岁（45.7%）；50~59岁和60~69岁较低，分别为27.1%和18.7%。不同年龄组、不同性别居民健康素养水平见图3。

初中及以下文化程度居民健康素养水平为 16.5%，高中/职高/中专为 31.2%，大专及以上为 56.3%，健康素养水平呈现随文化程度提升而提升的趋势（见图4）。

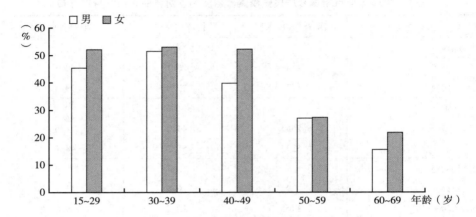

图3　2022年北京市居民分年龄分性别健康素养水平

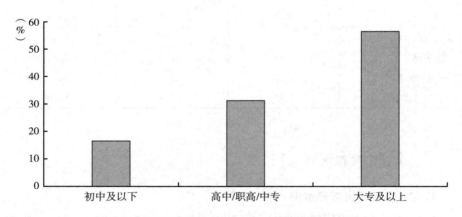

图4　2022年北京市不同文化程度居民健康素养水平

2. 2012~2022年健康素养水平比较

2022年北京市居民健康素养水平为40.5%，比2020年（36.4%）提升4.1个百分点，比2018年（32.3%）提升8.2个百分点，比2015年（28.0%）提升12.5个百分点，比2012年（24.7%）提升15.8个百分点。

城市居民和农村居民健康素养水平均持续稳定提升。在城市居民健康素养水平方面，2012年为27.2%，2015年为29.5%，2018年为33.8%，2022年为43.4%；在农村居民健康素养水平方面，2012年为9.3%，2015年为19.0%，2018年为23.3%，2022年为28.5%。农村居民健康素养水平的提升速度快于城市居民（见图5）。

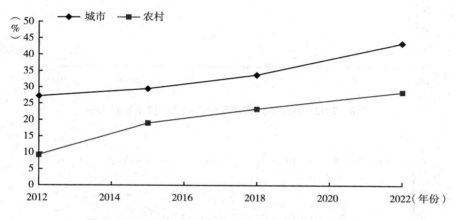

图5　2012~2022年北京市不同地区居民健康素养水平

男性和女性健康素养水平均持续平稳提升。男性2012年为23.1%，2015年为26.4%，2018年为30.4%，2020年为33.3%，2022年为38.4%，分别提升了3.3、4.0、2.9以及5.1个百分点。女性2012年为26.4%，2015年为29.7%，2018年为34.4%，2020年为39.4%，2022年为42.8%，分别提升了3.3、4.7、5.0以及3.4个百分点（见图6）。

15~29岁和40~49岁年龄组健康素养水平呈现随监测年度持续提升的趋势，30~39岁和50~59岁年龄组健康素养水平呈现波动性提升，60~69岁年龄组健康素养水平出现下降趋势（见图7）。

大专及以上文化程度居民的健康素养水平呈现平稳提升趋势，高中/职高/中专文化程度居民健康素养水平呈波动状提升，初中及以下文化程度居民健康素养水平呈现小幅波动提升（见图8）。

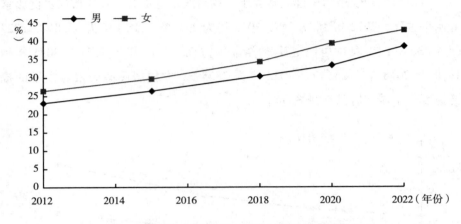

图6 2012~2022年北京市不同性别居民健康素养水平

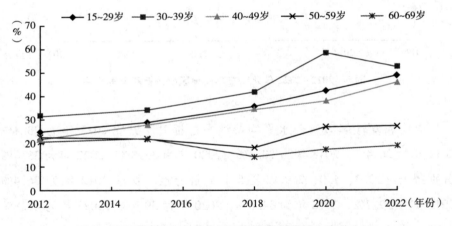

图7 2012~2022年北京市不同年龄组居民健康素养水平

（三）三方面素养水平

1. 基本知识和理念素养

2022年，北京市居民的基本知识和理念素养水平为50.0%。其中，城市居民为52.8%，农村居民为38.4%，城市居民高于农村居民。男性为46.9%，女性为53.3%，女性高于男性。在年龄方面，30~39岁年龄组最

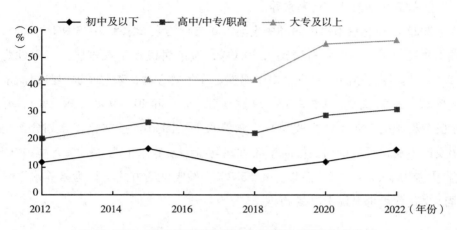

图8 2012~2022年北京市居民分文化程度健康素养水平

高，为58.7%，其次是15~29岁（57.9%）和40~49岁（57.2%），且各年龄组女性均高于男性（见图9）。按文化程度划分，初中及以下文化程度居民的基本知识和理念素养水平为25.5%，高中/职高/中专为43.3%，大专及以上为64.8%，基本知识和理念素养水平呈现随文化程度提升而提升的趋势。

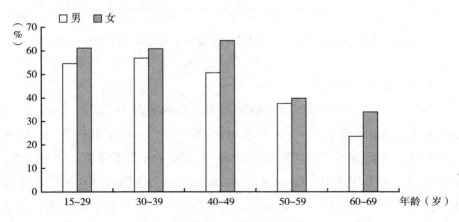

图9 2022年北京市居民分年龄分性别基本知识和理念素养水平

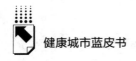

2.健康生活方式与行为素养

2022年，北京市居民的健康生活方式与行为素养水平为43.9%。其中，城市居民为47.2%，农村居民为30.0%，城市居民高于农村居民。男性为41.5%，女性为46.4%，女性高于男性。在年龄方面，30~39岁年龄组的水平最高，为53.2%，其次是15~29岁（52.1%）和40~49岁（49.1%），分年龄分性别的健康生活方式与行为素养水平见图10。按文化程度划分，初中及以下文化程度的居民健康生活方式与行为素养水平为24.2%，高中/职高/中专为36.5%，大专及以上为56.7%，健康生活方式与行为素养水平呈现随文化程度提升而提升的趋势。

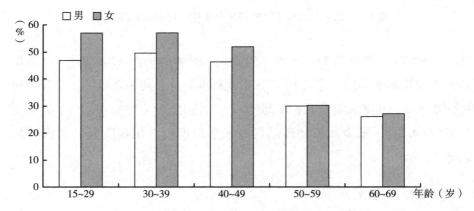

图10　2022年北京市居民分年龄分性别健康生活方式与行为素养水平

3.基本健康技能素养

2022年，北京市居民的基本健康技能素养水平为41.3%。其中，城市居民为43.3%，农村居民为32.6%，城市居民的水平高于农村居民。男性为40.1%，女性为42.5%。在年龄方面，30~39岁年龄组最高，为49.2%，其次是40~49岁年龄组，为44.1%。不同年龄组、不同性别居民的基本健康技能素养水平见图11。初中及以下文化程度的居民基本健康技能素养水平为26.4%，高中/职高/中专为33.5%，大专及以上为51.9%，基本健康技能素养水平呈现随文化程度提升而提升的趋势。

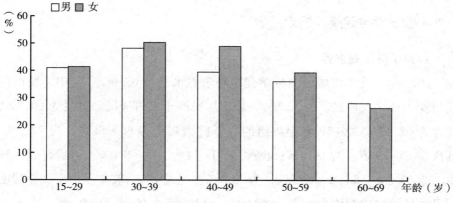

图 11　2022 年北京市居民分年龄分性别基本健康技能素养水平

4. 2012~2022年三方面素养水平比较

2022 年，三方面素养水平从高到低排序依次为：基本知识和理念素养水平、健康生活方式与行为素养水平、基本健康技能素养水平。基本健康技能素养水平从 2012 年的首位变为 2022 年的末位。

2012~2022 年，基本知识和理念素养水平、健康生活方式与行为素养水平均呈现持续上升态势，分别增长了 19.7 个百分点和 25.1 个百分点。而基本健康技能素养水平则呈现波动上升的趋势（见图 12）。

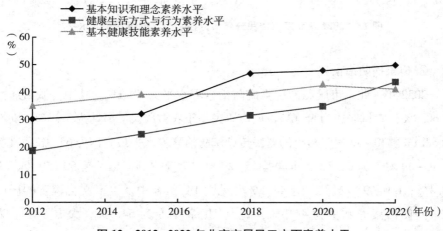

图 12　2012~2022 年北京市居民三方面素养水平

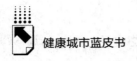

（四）六类健康问题素养水平

1. 科学健康观素养

2022年，北京市居民的科学健康观素养水平为63.0%。其中，城市居民为65.4%，农村居民为52.9%，城市居民高于农村居民。男性为60.7%，女性为65.4%。30~39岁年龄组的科学健康观素养水平最高，为72.3%；其次是15~29岁，为69.1%；再次是40~49岁，为68.6%；然后是50~59岁，为53.3%；60~69岁最低，为43.1%（见图13）。初中及以下文化程度居民的科学健康观素养水平为42.4%，高中/职高/中专为55.8%，大专及以上为76.1%，科学健康观素养水平随文化程度提升而提升。

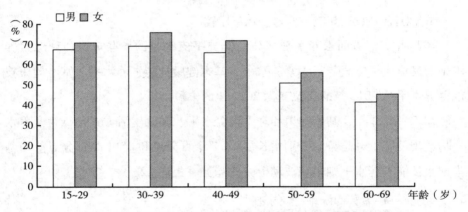

图13 2022年北京市居民分年龄分性别科学健康观素养水平

2. 传染病防治素养

2022年，北京市居民的传染病防治素养水平为58.1%。其中，城市居民为60.9%，农村居民为46.6%，城市居民高于农村居民。男性为54.3%，女性为62.1%。30~39岁年龄组的居民传染病防治素养水平最高，为65.9%；其次是40~49岁，为61.7%；再次是15~29岁，为59.6%；然后是50~59岁，为52.1%；60~69岁最低，为44.3%（见图14）。初中及以下文化程度的居民传染病防治素养水平为41.3%，高中/职高/中专为54.9%，大专及以上为67.6%，传染病防治素养水平随文化程度提升而提升。

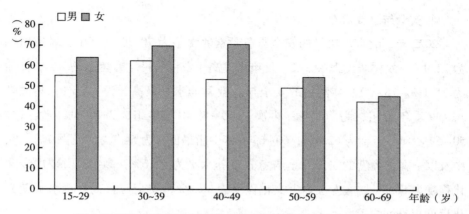

图14 2022年北京市居民分年龄分性别传染病防治素养水平

3. 慢性病防治素养

2022年，北京市居民的慢性病防治素养水平为46.3%。其中，城市居民为49.6%，农村居民为33.0%，城市居民高于农村居民。男性为44.0%，女性为48.8%。30~39岁年龄组的慢性病防治素养水平最高，为56.4%；其次是15~29岁，为54.7%；再次是40~49岁，为49.3%；然后是50~59岁，为32.2%；60~69岁最低，为31.0%（见图15）。初中及以下文化程度居民的慢性病防治素养水平为27.0%，高中/职高/中专为40.6%，大专及以上为58.2%，慢性病防治素养水平随文化程度提升而提升。

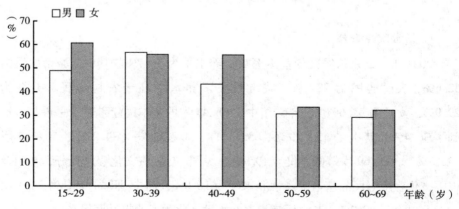

图15 2022年北京市居民分年龄分性别慢性病防治素养水平

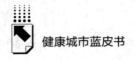

4. 安全与急救素养

2022年，北京市居民的安全与急救素养水平为70.4%。其中，城市居民为72.9%，农村居民为60.0%，城市居民高于农村居民。男性为69.7%，女性为71.1%。15~29岁年龄组的安全与急救素养水平最高，为77.6%；其次是30~39岁年龄组，为76.1%；再次是40~49岁年龄组，为75.6%；然后是50~59岁年龄组，为62.4%；60~69岁年龄组最低，为54.2%（见图16）。初中及以下文化程度的居民安全与急救素养水平为52.6%，高中/职高/中专文化程度为66.3%，大专及以上文化程度为80.8%，安全与急救素养水平随文化程度提升而提升。

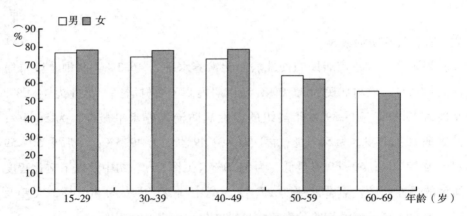

图16　2022年北京市居民分年龄分性别安全与急救素养水平

5. 基本医疗素养

2022年，北京市居民的基本医疗素养水平为30.7%。其中，城市居民为32.6%，农村居民为23.2%，城市居民素养水平高于农村居民。男性为29.9%，女性为31.6%。在年龄组中，40~49岁的基本医疗素养水平最高，达到了36.4%，其次是15~29岁（35.1%）、30~39岁（34.9%）、50~59岁（22.7%），60~69岁最低，仅为19.7%（见图17）。按文化程度划分，初中及以下文化程度居民的基本医疗素养水平为16.0%，高中/职高/中专为24.4%，大专及以上为40.7%，基本医疗素养水平随文化程度的提升而提升。

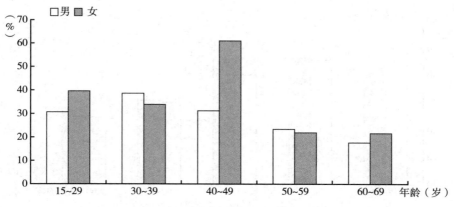

图 17　2022 年北京市居民分年龄分性别基本医疗素养水平

6. 健康信息素养

2022 年，北京市居民健康信息素养水平为 40.6%。其中，城市居民为 43.1%，农村居民为 30.5%，城市居民的健康信息素养水平高于农村居民。男性为 39.3%，女性为 42.0%，女性的健康信息素养水平高于男性。15~29 岁年龄组的健康信息素养水平最高，为 52.6%；其次是 30~39 岁，为 45.9%；再次是 40~49 岁，为 42.8%；然后是 50~59 岁，为 30.2%；60~69 岁最低，为 26.2%（见图 18）。初中及以下文化程度居民的健康信息素养水平为 23.8%，高中/职高/中专为 33.3%，大专及以上为 52.0%，健康信息素养水平随文化程度提升而提升。

7. 2012~2022 年六类健康问题素养水平比较

2022 年，北京市居民六类健康问题素养水平由高到低的顺序为：安全与急救素养水平、科学健康观素养水平、传染病防治素养水平、慢性病防治素养水平、健康信息素养水平、基本医疗素养水平（见图 19）。安全与急救素养水平自 2012 年以来持续维持在高位；传染病防治素养水平稳步提升，2018~2020 年大幅提升 11.8 个百分点；慢性病防治素养水平、健康信息素养水平呈上升趋势；科学健康观素养水平呈波动状，小幅提升；基本医疗素养水平也呈波动状，且处于低位。

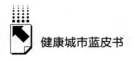

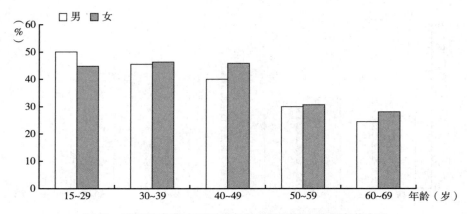

图18　2022年北京市居民分年龄分性别健康信息素养水平

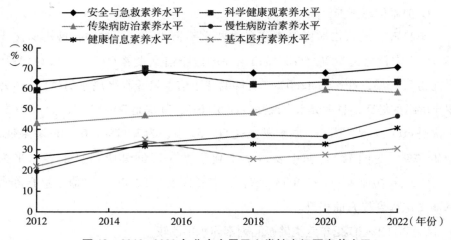

图19　2012~2022年北京市居民六类健康问题素养水平

三　讨论与建议

（一）北京市居民健康素养水平2012~2022年持续稳步提升

2022年，北京市居民健康素养水平为40.5%，相较于2012年（24.7%）、

2015 年（28.0%）、2018 年（32.3%）和 2020 年（36.4%）分别提升了 15.8 个百分点、12.5 个百分点、8.2 个百分点和 4.1 个百分点，健康素养水平呈现稳步提升趋势。居民健康素养水平的稳步提升，离不开健康政策的引导、健康支持性环境的创建、健康促进专项行动的开展以及居民健康知识的丰富与健康意识的逐步增强。

2014 年，国家卫生计生委印发《全民健康素养促进行动规划（2014—2020 年）》，提出要分两阶段实现全国居民健康素养水平的提升，以及建设健康促进县（区）、健康促进医院、健康促进学校、健康社区等一系列健康促进场所。[①] 中共中央、国务院于 2016 年印发《"健康中国 2030"规划纲要》[②]，国家卫生健康委于 2019 年制定《健康中国行动（2019—2030 年）》[③]，明确提出到 2022 年和 2030 年，全国居民健康素养水平分别不低于 22% 和 30%，将提高健康素养作为增进全民健康的前提。为贯彻落实国家的健康政策，深入实施健康中国战略，2017 年，北京市人民政府出台《"健康北京 2030"规划纲要》，提出了到 2030 年北京市居民健康素养水平达到 45% 的目标。2020 年，健康北京行动推进委员会印发《健康北京行动（2020—2030 年）》，为推进健康北京建设提供了具体实施路径，重点针对危害首都市民健康的主要危险因素，在全市实施 20 项具体行动。

北京市依托国家卫生区、健康促进示范区创建契机，在全市范围内开展健康城市、健康县（区）、健康促进示范区的建设工作以及健康促进场所的创建工作，打造健康支持环境；开展多种形式的健康教育与健康促进活动，普及健康知识，倡导健康理念，促进健康行为养成，并充分利用新媒体和传统媒体进行健康知识普及和宣传报道。北京市居民的健康意识不断增强，健康理念已发生转变，健康行为正在逐步养成。

---

① 《国家卫生计生委关于印发全民健康素养促进行动规划（2014—2020 年）的通知》，国家卫生健康委网站，http://www.nhc.gov.cn/xcs/s3581/201405/218e14e7aee6493bbca74acfd9bad20d.shtml。

② 《中共中央　国务院印发〈"健康中国 2030"规划纲要〉》，中国政府网，https：//www.gov.cn/zhengce/2016-10/25/content_5124174.htm.

③ 《健康中国行动（2019—2030 年）》，中国政府网，https：//www.gov.cn/xinwen/2019-07/15/content_5409694.htm。

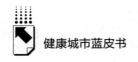

（二）农村居民健康素养水平提升速度显著，但城乡差距依然明显

2022年，城市居民健康素养水平为43.4%，高于农村居民的28.5%。与城市（2012年为27.2%，2015年为29.5%，2018年为33.8%）和农村（2012年为9.3%，2015年为19.0%，2018年为23.3%）的既往数据相比，城乡居民健康素养水平均呈现稳步提升态势。农村地区居民健康素养水平的提升速度快于城市地区，城乡间差距虽呈现波动状缩小，但仍维持在10个百分点以上。这可能与城乡文化教育、卫生健康资源分布不均衡有关。核心区、中心城区资源密集，平原新城和生态涵养区优质资源相对不足，城乡结合部和农村地区资源较短缺。

2018年，北京市卫生健康委员会印发《北京市农村地区居民健康素养提升行动方案（2018—2020年）》的通知①，重点在13个涉农区开展健康教育进乡村行动。今后，需进一步完善农村地区的健康教育与健康促进网络，制定适合农村地区的健康教育政策和策略，加强医疗卫生机构和乡镇卫生院的标准化建设，以促进农村地区健康素养水平的提升，进一步缩小城乡差距。

（三）青少年健康素养水平提升速度最快，老年人持续偏低，需持续关注

青少年处于个体生长发育和人格形成的关键时期，此阶段的健康素养水平与近视、超重肥胖、网络成瘾等常见身心问题密切相关。因此，其健康素养的提升关乎个体全生命周期的健康，也是实现健康中国战略目标的关键。2012～2022年，北京市15～29岁人群的健康素养水平由24.7%提升至48.7%，呈现大幅提升，这表明近年来北京市健康教育进校园系列活动成效显著。建议今后家庭、学校和医疗卫生机构进一步深化合作，持续提升青少年的健康素养水平，提高青少年对自身健康的重视程度。

---

① 《北京市卫生健康委员会关于印发〈北京市农村地区居民健康素养提升行动方案（2018—2020年）〉的通知》，北京市卫生健康委网站，http：//wjw. beijing. gov. cn/zwgk_ 20040/ghjh1/201912/t20191216_ 1242730. html。

此外，调查结果还显示，2012~2022年，50~59岁人群的健康素养水平由22.4%提升至27.1%，呈现波动状小幅提升；60~69岁人群则由20.6%下降至18.7%，呈现小幅下降趋势。2012年30~39岁居民健康素养水平为31.4%，10年后40~49岁为45.7%，提升明显；2012年40~49岁健康素养水平为21.5%，10年后50~59岁为27.1%，略有提升；2012年50~59岁健康素养水平为22.4%，10年后60~69岁为18.7%，略有下降。这进一步提示，50岁及以上居民值得重点关注。因此，中老年人群也是健康教育的重点，建议针对此类人群，宣教内容在考虑科学性的同时应结合通俗性和趣味性，尽量减少专业术语的使用，从而提高健康传播的效率与接受度。

（四）在三方面素养中，健康生活方式与行为素养水平稳步提升，基本健康技能素养水平波动提升但处于低位，需重点关注

2022年，北京市居民健康素养的三方面水平由高到低依次为：基本健康知识和理念素养水平（50.0%）、健康生活方式与行为素养水平（43.9%）、基本健康技能素养水平（41.3%）。

基本健康知识和理念素养是培养良好的健康生活方式与行为、掌握基本健康技能的先导和基础。与2012年相比，基本健康知识和理念素养水平提高了19.7个百分点。近年来，北京市以《中国公民健康素养——基本知识与技能（2015年版）》《首都市民卫生健康公约》的核心知识为主要内容，在全市广泛开展科学优质的健康科普活动，如"健康北京周"系列主题宣传活动、健康提"素"知识竞答活动等，通过健康科普知识的传递，倡导"每个人是自己健康第一责任人"的理念。

健康生活方式与行为素养是三方面素养的重要纽带，它既是在获得健康知识后开展健康行为的目标，也是提升个体基本健康技能的基础。据世界卫生组织统计，全球60%的死亡归因是不良的生活方式和行为。[①]因此，健康

---

① 周苍海、杨人贵：《西藏自治区山南市某中学高中生健康生活方式与行为素养现况和影响因素分析》，《实用预防医学》2019年第9期。

生活方式与行为素养是预防疾病、促进健康的关键。与 2012 年相比，北京市居民健康生活方式与行为素养水平提升了 25.1 个百分点，这表明居民的健康行为正在逐步养成。但行为改变是一个复杂的过程，后期仍需从政策环境、居民社区参与、公共卫生服务等多个方面综合推进。

基本健康技能素养是居民对健康信息获取、急救护理、自我保健等健康技能掌握情况的体现。与 2012 年相比，北京市居民基本健康技能素养水平提高了 6.2 个百分点，相较于基本健康知识和理念素养水平、健康生活方式与行为素养水平，它处于较低位，提升速度也较慢，因此需重点关注。调查发现，居民基本技能素养普遍存在"知易行难"的现象，这提示我们在开展健康教育工作时，不能仅局限于健康知识的宣传，还应侧重加强行为干预和健康技能培训，以全面提升居民的基本技能素养水平。[1]

（五）在六类健康问题素养中，慢性病防治素养水平提升速度最快，基本医疗素养水平持续处于最低

2022 年，北京市居民六类问题健康素养水平由高到低的顺位为：安全与急救素养水平（70.4%）、科学健康观素养水平（63.0%）、传染病防治素养水平（58.1%）、慢性病防治素养水平（46.3%）、健康信息素养水平（40.6%）、基本医疗素养水平（30.7%）。

慢性病防治素养是指获取、理解、交流及应用健康信息，以改善健康和减少非传染性疾病发生的能力。提升居民慢性病防治素养可从根源上降低慢性病的发病率，并提升慢性病患者的自我管理能力，从而降低因病致死致残的风险。北京市 2022 年慢性病防治素养水平较 2012 年提升了 26.7 个百分点，提升显著，提升速度在六类健康问题素养水平中位列第一。这与近年来健康相关政策的支持及市级慢性病综合防控示范区的创建等一系列健康促进行动密切相关。但《中国居民营养与慢性病状况报告（2020 年）》数据显示，2019 年我国慢性病导致的死亡仍占我国

---

① 张璐：《我国居民健康素养现况》，《职业与健康》2019 年第 12 期。

总死亡的 88.5%。[①] 因此，今后慢性病防治素养的提升及慢性病的防治工作仍需要持续关注。

基本医疗素养反映的是居民在生病时及时就医、正确就医、遵医嘱治疗以及合理用药的能力，同时也体现了居民充分利用现有医疗资源和基本公共卫生服务的能力。具体测评内容涵盖对人体重要生命器官和基本生命指征的了解、就医行为、用药知识等多方面。基本医疗素养以科学健康观和信息素养为基础，并受到其他五类健康问题素养的综合影响。数据显示，2012~2022 年这十年间，基本医疗素养水平呈现波动状变化。当前，我国正处于人口老龄化的加速阶段，慢性病患病率高，医疗负担重，因此，居民利用卫生资源和正确就医的能力尤为重要，这提示我们今后需加强基本医疗方面知识的普及，以提升居民对卫生服务政策、寻医问药途径、科学就医和合理用药的认知。

（六）建议

（1）贯彻落实健康北京战略，将健康融入所有政策，建立政府、社会和个人共同行动的体制机制，倡导"每个人是自己健康第一责任人"的理念，动员全社会参与健康素养提升行动。

（2）加强健康教育与健康促进体系建设，完善健康教育网络，深入开展健康促进场所建设和健康传播活动，营造支持性环境。

（3）制定适宜农村地区的健康政策和策略，强化健康素养提升行动，进一步缩小城乡健康差距。

（4）加大儿童青少年健康教育宣传力度，从小培育健康理念，促进健康行为养成。

（5）重点关注初中及以下文化程度、50 岁及以上的人群，采取针对性的干预策略，以提升其健康素养水平，从而实现全民健康的目标。

---

① 《国务院新闻办就〈中国居民营养与慢性病状况报告（2020 年）〉有关情况举行发布会》，中国政府网，https：//www.gov.cn/xinwen/2020-12/24/content_5572983.htm。

B.14
健康北京行动引领下的
健康科普体系建设与实践

韩晔　洪玮　郭铭杰　张么九　董佳鑫*

摘　要： 在《健康北京行动（2020—2030年）》的引领下，北京市疾控中心健康教育所充分发挥技术优势，依托"政府主导、部门协作、技术支撑、全社会动员"的健康北京工作机制，以健康促进为策略，构建强有力的健康科普工作机制；以医防融合为理念，全方位开展科普专家队伍管理与建设；以新媒体为主流，开展自主媒体建设；强化品牌，多元化开展形式多样的科普活动；探索前沿，评估成效，多层次推动科普成果转化。新时期，健康北京建设对健康科普工作提出了更高的标准和要求，需要与时俱进，开拓创新。研究结果显示，健康北京工作机制是健康科普体系建设的保障，注重以科普专家为主导的多元化健康科普传播，有效推动了居民健康素养水平的提升，新媒体健康科普体系已初步完善。

关键词： 健康北京行动　健康科普体系　健康素养

习近平总书记强调："没有全民健康，就没有全面小康。"① 2017年10

---

* 韩晔，北京市疾病预防控制中心健康教育所所长、研究员，主要研究方向为健康教育与健康促进；洪玮，北京市疾病预防控制中心科员、编辑，主要研究方向为健康教育与健康促进；郭铭杰，北京市疾病预防控制中心科员、助理馆员，主要研究方向为健康教育与健康促进；张么九，北京市疾病预防控制中心科员、馆员，主要研究方向为健康教育与健康促进；董佳鑫，北京市疾病预防控制中心科员，主要研究方向为戒烟技术的推广及应用。

① 《习近平谈治国理政》第2卷，外文出版社，2017，第370页。

月，党的十九大报告指出，要"实施健康中国战略"①。随后同步出台《健康中国行动（2019—2030 年）》。北京市积极响应中央部署，于 2020 年 3 月正式印发了《健康北京行动（2020—2030 年）》（以下简称《健康北京行动》）。其中，健康素养提升行动被列为首要行动，要求到 2030 年，北京市居民健康素养水平达到 50%。② 北京市疾控中心健康教育所（以下简称"北京市疾控中心健教所"）作为负责健康教育与健康促进工作的专业技术机构，承担着全市健康知识普及、健康素养监测等重要职能，是健康素养提升行动的重要实施单位。近年来，在《健康北京行动》的引领下，北京市疾控中心健教所全面推动了健康科普体系建设与实践，并取得了一定成效。本文通过对北京市健康科普体系建设与实践的介绍，总结经验，分析问题，探索策略，以期更好地助力健康北京建设，持续提升首都居民健康素养水平。

一 以健康促进为策略，构建强有力的健康科普工作机制

健康促进是指运用行政或组织手段，广泛动员和协调社会各相关部门以及社区、家庭和个人，使其履行各自在健康方面的责任，共同维护和促进健康的一种社会行动和社会策略。③ 北京市始终依托"政府主导、部门协作、技术支撑、全社会动员"的健康北京工作机制，将健康促进作为核心策略，强化顶层设计，全方位构建强有力的健康促进工作机制。

（一）建立"大卫生+大健康"健康科普长效机制

《健康北京行动》提出，要构建并完善由健康教育专业机构指导、全社

---

① 《十九大以来重要文献选编》（上），中央文献出版社，2019，第 34 页。
② 《健康北京行动推进委员会关于印发〈健康北京行动（2020—2030 年）〉的通知》，北京市人民政府网站，https://www.beijing.gov.cn/gongkai/guihua/wngh/qtgh/202006/t20200602_1913346.html。
③ 中国健康教育中心：《健康教育人员专业能力建设指南及解读》，人民卫生出版社，2021，第 3~4 页。

会共同参与的全民健康教育工作格局。北京市疾控中心健教所作为全市健康教育与健康促进的业务指导中心，始终立足高站位、高格局，一方面，与北京市卫生健康委爱卫处形成合力，借助政府行政效力加强横向部门联动；另一方面，纵向统筹市、区健康教育专业机构，形成以医疗卫生机构为主体，覆盖学校、社区、企业等相关场所的健康教育三级工作网络，在全市范围内构建立体的"大卫生+大健康"健康科普长效机制，达到了"横到底、纵到边"的工作实效。

（二）建立"大卫生+大宣传"全媒体信息发布机制

《健康北京行动》提出，要构建全媒体健康科普知识发布和传播机制。2021年，北京市疾控中心积极推动北京市卫生健康委与北京市广电局签署"大卫生+大宣传"宣传战略合作框架协议，充分发挥首都广播电视、网络视听"大宣传"平台作用，推动优质健康科普资源广泛传播。

（三）建立"疾控+广电"应急科普传播机制

2020年，北京市疾控中心突破常规，与北京市广电局建立了"疾控+广电"应急科普传播机制，以健康科普为主导，组织北京广播电视台、16区融媒体中心、歌华传媒集团和21家重点网络视听平台，形成了"一组""四群"的媒体指挥体系和全媒体传播矩阵，多维度搭建政府卫生机构和媒体共同参与的应急科普传播机制①，并持续在2023年洪涝灾害应急宣传和流感应急宣传中发挥重要作用。

（四）建立"科普+科技"健康科普激励机制

《健康北京行动》提出，要强化医疗卫生机构和医务人员开展健康促进与教育的激励与约束。2023年，北京市人力资源和社会保障局、北京市卫

---

① 韩晔、洪玮、段佳丽：《突发公共卫生事件应急科普传播机制与实践策略探讨》，《中国健康教育》2021年第8期。

生健康委共同印发《深化卫生专业技术人员职称制度改革实施办法》①，将健康科普纳入卫生专业技术人员职称评定实施细则，破除"四唯"顽疾，即"唯论文、唯帽子、唯学历、唯奖项"，充分调动广大医务工作者主动开展健康科普、深入健康教育工作的积极性。

（五）建立新媒体健康科普监测机制

互联网的快速发展颠覆了传统的舆论生态，打破了传统官方作为唯一信源的传播局面，使得网络舆情爆发的潜伏期不断缩短。作为"平急"结合的健康科普知识传播主渠道，完善舆情信息的监测和采集机制、舆情评估系统②，势在必行。2024年，北京市疾控中心与第三方专业公司共同建立了新媒体健康科普监测机制。该机制通过"七大功能模块"（平台管理、媒体矩阵、专题管理、稿件管理、数据大屏、报告管理、异动管理），对新媒体健康科普信息发布和重点科普活动进行常态化、重点性监测，有效抓取全网传播数据，真实评估各类健康科普信息的传播效果、传播趋势和传播风险。

二　以医防融合为理念，全方位开展科普 专家队伍管理与建设

作为专业的健康传播者和健康科普活动的主要参与者，健康科普专家对提升公众健康素养具有重要影响。2019年，《国务院关于实施健康中国行动的意见》③ 提出"两库""一机制"，要求建立和完善健康科普专家库。2011年，北京市卫生局（现为北京市卫生健康委员会）在全市率先开展专

---

① 《北京市人力资源和社会保障局　北京市卫生健康委员会关于印发〈北京市深化卫生专业技术人员职称制度改革实施办法〉的通知》，北京市人民政府网站，https：//www. beijing. gov. cn/zhengce/zhengcefagui/202303/t20230331_ 2949124. html。

② 张筱荣、郭圳凝：《突发公共卫生事件网络舆情危机及其治理》，《北京交通大学学报》（社会科学版）2023年第2期。

③ 《国务院关于实施健康中国行动的意见》，中国政府网，https：//www. gov. cn/zhengce/content/2019-07/15/content_ 5409492. htm。

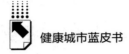

家遴选，成立全国首批健康科普专家库，通过媒体宣传、健康巡讲、编写书籍、作品征集、公益活动等多种形式组织专家广泛开展健康科普传播，专家队伍成为北京市开展健康科普工作的主力军，确保全市健康科普工作科学、规范、有效开展。

（一）建立专家管理工作体系

2011 年，北京市卫生局（现北京市卫生健康委员会）出台《北京健康科普专家管理指导意见（试行）》，经过不断完善，分别于 2019 年①和 2023 年②陆续出台了不同修订版的《北京健康科普专家管理办法》（以下简称《专家管理办法》）。《专家管理办法》对北京健康科普专家的管理机制、遴选程序、使用要求、责任义务等内容进行了明确，并以专家管理为切入点，推动全市建立了由卫生健康委管理统筹、疾控中心技术实施、各级医疗卫生机构为主渠道的健康科普三级管理工作网络，并实施"疾控＋医疗机构"双部门管理机制，共同对科普专家进行动态管理（见图 1）。

（二）多形式开展专家推广活动

1. 媒体宣传

媒体是健康传播发挥作用的重要途径之一。2009 年的张悟本事件，暴露了媒体作为"把关人"角色的缺失。如果没有权威专家站出来解读健康科普信息，受众很容易迷失在信息场中。③ 2011 年以来，北京市疾控中心健教所每年有计划地推荐优质专家参与各类媒体节目，在北京广播电视台、搜狐健康、《北京晚报》、北京健康教育微信公众号、《健康》杂志等

① 《北京市卫生健康委员会关于印发北京健康科普专家管理办法的通知》，北京市卫生健康委网站，https：//wjw. beijing. gov. cn/zwgk_ 20040/cgxx/201912/t20191216_ 1242048. html。
② 《北京市卫生健康委员会关于印发北京健康科普专家管理办法（2023 修订版）的通知》，北京市卫生健康委网站，https：//wjw. beijing. gov. cn/zwgk_ 20040/qt/202402/t20240204_ 3555694. html。
③ 汤杏：《安徽合肥城市社区卫生科普状况及对策研究》，安徽医科大学硕士学位论文，2020。

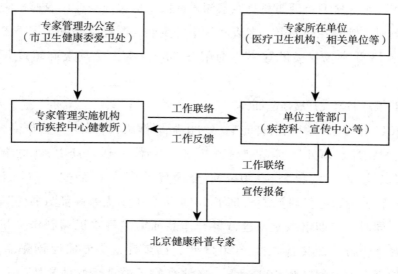

图1 北京健康科普专家管理流程

资料来源：韩晔等：《北京健康科普专家库的建设管理与成效》，《中国健康教育》2023年第6期。

主流媒体上建立了"北京健康科普专家"专题、专栏和专区，累计推送专家超过1200人次，录制电视节目1400余期，开展专家直播130场，媒体对科普专家的使用率达到81.7%。在新冠疫情期间，通过新闻发布、现场采访、媒体节目访谈、直播等多种形式组织科普专家回应热点，引导舆论，累计创作应急科普视频226条、应急科普文章172篇，推出各类媒体节目158场，全网累计视频/图文点击量高达13.7亿次，真正达到了覆盖广、传播快、到达率高的宣传效果。①

2. 健康讲座

《专家管理办法》提出，应充分发挥专家的技术特长，加强健康科普实践能力。2011～2021年，北京市疾控中心每年开展"健康中国行——北京健康科普专家巡讲""健康科普'五进'行动"等系列主题讲座活

---

① 课题组调研整理。

动，组织市、区两级健康科普专家深入社区、机关、企业、农村、学校等重点场所，针对在职人群、老人和学生等重点人群普及健康知识，累计举办讲座 1300 余场，提供健康咨询服务 500 余次，受益人群超过 300 万人次。[1]

3. 编写书籍及开展作品征集

2011 年以来，组织科普专家编辑出版"健康大百科""健康到你家""身边健康那点事儿"等系列科普丛书，共计 34 册。其中，《健康大百科》（20 册）荣获科技部 2014 年全国优秀科普作品奖，《健康到你家——科普专家送健康》则入选了 2019 年"中华优秀科普图书榜"原创榜单。同时，定期组织专家进行科普作品征集和科普视频制作，并通过各类媒体进行广泛传播。截至 2023 年，已累计征集专家原创作品 3370 件，拍摄专家原创视频 400 余条，在北京健康教育新媒体矩阵，开设了"科普专家说"专栏，陆续发布了 26 篇专家科普作品，作品点击量超过 3 万次。

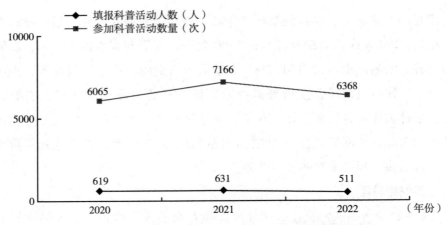

图 2　第三批北京健康科普专家开展健康科普工作数据情况

资料来源：课题组调研整理。

---

① 课题组调研整理。

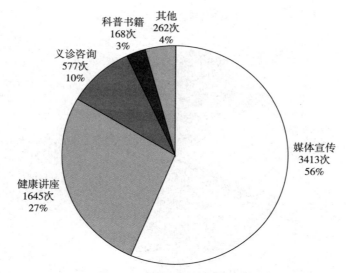

图3　2020年第三批北京健康科普专家参加科普活动情况

资料来源：课题组调研整理。

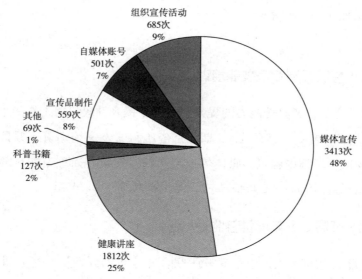

图4　2021年第三批北京健康科普专家参加科普活动情况

资料来源：课题组调研整理。

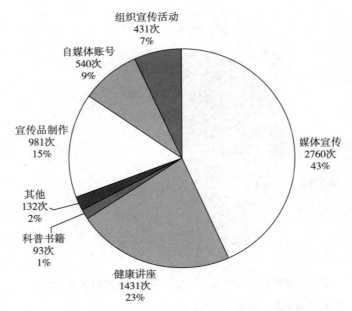

图5　2022年第三批北京健康科普专家参加科普活动情况

资料来源：课题组调研整理。

（三）持续开展专家技能培训

健康教育工作者科普能力的提升，有助于提升健康科普工作的水平和效率。2011~2023年，共组织了15期北京健康科普专家培训班，累计开展培训课程25次，培训内容包括媒体传播与实践、健康传播理论和科普写作技巧等6类。累计培训专家4045人次，培训覆盖率达87.4%。

（四）开展专家年度科普监测和评估

2017年，北京市疾控中心健教所联合专业机构开发研制了"北京健康科普专家管理数据库"，每年对专家信息及科普工作数据进行收集、入库和监测，累计存储专家信息20483条，定期对专家科普工作进行动态监测，有效评估专家的科普活跃度特征和科普能力。

三 以新媒体为主流，开展自主媒体建设

（一）建立网络视听平台传播矩阵

借助"大卫生+大宣传"传播机制，发挥北京地区网络视听平台优势，联动新浪、搜狐视频、抖音、头条、快手、优酷、爱奇艺、凤凰网、北青网、好看视频等21家重点视听平台，建立传播矩阵，聚合发布重点健康科普信息。在新冠疫情期间，北京市疾控中心在21家重点网络视听平台建立"北京健康 一起行动"专区，集中发布各类科普信息，专区搭建仅3天，视频点击量就过亿。2020~2022年，专区图文/视频累计点击量超过8亿次。

（二）建设自主官方新媒体矩阵

做好新媒体健康传播，就要抓好布局规划、运行机制、内容质量和品牌建设四个方面。① 北京市疾控中心健教所自主运营北京健康教育新媒体矩阵，形成以"三号"（北京健康教育微信公众号、北京健康教育视频号、北京健康科普抖音号）为主，其他"两号"（北京健康教育微博、健康北京头条号）为辅的矩阵发布格局，力求将优质的健康科普内容以丰富、多元的形式进行宣传。2022年，北京健康教育微信公众号发布的图文"混检阳性应该怎么办？"24小时点击量超过500万次。2023年，北京健康教育新媒体矩阵累计发布科普视频/图文1678条，总播放量达2577万次。

四 强化品牌，多元化开展形式多样的科普活动

（一）健康素养推广行动

《健康北京行动》明确要求，到2030年，北京市居民健康素养水平要

---

① 李长宁、李杰：《新媒体健康传播》，中国协和医科大学出版社，2019，第8页。

达到 50%。目前，2022 年北京市居民健康素养水平为 40.5%，离实现健康北京目标还有一定距离。2018~2022 年，北京市疾控中心连续 5 年开展"健康提'素'——首都市民线上竞答活动"，覆盖全市 17 区（含经济开发区）351 个街（乡）的 6600 余家社区（村），累计近 300 万人次参与线上学习活动，累计答题 4000 余万道（见图 6）。

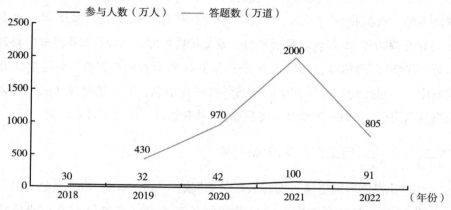

图 6 2018~2022 年"北京市健康提'素'——首都市民线上竞答活动"
参与人数及答题数量变化情况

2019 年，开展了"健康提'素'——北京市居民家庭健康技能大赛"，活动，包括知识答题和健康才艺展示，吸引全市 100 个家庭参赛；2023 年，组织举办了"健康提'素'——新媒体健康科普创新大赛"，共有在京 98 家医疗机构的 238 名科普能手参赛。活动在抖音创建了"2023 健康提素科普大赛"聚合专区，并联动搜狐、百度、爱奇艺、优酷、新浪、快手等 21 家重点网络视听新媒体以及歌华城市电视等组成新媒体矩阵，累计发布了 262 条健康科普短视频，全网阅读量达到 4163 万次。其中，"2023 年新媒体健康科普创新大赛"入选"科技为光·典赞时刻"年度十大科普活动，荣获"全国疾控系统健康活动策划二等奖"以及"2023 年度新时代文明实践创新案例评选提名奖"等荣誉奖项。

（二）健康科普"五进"行动

2017 年以来，北京市疾控中心在市卫生健康委的指导下，积极联动市教委、市体育局、市直机关工委、市妇联、市农业农村局等多部门，在全市范围内持续开展健康科普"五进"行动。他们组织市区级健康科普专家深入机关、企业、学校、农村、社区等重点场所，通过讲座、咨询、体验测试等形式，为市民百姓送去优质的健康服务。服务内容涉及慢性病、传染病、中医、急救、饮食运动、骨病、心理、健康生活方式等多个知识领域。累计举办讲座 2100 余场，咨询活动 300 余次，受益群众达到 50 万人次。

（三）健康北京周主题宣传活动

北京市从 2017 年起每年组织开展"健康北京周"主题宣传活动。"2020 健康北京周"紧密围绕《健康北京行动》，分别邀请健康、教育、餐饮、体育、环境、媒体等相关行业的权威代表为健康行动代言，通过制作、发布一系列公益视频、海报、图文及媒体节目等，向市民发出健康行动倡议。据统计，在宣传周期间全网累计视频点击量/浏览量达 8600 万次，曝光量达 600 万次。

（四）《首都市民卫生健康公约》主题宣传

2020 年 5 月 2 日，北京市政府发布《首都市民卫生健康公约》（以下简称《公约》），《公约》涵盖体检、心理、环境、饮食、运动等 10 条健康内容，大力倡导市民建立健康生活方式，培养健康行为习惯，并通过媒体广泛传播。截至 2024 年，以《公约》为主题在广播电视台录制播出的专家节目总计 37 期，《北京晚报》刊载专版 8 期，《公约》主题海报和公益广告在全网传播的总点击量/浏览量达 5956.37 万次，户外媒体总曝光量 1.56 亿次。其中，围绕《公约》与北京交通台"一路畅通"共同策划播出的《我家的健康生活顺口溜儿》节目，被北京市广电局作为《声屏亮点》节目在全市推广。此外，策划编制《卫生健康约起来》（《公约》科普画册），该画册

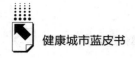
约 12 万字 200 余页，对《公约》的 10 个主题进行了充分解读，配图丰富、文字简练、通俗易懂。

（五）北京市健康科普大赛

《健康北京行动》提出，各三级医疗机构和市级公共卫生机构要组建自己的健康科普专家队伍。自 2015 年起，北京市组织全市各级医疗卫生机构陆续举办了"2015 年健康中国行——北京市健康科普大赛""首届北京市疾控系统健康科普大赛""2018 年北京市疾控系统健康科普大赛""2020 年健康北京科普作品征集大赛""2023 年新媒体健康科普创新大赛""2024 年北京市'双百'行动基层健康科普大赛""健康科普短视频作品征集活动"等一系列科普大赛活动，以赛代训、以赛促学，遴选、培养并推广了多批优秀的健康科普能手和知名专家，如谭先杰、马良坤、陶勇等，他们逐步成为北京健康科普专家库的后备军和骨干力量。

五 探索前沿，评估成效，多层次推动科普成果转化

（一）研制标准，推动科普工作规范化

目前，北京市尚未出台健康科普工作规范化指导意见或工作标准。2022 年，北京市疾控中心健教所开展了"北京市健康科普信息发布机制研究"课题，从应用性角度调查分析了北京市健康科普信息发布现状，并研制了医疗机构健康科普信息发布三级评价指标体系，为有效开展新媒体健康科普信息质量评价、建立规范的北京市健康科普信息发布机制提供了科学的参考和依据。

（二）论证模式，提升适宜方法应用推广效果

围绕拉斯韦尔"五因素"理论模式，从实践入手，以案例研究的形式，

相继开展了"突发公共卫生事件下应急科普模式研究""融媒体下大型健康科普活动的模式研究""北京健康科普专家的建设模式研究""健康北京行动健康科普传播模式研究"等课题，从问题引入、传播主体、传播内容、传播渠道、传播受众、传播效果等维度进行了全面分析，实证论证了科普项目及科普活动实施模式的科学性、可行性，总结了适宜路径和先进方法，以期更好地提升工作模式的应用性和实效性。

六　经验与讨论

（一）健康北京工作机制是健康科普体系建设的保障

健康科普传播是一个多学科交叉的研究领域，具有多维性、系统性和多层次性的特点。健康科普传播不仅是个人行为和群体行为，更是社会行为，需要政府发动多部门配合，全社会共同参与。北京市依托"政府主导、部门协作、技术支撑、全社会动员"的健康北京工作机制，不仅建立、完善了"大卫生+大健康""大卫生+大宣传""疾控+广电""科普+科技"等一系列健康科普工作机制，更构建了"横到底、纵到边"的健康科普立体网络，合力推动各项健康科普工作快速落地，实效显著，健康北京工作机制是北京市健康科普体系建设和发展的有力保障。

（二）以科普专家为主导的多元化健康科普传播，有效推动居民健康素养水平提升

作为健康科普内容的主要提供者及其科学性的重要把关人，医疗卫生领域的专家不但拥有丰富的理论知识和临床经验，而且善于把握学科的发展趋势。传播科学、精准的健康科普知识，有利于提升居民的健康素养水平。北京市 2011 年建立了全国首支由政府聘任的健康科普专家团队，该团队一直以科普专家为主导，在全市开展媒体宣传、健康讲座、科普书籍编写等一系列健康科普传播活动，得到了市民的广泛参与和认可。评估显示，2012~

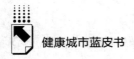

2015 年，市民对北京健康科普专家巡讲活动的综合满意度平均为 91.28%。①
北京市疾控中心 2020 年 3 月对北京市居民关于新冠疫情的调查显示：
90.7%的居民对北京市疾控中心组织的新冠疫情科普活动表示满意。② 近年
来，北京市民健康素养水平逐步提升。2018 年，北京市居民健康素养水平
为 32.3%，2020 年为 36.4%，2022 年达到 40.5%，达到了《健康北京行
动》主要指标中居民健康素养水平的"2022 年目标值"。

（三）新媒体健康科普体系初步完善

根据中国互联网络信息中心（CNNIC）发布的第 53 次《中国互联网络
发展状况统计报告》，截至 2023 年 12 月，我国网民规模达 10.92 亿人，较
2022 年 12 月新增网民 2480 万人，互联网普及率达 77.5%。③ 这表明，网络
新媒体已经成为绝对的传播主流。在《健康北京行动》的引领下，建立了
"大卫生+大健康"健康科普长效机制，充分发挥北京地区网络视听平台数
量多、规模大、增速快、舆论动员力强的优势，在爱奇艺、优酷、搜狐视
频、新浪网等 21 家重点网络视听平台建立传播矩阵，并搭建了首都新媒体
视听矩阵，聚合发布首都健康科普信息，推动优质健康科普内容广泛传播。
同时，借助第三方技术团队和科研力量，开发搭建了新媒体数据监测网和舆
情监测网，并研制了医疗机构新媒体健康科普信息质量评价指标体系，从工
作机制、业务网络、预警监测、信息内容等方面全方位推动首都新媒体健康
科普体系的建立和完善。

---

① 韩晔、徐晓丽、洪玮：《"健康北京人十年行动"健康传播工作模式探讨》，《中华健康管理
学杂志》2017 年第 3 期。
② 黄剑辉：《北京市居民对新型冠状病毒肺炎疫情防控知识需求调查》，《首都公共卫生》
2020 年第 4 期。
③ 《第 53 次〈中国互联网络发展状况统计报告〉发布》，中国互联网络信息中心网站，
https：//www.cnnic.net.cn/n4/2024/0321/c208-10962.html。

健康产业篇 ⟩⟩

B.15

北京市安全应急产业发展研究报告

于晓静 唐 斌*

摘 要: 加快北京市安全应急产业发展,是统筹发展和安全、更好承担首
都功能的必然要求,是谋求经济新增长点、带动城南发展的新动能,是深化
推动京津冀产业协同、应急联动的有力抓手。虽然北京市安全应急产业具备
比较优势,但也面临被长三角城市群、成渝经济圈加速赶超的局面。建议从
需求引领、企业培优、要素保障、区域协同四个方面发力,推动北京市安全
应急产业高质量发展,助力首都都市圈大安全大应急体系建设:一是2B、
2C齐发力,做大安全应急市场;二是以智慧应急突围,迭代产业新生态;
三是育人才、强科研、出标准,以政策组合拳扶持产业发展;四是打造京津
冀安全应急产业集群,筑牢首都圈安全应急屏障。

关键词: 安全应急产业 高质量发展 健康产业

* 于晓静,北京市经济社会发展研究院城市治理研究所所长、副研究员,主要研究方向为城市
治理、韧性城市、城市更新、公共服务;唐斌,清华大学医院管理研究院硕士研究生,主要
研究方向为公共政策、卫生经济。

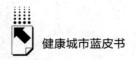

党的二十大报告提出："推进国家安全体系和能力现代化……建立大安全大应急框架。"① 首都安全事关国家安全大局。推动北京市安全应急产业高质量发展，是统筹发展和安全的双重需要，对更好承载首都功能、挖掘新经济增长点、带动城南地区产业升级以及促进京津冀协同发展具有重要意义。

一 更好统筹发展和安全，要求加速推动首都安全 应急产业高质量发展

安全应急产业是为安全生产、防灾减灾、应急救援等提供专业技术、产品和服务的产业，主要包括监测预警、预防防护、救援处置和安全应急服务四大领域，是国家重点支持的战略性新兴产业。新时期安全应急产业在支撑应急物资保供体系中的基础地位得以凸显。与此同时，作为万亿级蓝海市场，安全应急产业也成为各地产业结构调整和工业转型升级的热门方向。

就北京而言，加快发展安全应急产业具有突出的紧迫性和必要性。从承载首都功能的需要看，重大国事活动服务保障成为常态，自然灾害、安全生产等传统风险与新能源应用、医疗废弃物处置、信息安全等新兴风险交织并存，这对首都安全应急体系建设提出了更高要求，同时也为安全应急产业发展提供了广阔市场。从发掘新经济增长点的角度来看，安全应急产业具有公共产品属性，尤其是在内外部环境叠加下，安全应急产品和服务的市场需求更具有确定性。《2022年度中国安全应急产业白皮书》指出，2021年我国安全应急产业总产值超过1.7万亿元，较2020年增长约13%。② 从重点产业带动区域发展的角度看，安全应急产业拥有覆盖面广、产业链长、集群化发展的特点。做优做强中关村科技园区丰台园国家级应急产业示范基地、中关村（房山园）智能应急装备产业园等，可带动城南地区打造产业发展新

---

① 习近平：《高举中国特色社会主义伟大旗帜　为全面建设社会主义现代化国家而团结奋斗——在中国共产党第二十次全国代表大会上的报告》，人民出版社，2022，第52~54页。
② 赛迪研究院：《2022年度中国安全应急产业白皮书》。

动能，进而辐射首都圈，促进京津冀安全应急产业协同发展，满足区域应急物资储备、技术储备、产能储备需求，为首都安全提供强有力保障。

二 北京市安全应急产业居全国第一方阵，具备发展优势

北京市在安全应急产业领域深耕多年，基础优越，特色鲜明，形成了一批产业园区，培育了众多龙头企业，在全国享有比较优势，具备打造国家安全应急产业创新高地的实力。

（一）品类齐全，重点企业多，具备辐射全国的能力

早在 2015 年，北京市就率先出台了《关于加快应急产业发展的实施意见》。目前，产业四大领域在北京市均有企业和重点产品分布。应急物资生产涵盖了所有应急保障重点物资中的 16 项分类。在突发事件现场信息探测与快速获取技术产品、生命探测搜索设备、消防产品、水体溢油应急处置装备和材料、应急通信技术与产品、应急决策智慧平台技术开发与应用、信息安全产品、反恐技术与装备等领域，北京市处于全国领先地位，在首都及全国重大安保任务和突发事件处置中发挥着突出作用。依托央企、军工、高校科研资源，北京市成长出了新兴际华、海丰通航、辰安科技等龙头企业，同时航景创新、达闼科技、驭势科技等初创期高端制造企业也快速成长。

（二）区域聚集，园区化发展，带动城南发展

中关村科技园区丰台园是首批国家级应急产业示范基地，聚集了 100 余家企业，2021 年营收超千亿元，形成了应急处置装备、应急通信、公共安全防范、应急新材料、应急医疗服务、自然灾害监测 6 个细分集群。中关村（房山园）智能应急装备产业园，以无人机、机器人、高端装备、新型储能装备等为主导方向，拥有 3 家独角兽企业、10 家专精特新企业、5 家隐形冠军企业。这两个专业园区，加上亦庄和大兴的相关智能制造、生物医药企

业，使得城南地区具备了发展安全应急产业的比较优势。^① 从全市来看，还有以网络安全先进技术创新应用和领军人才培养为特色的国家网络安全产业园区，以应急信息化建设为特色的中国电科太极信息技术产业园，以城市安防、智慧消防和医疗健康为主体的中关村怀柔园，以及以"隐患排查和风险识别"为主题的首钢工学院宣教基地等（见表1）。各园区产业集聚、规模效应逐步显现。

表1 北京市安全应急产业聚集分布情况

集聚区	优势领域	代表企业
中关村科技园区丰台园	应急处置装备、应急通信、公共安全防范、应急新材料、应急医疗服务、自然灾害监测	新兴际华 海丰通航
中关村（房山园）智能应急装备产业园	智能应急装备、森林消防无人机、新材料安全防护、危化品处置救援	航景创新 达阔科技
中国电科太极信息技术产业园	监测预警系统、应急指挥系统、应急应用平台	太极计算机 慧点科技
中关村软件园	大数据、人工智能、集成电路、芯片设计	启明星辰 天融信
中关村怀柔园	城市安防和智慧消防仪器仪表、医疗健康	同方泰德 北京科卫
首钢工学院宣教基地	应急培训、隐患排查、风险识别	——

资料来源：根据《北京市安全与应急产业发展报告（2021）》整理。

（三）引领潮流，智慧应急成为行业发展新增长点

信息技术在安全应急产业各领域的融合应用正在从以各类数据的全面互联监测为基础，向深度分析与智能决策优化演进，智慧化成为产业发展的大趋势。北京市具备显著的软件与信息服务业优势和雄厚的科研实力，加之安全生产、灾害防治、城市生命线、疫情防控等场景需求，促进了北京市智慧应急企业的加速发展。《中国智慧应急解决方案市场份额，2022》报告显

---

① 资料来源：课题组赴中关村科技园区丰台园、中关村（房山园）调研获得。

示，2021 年中国智慧应急解决方案整体市场规模为 30.9 亿元。北京辰安科技、联通数科、华胜天成等一批智慧应急头部企业，占据全国 57.8% 的市场份额（见图 1）。在智慧应急大数据与人工智能细分领域，也有占全国市场份额前两位的商汤科技（13%）和百分点科技（6.7%）。2022 年，《北京市"智慧应急"三年行动计划》出台，进一步提出开放场景创新，助力应急产业发展。

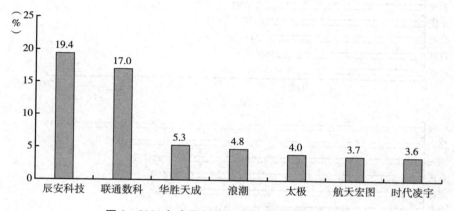

图 1　2021 年中国智慧应急解决方案市场份额

资料来源：IDC 中国：《中国智慧应急解决方案市场份额，2022》。

2021 年，北京市有安全应急服务重点企业 33 家，占重点企业总数的 13.8%，这一比例远高于全国的 2%，在咨询评估、教育培训、虚拟现实应急体验等新业态方面具备比较优势。

三　北京市安全应急产业面临的挑战

截至 2022 年 11 月，全国安全应急类企业数量超过 24 万家，其中北京有 4570 家，较 2019 年减少了 3021 家，降幅达到 39.8%，在全国安全应急类企业数量排名中从第三位降至第七位，天津则跌出了前十位。京津冀在全国应急产业集群中的地位，正在被以西安、重庆、成都为代表的中西部

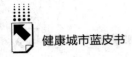

地区和长三角城市群加速赶超（见图2）。其深层原因主要体现在以下几个方面。

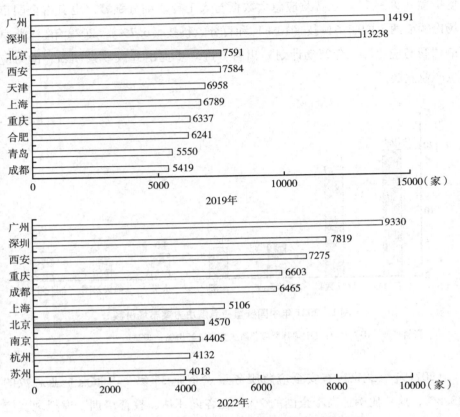

图2 2019年、2022年全国安全应急企业数量排名

资料来源：全国企业信用查询系统2019年9月数据、2022年11月数据。

（一）市场不成熟，需求不稳定，行业壁垒难以破除

一是应急产品和服务具有公共性，以政府购买为主，这在不同程度上造成了地方性行业壁垒。2020年以来，政府及企业应急预算均有减少，而应急产业本就具有"大行业、小公司"的特征，市场集中度极低，中小企业经营面临困难。二是公众安全意识不强，个人应急消费有待开发。地

震、洪灾、疫情等低频灾害具有显著的不确定性，导致公众安全应急消费意愿不足。据不完全统计，中国家庭应急包配备率仅为 5%，而欧美家庭配备率在 70% 以上，日本更是高达 90%。如果北京家庭应急包配备率达到 70%，预计将催生 10 亿元的消费市场。三是供需脱节，市场信息难以共享。需求端反映本市特种专用应急装备不足和不适用的问题；供给端则反映企业急需工业级、服务级机器人的示范应用，以及无人机在消防、应急救援等场景的开发及市场推广。四是品牌信用、技术专利、行业标准三大壁垒难以破除。与国外产品相比，国产产品在性能、稳定性、可靠性上存在差距，核心技术尚未攻克，购买方不愿为选择国内平价替代品而承担安全责任风险。

（二）要素保障不力，企业发展受阻

一是专业人才缺乏。管理型、通用型人才居多，而专业技能型、研发型人才严重不足。2022 年第三季度北京市人力资源市场薪酬状况显示，数据安全工程技术人员薪酬中位值居首位，超过 20000 元/月，但仍供不应求。人才培养主要依赖高校模式，在京高校中，仅中国矿业大学（北京）和中国劳动关系学院设置了应急管理专业，缺乏职业培训与继续教育机构。二是产学研脱节。政府资助的应急科研成果转化率不高，北京优厚的科技资源利用不足，许多核心技术、原材料、高端装备存在"卡脖子"风险。北京急需的危险化学品安全防控关键技术装备、森林防火救援专用无人机及配套系统、城市多参数感知设备等一批关键技术和核心装备的技术瓶颈仍待突破。三是用地紧张。能满足高端制造业需求的标准化厂房有限，检验测试场地更为稀缺。如中关村（房山园）智能应急装备产业园以森林消防无人机为特色，但房山区没有可供无人机试飞检测的区域。四是企业融资困难。安全应急产业具有临时性、专用性特点，市场需求波动大、供需不明确，社会资本投资意愿低。在政策上，在企业贷款、产业基金、项目资助等方面，也缺乏针对安全应急产业的专项支持。

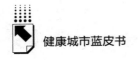

（三）集而不群，区域竞争大于协同

一是缺乏行业标准，企业之间协同效率不高。目前我国安全应急行业急缺技术标准和认证体系，这导致安全应急产品参差不齐、互不兼容，使用和维护成本高。北京市各园区内的企业也存在技术和产品关联度不强，产业链协同、供应链便利不够的问题。二是园区之间同质竞争。虽然北京市应急产业大体上形成了"北研发、南制造"的格局，但城南四区各产业园区之间在智能制造、新型储能等领域同质竞争多、协同配合少，安全应急产业生态还不健全。三是京津冀之间产业布局难落地。地域壁垒阻碍了应急产业区域市场的形成，属地管理影响了要素流动。中关村科技园区丰台园与河北怀安工业园区、唐山开平应急装备产业园，同为国家级应急产业示范基地，但园区之间以企业为主体的产业协同市场机制仍有待加强。

四 抢抓机遇，推动北京市安全应急产业高质量发展

以应急储备促进产业发展、以产业发展支撑应急体系、以统筹产业发展提高首都安全应急能力，抢抓智慧应急、"两业融合"行业发展新机遇，打破地域、品牌、技术、标准壁垒，从扩大市场、培优企业、保障要素、区域协同四个方面发力，构建首都乃至京津冀安全应急产业数智创新高地，为构建现代化首都都市圈大安全大应急体系奠定基础。

（一）需求引领，2B、2C 齐发力，做大安全应急市场

一是让市场下订单。扩大安全应急产品和服务纳入政府采购目录的范围，优先采购本土产品。在全市重点行业开展安全应急装备应用试点示范工程，将关键安全应急装备纳入首台（套）扶持目录，对首台（套）和首购产品给予资金支持和保险补贴。在智慧城市、韧性城市、韧性社区等城市建设指标和产业发展政策中，增加对安全应急能力和产品服务配备的要求。支持北京市安全应急企业进入中央应急物资储备和产能储备行列。二是培育民用市场。

加强市、区各级公共安全教育基地和培训服务机构建设，提供沉浸式安全应急教育服务。设置流动安全应急教育馆，深入社区、学校、商务楼宇开展安全应急"微体验"活动，提高公众安全意识和应急能力，营造体验式安全应急消费场景。出台家庭应急物资清单并及时更新，引导市民进行安全应急消费，提高家庭应急包配备比例。三是促进供需信息对接。升级首都应急物资管理信息平台，建立北京市应急产业大数据平台，完善行业数据，以促进供需对接。继续发布《北京市重点应急企业及应急产品目录》，并加大其推广使用力度。在中国（北京）国际智慧城市展览会等平台，扩大安防应急展区规模。扩大全球智能应急装备大赛的规模和影响力，促进科技成果、创新创业、投融资等方面的信息交流，以孕育形成更多新产品、新服务、新商机。四是积极参与国家应急信息管理平台建设。发挥北京市在网络安全、数字技术产业方面的优势以及信息安全国家重点实验室的科研实力，以服务中央、面向全国为宗旨，参与应急管理部应急信息管理平台的建设，探索建立全国应急信息数字管理中枢，提供全国应急信息的收集、加工、传输和存储等全链条管理服务。为首都数字经济发展拓展新场景，为应急产业数字化转型增添新动力。

（二）企业培优，以智慧应急突围，迭代产业新生态

一是培育企业生态。做大做强"链主"企业，如安全防护领域的新兴际华集团、普凡防护，监测预警领域的辰安科技、华泰诺安，应急处置救援领域的海丰通航、大唐移动，安全应急服务领域的科瑞讯科技、北信源软件等企业。引入和培育更多行业领军企业和隐形冠军企业。支持专精特新企业在北交所挂牌上市。促进大中小企业融通发展，形成由"点"（龙头企业）到"线"（产业链）再到"面"（产业集群）的发展路径。二是以智慧应急为突破口，实现弯道超车。加快《北京市"智慧应急"三年行动计划》的落地实施。推动云计算、大数据、物联网、人工智能、虚拟/增强现实、5G通信、区块链、北斗导航等新一代信息技术与安全应急产业深度融合。在安全生产、自然灾害、城市安全监测预警领域，提升大数据分析和决策支撑的智能化水平。在预防防护领域，拓展物联网、新材料应用。在救援处置领

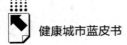

域，深耕工业级无人机、智能机器人应用，开发预案推演评估、现场协同救援等数字产品。在应急服务领域，打造 VR 元宇宙体验新模式。三是探索"两业融合"新商业模式。推动应急企业和产业园区加入市级"两业融合"试点，促进现代服务业与先进制造业在安全应急场景下，通过技术渗透、业务关联、链条延伸实现深度融合。探索"产品+服务+保险""产品+服务+融资租赁"等新应用模式，构建生产企业、用户、金融保险机构等各类市场主体多方共赢的新型市场生态。四是扩大安全应急能力储备。扩大本市应急能力储备企业名录，发挥大型工业企业产能优势，做好应急物资、设备转产预案。完善应急生产快速审批通道，助力企业以最快速度满足应急产能要求。协调京东、美团等综合性平台企业，参与应急能力储备，尤其是要在应急物资生产、调配、运输等全链条中发挥保障作用。推动点状实物储备向链条式、整合型能力储备转化，确保应急关键时刻"产得出、调得快、用得上"。五是建立应急医疗物资供应链平台。供应链复杂是限制药品应急快速反应的主要原因。例如，建议打通应急医疗物资原材料采购，药品生产、运输、销售等全链条，整合建立应急医疗物资供应链平台，运用数字技术和信息技术手段，提高医疗物资储备和能力储备水平，为应对突发公共卫生事件提供智慧化医疗物资保障服务。

（三）要素保障，育人才、强科研、出标准，以政策组合拳扶持产业发展

一是完善人才培养方式。鼓励中国矿业大学（北京）、中国劳动关系学院两所在京开设应急管理专业的高校，以及 26 家在京应急科技领域研究院所，与中关村科技园区丰台园国家级应急产业示范基地、中关村（房山园）智能应急装备产业园等产业园区或重点企业建立安全应急人才实习实训基地，培养行业紧缺人才。依托企业和职教机构，拓宽继续教育渠道，培养复合型、技能型人才。二是以"揭榜挂帅"方式，开展科技靶向性创新。开放应急灾害监测感知、智能预警、救援指挥等应用场景，在无人机监测灭火装备、危化品处置成套装备、城市安全特种机器人、医疗机器人、智能共性

关键技术及材料、应急通信指挥等关键领域，以"揭榜挂帅"方式，集结科研院所、重点企业，研发制造一批高精尖安全应急产品。坚持自主创新导向，把关键技术、核心产品牢牢掌握在自己手中。三是打通技术联合攻关渠道。鼓励应急产业园区、重点企业联合申请国家重点研发计划"公共安全风险防控与应急技术装备"重点专项。设立科技成果转化交易平台，支持应急产业园区建设共享实验室、专业技术服务中心等开放性服务平台，打造集基础研究、技术开发、工程应用于一体的应急产业创新链。利用中国航天科技集团、中国电子科技集团等军工企业的技术优势，推动军用、民用生产企业融合发展。四是依据产业需求度推进行业标准制定。支持由应急救援装备产业技术创新战略联盟、北京应急技术创新联盟牵头，从基础综合、应急产品、应急服务三个维度出发，加快建立产业标准体系。特别要在智慧应急产品领域加快建立技术标准，以提高产品质量和兼容性，着力打造北京智慧应急产业集群。五是完善管理体系和专项政策。明确市经信局为安全应急产业主管部门，制定《北京市应急产业培育与发展行动计划》，将安全应急产业支持政策融入各产业发展政策之中。健全应急储备产品、产能征用和补偿机制。鉴于应急产业的公共属性，在应急企业申请相关产业和项目资金时给予适当政策倾斜；对安全应急企业研发费用，给予加计扣除等税收优惠。六是推动房山园申请国家级应急产业示范基地，将中关村（房山园）智能应急装备产业园纳入北京"三城一区"高精尖产业重点区域，使其享受"两区"政策。为扶持园区、带动城南地区高质量发展，市、区两级税收全额返还园区，并设立园区发展专项资金。深化"前店后厂"模式，对于收购盘活低效用地、闲置厂房以及腾退空间再利用的，给予建设资金支持或贷款贴息。研究在房山区建设集无人机试飞、机器人检验测试、展示推介、技术交流、人才培训、科普教育于一体的配套服务基地。

（四）区域协同，打造京津冀安全应急产业集群，筑牢首都圈安全应急屏障

一是加快编制"十五五"京津冀应急协同规划。明确区域产业集群的

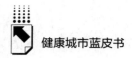

政策方向。发挥北京的人才、科技优势，用好天津的航运物流、先进制造业条件以及河北的土地、劳动力资源，实现区域产业链互补。北京牵头对接津冀，充分调动产业联盟、应急园区和重点企业的积极性，促进产业链上下游企业及相关项目在京津冀的合理布局。二是三地协力建设华北应急指挥中心。依托指挥中心在基础设施、物资保障、应急队伍、航空救援等领域的建设成果，推广应用北京市森林灭火无人机、智慧应急平台、信息安全等安全应急产品。同时带动三地联盟、企业参与指挥中心建设，建立公共安全标准化协同机制，使之共同参与安全应急产业国标、行标、团标的制定，携手扩大在全国的市场份额。三是推动要素资源共享与分工合作。三地联合申请建设应急领域的国家重点实验室和技术创新中心，组建联合研发团队，承担国家重大科研项目。鼓励丰台园、房山园与河北唐山、张家口应急产业园找准优势互补项目，建立市场化的产业协同渠道和利益分享机制。四是加快三地应急物资综合管理平台建设。推进首都圈应急物资储备、管理、调配、运输、使用、回收全过程的信息化管理。牵头出台《京津冀应急物资数据采集规范》等操作规程与标准，提高应急物资保障的信息化水平，为首都建立大安全大应急体系提供基础保障。

B.16
数字经济赋能北京养老高质量
发展实现路径及对策研究[*]

朱妮娜 张伊扬 李梦楠[**]

摘 要： "十四五"时期，北京市为打造全球数字经济标杆城市，因地制宜布局数字经济，循序渐进提升数字生产水平，推动数字化转型和数字技术创新，加快释放数字生产新动能。在此背景下，北京数字养老政策不断完善，数字养老体系不断升级，数字养老平台实现精准对接，数字养老场景日益丰富。同时，目前北京市养老经济发展也面临一些问题：数字生产力赋能养老的发展方向尚未明确；数字养老监管体系尚不完善；数字养老信息不对称，精准供给难以落地；数字养老制度环境有待优化，数字创新支出不断增加。因此，需要从以下几个方面着力：明确数字生产力赋能高质量养老的发展方向；加大数字养老服务监督力度；优化数字养老制度环境，引导多方资本参与共建；助力老年群体跨越"数字鸿沟"。

关键词： 数字经济 养老产业 健康产业

---

* 本文系北京市社会科学基金决策咨询项目"北京推动养老事业和养老产业协同发展研究"（21JCC126）的阶段性成果。

** 朱妮娜，经济学博士，北京工业大学经济与管理学院及北京现代制造业发展研究基地副教授，硕士研究生导师，主要研究方向为养老产业创新与智慧养老；张伊扬，北京工业大学经济与管理学院硕士研究生，主要研究方向为养老金融；李梦楠，北京工业大学经济与管理学院硕士研究生，主要研究方向为金融科技创新。

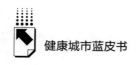

一 北京数字经济发展现状

（一）因地制宜布局数字经济

"十四五"时期，北京市为打造全球数字经济标杆城市，因地制宜布局数字经济，推动数字化转型和数字技术创新，加快释放数字生产新动能。

首先，加强顶层设计和政策引导。北京市相继推出多项政策措施，包括《关于更好发挥数据要素作用 加快推进数字经济发展的实施意见》《北京市促进数字经济促进条例》等，为数字经济蓬勃发展提供坚实的政策支撑。其次，完善数字经济基础设施。目前，北京市正加速推动大数据中心与云计算中心等算力基础设施的建设，以奠定数字经济健康发展的基础，为数字转型提供强有力的基础设施保障。最后，打造数字经济生态体系。一方面积极培育数字经济新兴企业和研发机构，争取打造一批具有国际竞争力的数字经济企业集群；另一方面推进"产学研用"深度融合，为数字经济发展提供智力支持，加速推进数字经济的持续健康发展。

（二）循序渐进提高数字生产力水平

本文从企业数字化技术投入、企业信息化水平、技术市场规模等六个维度，构建了北京市数字经济发展水平的指标体系，并结合2018~2022年统计局发布的数据，利用熵值法测算了北京数字经济的发展水平（指标体系如表1、表2所示）。

表1 北京数字经济发展水平测算指标

一级指标	二级指标	指标属性
北京市企业数字化技术投入	限额以上信息传输、软件和信息技术服务业企业R&D支出（亿元）	正

一级指标	二级指标	指标属性
北京市企业信息化水平	企业拥有网站数/企业数(%)	正
北京市技术市场规模	技术市场成交额(亿元)	正
北京市数字基础设施	移动电话普及率(部/百人)	正
	移动互联用户(万户)	正
北京市相关数字化收入	软件业务收入(亿元)	正
	信息技术服务收入(亿元)	正
北京市数字化发展能源消耗	能源消费总量(万吨标准煤)	负

资料来源：蔡湘杰、贺正楚：《新质生产力何以影响全要素生产率：科技创新效应的机理与检验》，《当代经济管理》2024年第5期。

表2　北京数字经济各类指标统计数据

年份	限额以上信息传输、软件和信息技术服务业企业R&D支出(亿元)	企业拥有网站数/企业数(%)	信息技术服务收入(亿元)	移动电话普及率(部/百人)	移动互联用户(万户)	软件业务收入(亿元)	技术市场成交额(亿元)	能源消费总量(万吨标准煤)
2018	340.6	0.64	6280.0	186.1	3291.1	9728.9	4957.8	7269.7
2019	407.4	0.57	7948.2	186.6	3289.2	11983.0	5695.2	7360.3
2020	486.9	0.57	10844.6	178.4	3272.8	15737.2	6316.0	6762.1
2021	611.6	0.56	14522.2	181.5	3379.4	20382.1	7005.6	7103.6
2022	606.7	0.53	16291.4	179.8	3246.3	22497.4	7947.5	6896.8

资料来源：北京市统计局、国家统计局北京调查总队编《北京区域统计年鉴2023》，中国统计出版社，2023。

本文利用各级指标值之间的差异程度来阐释发展水平的重要性，并避免人为因素造成的偏差。在计算熵值之前，已解决指标之间存在的类型、量纲不一致等问题。北京数字经济综合指数的测算结果如图1所示，其发展水平指数从2018年至2022年总体呈现稳步上升趋势。

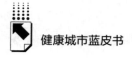

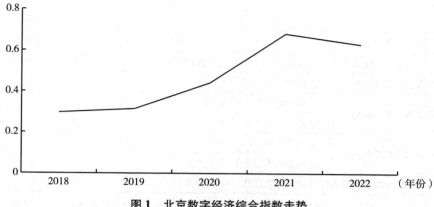

图 1　北京数字经济综合指数走势

资料来源：笔者整理计算所得。

二　数字经济赋能北京养老高质量发展现状

（一）数字养老政策不断完善

"十四五"时期，北京市高度重视以数字化、智能化方式破解超大城市养老难题，出台并不断完善相关政策，为数字养老服务创新提供政策支持。2015 年，北京市颁布针对居家养老服务的地方性政策法规，率先发布社区智慧养老服务政策。截至 2021 年底，北京市已在数字智能养老服务形式、硬件设施、津贴补助等方面制定了一系列相关政策（见表 3）。

表 3　北京市数字智能养老服务相关政策

时间	政策名称
2015	《北京市居家养老服务条例》
2016	《北京市支持居家养老服务发展十条政策》《关于开展社区养老服务驿站建设的意见》
2017	《关于建立居家养老巡视探访服务制度的指导意见》
2018	《关于加强老年人照顾服务完善养老体系的实施意见》

时间	政策名称
2019	《北京市老年人养老服务补贴津贴管理实施办法》《北京市关于加快发展老年教育的实施意见》
2020	《关于加快推进养老服务发展的实施方案》
2021	《关于老旧小区综合整治实施适老化改造和无障碍环境建设的指导意见》《北京市养老家庭照护床位建设管理办法（试行）》

资料来源：课题组整理所得。

（二）数字养老体系不断升级

北京市数字养老体系依据养老事业与养老产业协同并进的发展理念，由政府部门主导设施供给，并委托综合性市场主体进行专业化运营。深度推进数字化、品牌化、连锁化及规模化发展，致力于构建一个全面完善的普惠型数字化养老服务供给体系。

一方面，持续完善居家养老服务数字网络体系，同时提升优质养老服务的供给能力。在全面规划并推进区、街道、社区养老服务中心建设的过程中，积极复制并推广居家养老服务数字化的创新模式，同时加速完善区、街道、社区三级养老服务数字网络，切实解决养老服务需求的"最后一公里"问题。

另一方面，北京市高度重视提升养老服务的智能化水平及供需精准对接能力，不断优化北京养老服务门户网站，配套开发移动小程序，实现养老服务信息"一网通查"、服务信息"一网展现"、政务服务"一网通办"以及服务诉求"一网通答"，进一步提升养老服务的质量和效率。

成功案例

北京市海淀区紫竹院街道养老服务中心是打造数字化养老体系的成功典范。中心虽小，但功能多样，设计科技感强。其"七个子中心"包括资源整合协调子中心、全龄照护服务子中心、服务监测调度子中心、智慧健康管

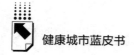
理子中心、膳食营养指导子中心、老年终身教育子中心和志愿服务动员子中心，全方位满足了老年人生活需求。养老服务中心还利用"京彩时光"线上平台开展各类活动，鼓励居民参与为老服务。该中心设计充满科技感，同时配备了智能电器、体征监测系统等，老年餐多由机器人制作。该中心还依托"北康养e家"平台提供精准化、智能化的个性养老服务。

（三）数字养老平台精准对接

为有效应对北京市老年人口基数庞大、增长速度迅猛、高龄化趋势加剧、失能问题突出以及空巢现象普遍等挑战，北京市委、市社工委、市民政局等部门主动担当，携手国内大型互联网企业，共同打造并推动多个数字化养老服务平台。

1. 北京养老服务网

北京社工委与市民政局携手打造的智慧养老服务供需对接平台——北京养老服务网，于2023年6月正式启用。该平台集成了当前最新、最全的养老服务主体信息、丰富的服务产品种类以及详尽的服务政策资讯，它的上线标志着北京养老开启了数字化养老新篇章。平台提供的"找服务"功能涵盖了13类98项居家养老服务以及全市1469家养老驿站信息，"适老化产品"板块展示了数十种常见养老产品，"养老课堂"板块则提供了近30项免费学习资源。①

2. 北京健康云平台

由北京市政府主导，百度集团牵头，协同多家智能设备生产商与服务供应商共同打造的高科技民生服务平台——"北京健康云"，是北京"祥云工程"的重点项目之一。该平台旨在构建面向老年群体的科学系统的生活与健康管理体系，以全方位提升老年群体的健康素养与生活质量，同时缓解个

---

① 《北京养老服务网6月28日重磅上线！一网通达北京养老"全新出发"迈入智慧新时代》，北京市人民政府网，https：//www.beijing.gov.cn/fuwu/bmfw/sy/jrts/202306/t20230627_ 3147622. html。

人与国家在医疗卫生领域的医养支付压力。平台依托可穿戴设备技术、云计算与大数据处理技术的深度融合，以及由资深医疗专家组成的权威服务团队为老年人提供高效、便捷的健康管理服务，以实现"大病早诊早治、小病自我管理、无病积极预防"的健康管理目标，确保老年群体能够平等、充分地享受到医疗科技进步带来的福祉。截至 2022 年，"北京健康云"已成功整合电子病历、卫生统计、健康档案、基层公共卫生等方面信息资源，与区平台数据实现无缝对接，形成覆盖 4771 万老年人的健康信息数据库，为后续开展更加精准个性化的健康管理服务奠定了坚实基础。

3. 失能老人评估服务应用系统

2022 年，北京市卫生健康委正式出台《北京市失能失智老年人管理项目工作规范（试行）》，并在全市范围内部署了"失能老人评估服务应用子系统"。该系统旨在通过信息化管理手段，为北京地区的失能失智老人提供科学精准的评估与健康服务。截至 2022 年，北京市已成功注册 429 家社区卫生服务机构，累计完成老年人失能失智评估达 16.5 万人，失能失智老年人健康服务覆盖率高达 86.4%。[1] 此外，该系统还具备老年人紧急呼救、养老服务和健康咨询等一键式呼叫功能，极大提高了应急救援的响应速度和救治效率。

（四）数字养老场景日益丰富

为全面推动北京养老服务数字化转型，引导社会各界提供新创意、新技术、新模式，进一步提高北京养老服务能力，北京市民政局、市科委和中关村管委会于 2024 年共同组织了智慧养老应用场景评选工作。本文结合数字新质生产力演进方向，即技术革命性突破、生产要素创新性配置以及产业深度转型三个方面，对北京数字技术赋能智慧养老的应用场景及代表企业案例进行了梳理汇总（见表 4）。

---

[1] 《北京市卫生健康委员会 2022 年度绩效管理工作自查报告》，北京市卫生健康委网站，https://wjw.beijing.gov.cn/zwgk_20040/zyms/202301/t20230117_2990653.html。

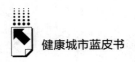

表4　北京市数字养老应用场景及代表企业

数字新质生产力演进方向	应用场景及模式	典型案例(代表企业)
技术革命性突破	**失能老人智慧照护综合场景** 通过智能化技术应用(包括物联网、大数据分析、移动互联网等现代信息技术的创新与改进)提高失能老人生活品质并减轻照护者负担	北京安和福祉科技有限公司 通过综合运用信息技术、智能硬件以及专业服务体系,为失能老人提供全方位的智慧照护服务;智慧照护的核心在于智能化与个性化的结合,包括应用智能床铺、智能轮椅、智能穿戴设备等数字化设备
	独居老人智慧照护综合场景 针对高龄独居老人居家安全与健康风险预警等技术的创新应用	北京怡养科技有限公司 通过物联网技术连接智能设备,实现对独居老人生活的全方位监控;通过智能手环等产品监测独居老人的心率、血压等生理指标,并利用数据分析预测可能出现的健康风险
生产要素创新性配置	**数字化服务综合场景** 为生活质量有待提升的老年人群打造更加安全、便捷、舒适的生活环境,使他们更好地融入社会	恭和苑养老机构管理有限公司 通过全方位的数字化服务,利用可穿戴设备监测老人的心率、血压等生命体征数据,并通过简单易懂的图表展示给老人及其家属,整合线上医疗咨询服务,方便老人随时咨询健康问题
	大数据分析预警综合场景 针对具有慢性病的老年人群,从多个维度进行干预管理,通过健康教育,提高老年人对慢性病的认识,帮助他们了解如何预防和控制疾病	北京市帕云医疗科技有限公司 利用大数据分析、云计算等技术为老龄患者提供实时健康监测和数据分析;通过收集老龄患者的生理指标,如血压、血糖、心率等,结合患者的生活习惯和历史病情,构建个性化的健康管理模式
产业深度转型	**机器人社区居家综合场景** 以居家老年人群为中心,依托社区,由专业人员提供指导和服务,让老年人群在家中接受康复服务,这一模式适用于因疾病或其他造成行动不便的老年人群	北京大艾机器人科技有限公司 开发与养老数字化相匹配的养老服务,为老年人社区居家提供康复训练服务,其核心在于运用先进的机器人技术,帮助老年人进行身体功能恢复和提升

　　资料来源:参见《北京市智慧养老应用场景优秀案例评选结果》,北京市民政局网站,http://mzj. beijing. gov. cn/art_371_640708. html。

三 数字经济赋能北京养老高质量发展面临的挑战

（一）数字生产力赋能养老的发展方向尚未明确

1.关键数字技术突破不足

数字技术的革命性突破，旨在短期内实现创新集群的飞跃，即数字技术需突破其初始产业边界，向更广泛的领域持续拓展。当前，北京养老产品及养老服务中的主要数字技术应用仍局限于现有产品的基础性功能创新，如智能穿戴设备在指标检测功能上的丰富与完善。然而，这些技术进步尚未构成真正意义上的适老化技术革命性突破。

2.数字要素配置有待优化

推动数字经济赋能养老应充分发挥市场在资源配置中的决定性作用，推动数据、人才和资本等要素的高效配置。目前，北京市在数字生产要素的配置方面尚未达到理想状态，主要表现为数字技术要素的渗透与融合程度相对较低，例如，老年人的线上就医问诊平台普遍存在医疗服务等待时间长、问诊答疑质量较为一般、问诊服务效率不高等问题。由于未能有效配置数字要素，难以有效满足老年人个性化问诊服务的需求。

3.产业数字化转型步伐迟缓

推动产业数字化转型是培育数字经济、赋能养老产业的重要途径。产业深度转型并非忽视、放弃现存产业，而是要在传统产业基础上进行改造，培育出技术含量高、资源消耗少、成长潜力大，且能够兼容传统养老模式的综合性产业。在现阶段北京市养老服务企业中，有意愿进行深度数字化转型的并不多，部分企业转型效率也相对较低。

（二）数字养老监管体系尚不完善

1.数字养老服务监督难度大

实现对智能智慧养老服务的数字化监管存在诸多技术难题，包括在养老服务监管系统搭建过程中面临的多方异源异质数据采集整合问题，以及操作系统的个性化开发和设计等挑战。同时，此类大型计算机系统的监管成本相对较高。在数字化监管手段的应用上，养老服务生产端、供给端对智能化监管相对抵触，而作为服务使用者的老年人群也对"遍布的摄像头"存在畏惧情绪。

2. 数字监管渠道过于狭隘

在以政府监管为主导的制度框架下，市场主体间的行业自律、社会群体的广泛监督等多元化监管模式尚不完善，未能为其他潜在的监管力量提供充分的监管渠道和激励措施。无论是政府直接监管，还是委托第三方机构对数字养老服务进行监管，都缺乏深度和实质性的监督效力。

（三）数字养老信息不对称，精准供给难以落地

据第 51 次《中国互联网络发展状况统计报告》，截至 2022 年，我国网民数量为 10.67 亿人，60 岁及以上占比 14.3%。[1] 但是，目前仍有 1.3 亿老年人未掌握初级数字技能，北京市老年人群面临的"数字鸿沟"困境主要体现在以下两点。

1. 数字知识输入不足，社区家庭缺乏指导

家庭和社区在向老年人传递数字知识时往往流于形式。首先，老年人的"数字鸿沟"问题没有得到社区和家庭的足够重视。一方面，社区志愿者没有向老年人传授数字知识的明确职责和义务，社区培训项目往往难以精准实现帮扶；另一方面，志愿者提供的数字培训内容单一，不能有效解决每位老人的个性化需求。此外，社区的一些数字化基础设施处于"停摆"状态，多数设备利用率低。其次，家庭成员作为老年人群的直系亲属，应承担帮助老人适应数字化生活的职责，但在现实中子女陪伴的缺失往往导致老年人群求助无门。以北京为例，城市老人以独居或者与配偶同住为主，子女陪伴父母的时间少，无法随时解决老人遇到的数字技术难题。

---

① 《第 51 次〈中国互联网络发展状况统计报告〉》，《光明日报》2023 年 3 月 4 日。

2. 数字养老服务精准供给难落地

养老服务内容的精准匹配是一个重大挑战。首先，每一位老年人的养老服务需求都相对独特，部分老人同时需要医疗咨询、健康管理、生活照料等多方面的综合服务。然而，现有的数字养老服务缺少个性化定制，难以满足老年人多样化需求。其次，养老服务资源整合和分配是另一个重要挑战。在数字化时代，需要将各类服务资源进行有效整合，以形成一个高效、便捷的服务网络。然而，由于多种因素限制，例如地区收入差异、政策实施情况、地理距离等，养老服务的资源整合和精细化分配面临诸多困难。

（四）数字养老制度环境有待优化，数字创新支出不断增加

1. 数字养老制度环境尚不完善

近年来，北京市在养老规划方案及各项政策文件中频繁提及数字养老和智慧养老，然而，目前尚未形成一套完整的行业标准。随着养老产品及机构的不断涌现，市场中的养老产品质量参差不齐、售后链条不完善等问题逐渐暴露，直接损害了老年人的合法权益。当前，北京在数字养老领域缺乏统一的行业标准，这不仅导致市场无序竞争，还使得财政资源配置不尽合理。由于尚未建立起权威的数字养老管理组织机构，制度约束力不足，部分数字养老企业存在恶性竞争，阻碍了养老服务的高质量发展。

2. 数字化转型支出压力大，企业资本力量薄弱

从数字经济赋能养老的角度来看，无论是养老服务的网络建设，还是智慧养老设备及产品的研发推广，以及居家适老化改造的补贴等，主要支出均来源于市财政。数字化、智能化与云平台建设投资大、维护成本高，尤其是在应用场景、通信中台以及移动终端等方面的投入，都需要财政的持续性支持。目前，民间资本在养老产业的数字化转型进程中参与度不高，主要原因是养老产业资金投入量大且回报周期长，许多投资者在进入该领域时非常谨慎。此外，民间资本在进出市场时，缺乏清晰明确的通道而受阻，这使得投资者面临高风险与不确定性，抑制了他们的参与热情。

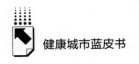
四 数字经济赋能北京养老高质量发展的对策建议

（一）明确数字生产力赋能高质量养老的发展方向

数字生产力是在新一轮技术革命背景下新质生产力的主要演进方向之一，它是由数字技术的革命性突破、数字生产要素创新性配置以及产业深度转型升级所催生的先进生产质态。因此，在推进数字经济赋能北京养老高质量发展的进程中，应首先明确其演进方向。

一是要快速攻克关键数字养老技术难题，真正创造出更智能、更高效且更安全的适老化数字产品，进一步提升数字经济的适老化效能，为养老产业发展注入强大动力。

二是要高效整合、充分利用数字生产要素，推动北京养老产业向平台化、网络化和生态化方向协同演进，确保数字要素流向养老产业链中效率高、效益佳的生产供应环节。

三是要鼓励更多数字技术创新企业涉足养老服务领域，在升级原有产业结构的同时，将科技创新成果应用到养老产品及服务中，利用数字创新技术推动养老产业向更高级化、先进化方向发展。

（二）加大数字养老服务监督力度

为消除老年群体接纳数字化、网络化的心理障碍，相关部门应积极引导网络舆论，确保在数字产品与服务供给过程中，减少或消除对老年群体的数字偏见和算法歧视，强化老年人的数据安全保护意识，并设置专门的数据后台保护措施。建议卫生健康委、老龄工作委等相关部门加大对数字养老服务的监管力度，对以博取眼球为目的、提供劣质服务的养老平台，以及存在养老诈骗行为的企业予以严厉打击，切实维护老年消费者权益。此外，要注重平衡老年群体作为数据主体与数据使用方的权益关系，确保老年群体有参与数据使用规则制定的权利。引导数字养老企业严格遵守个人隐私保护协定并签订相关协议。同时，建议成立专门的老年人信息管理部门，加强数据监管，对侵犯老年人数据隐私的企业和个人加大惩罚力度。

（三）优化数字养老制度环境，引导多方资本参与共建

数字生产力赋能养老高质量发展需从顶层设计着手，建立健全发展新质生产力的制度保障体系，优化数字养老转型的制度环境，制定数字养老行业标准。本文建议，首先，优先做好居家智慧养老服务标准的制定，开展养老产品和服务的分类监管，为居家养老服务企业提供行业标准和从业依据。其次，健全准入监督机制，严格审核居家智慧养老企业资质，通过产品和服务准入制度保障智能养老服务安全。再次，建立政府购买服务优质承接方企业库。最后，建议委托高质量的第三方机构评估、培训居家养老服务工作人员，开展职业资格和技能认定工作，并定期培训、考评服务质量。

在数字养老资金投入方面，要继续发挥政府的调控作用，为数字养老发展提供融资、税收等优惠政策；要强化行业扶持，建立专项财政资金，加大在基础设施和信息服务平台等方面的财政投入，并加大对相关数字科技企业、智能养老产品、养老护理员工以及困难老人群体的政府补贴力度。

同时，要积极倡导社会资本投身于数字养老建设之中，加强与养老服务中介机构、服务企业等关键主体的紧密合作。通过灵活多样的方式，如服务采购、外包、项目加盟及直接资助等，充分激发并整合各方优势资源。此外，建议依托政策支持，推动相关企业加大研发力度，开发出满足老年人群多样化服务需求的软件及智能化设备，以培育并壮大一批具有行业影响力的知名养老企业和品牌。

（四）助力老年群体跨越"数字鸿沟"

首先，多渠道满足老年群体数字技能学习需求。建议政府引导社区和高校机构进行合作，调动高职院校老年教育资源以及专项培训师资力量，采用线下面授或远程辅导等方式，帮助老年人提升数字生活技能，全面提升老年人群的数字素养。同时，积极引导主流媒体，通过公益广告等方式鼓励老人

参与数字技能学习，宣传并引导年轻人承担辅导老人学习数字技能的责任。

其次，加速推进网页、App 等生活软件的适老化改造。除了对软件常规功能进行调整外，更要基于老年人群的软件操作习惯与实际需求，改善人机交互界面，推广"按钮式操作、抽屉式界面"等设计。在养老智能设备的个性化功能设计方面，要针对不同操作能力的老人，提供不同的输入方式，例如为视力不好的老人提供语音输入。数字技术的适老化改造是一个动态过程，老年人在不同时期、不同阶段对系统操作有不同要求，因而数字技术的适老化要逐步发展成为个性适老化和动态适老化。

最后，加大对养老福利政策的宣传力度。建议政策发布单位及相关部门真正确保逐层、逐级通知到每位老年人，切实做到适龄老人权益应知尽知、应享尽享。由于老年人群对网络环境熟悉度较低，建议配合基层专职宣传队伍进行线下宣讲，并辅助其他宣传方式，如社区宣传栏、重要公共场所宣传等，通过多种宣传渠道确保信息广泛覆盖老年群体。

B.17
北京扩大引进跨国高端
医疗器械产线研究

路茜滢 刘沛罡 周 方*

摘 要： 医疗器械产业是颠覆性技术和前沿技术创新应用的重要领域，是四链深度融合的典型产业，在现代化产业体系中扮演着重要角色。引进跨国高端医疗器械产线，对促进北京市医药健康产业发展、巩固外贸外资基本盘起着重要作用。从市场需求发展趋势及国内产线引进情况来看，部分高端医疗器械市场需求主要体现在：X射线影像类设备和核磁成像设备需求旺盛，内窥镜应用渗透率还有较大提升空间，放疗设备存在较大缺口，手术机器人应用在全国快速铺开，分子检验类设备拥有较为广阔的蓝海市场，国内医疗器械领域竞争加剧。基于此，建议打造"三个一批"梯队，吸引跨国高端械企产线在京落地；发挥"三个优势"，提升械企本地化生产能力；进一步优化跨国械企营商环境。

关键词： 医疗器械 医药健康产业 外资外贸

一 高端医疗器械供需端分析

"高端医疗器械"在业内未形成统一定义，一般认为包括数字影像设备

---

* 路茜滢，北京市经济社会发展研究院改革开放所干部，主要研究方向为经济体制改革、开放经济等；刘沛罡，博士，北京市经济社会发展研究院改革开放干部，主要研究方向为开放经济理论与实践；周方，博士，北京市经济社会发展研究院副高级研究员，主要研究方向为经济体制改革、绿色发展等。

（如 CT、PET-CT、高端彩超、数字化平板 X 线机等）、先进治疗设备（如高性能无创呼吸机、智能手术机器人、图像引导精确放射治疗设备等）、临床检验设备（如全自动化生产检测设备、全自动化学发光免疫分析仪、高通量基因测序仪等）以及植介入器械及材料四大类。本文主要分析前三类设备的供需数据。①

（一）北京市高端医疗器械进口概况

从进口额看，2018~2023 年 9 月，北京市进口的高端医疗设备前五名分别是 X 射线影像类设备、非光学显微镜及衍射设备、放疗设备、分子检验设备、理化分析仪（见表 1），主要以德国、美国、日本、荷兰、爱尔兰的设备为主。

表 1　2018~2023 年 9 月北京市高端医疗器械进口额及来源国

单位：亿美元

	2023 年 1~9 月	2022 年	2021 年	2020 年	2019 年	2018 年	来源国及企业
X 射线影像类设备（含 CT、PET-CT）	7.46	9.69	10.1	8.09	7.93	8.23	美国：GE 医疗 日本：富士、佳能 德国：西门子、拜耳
非光学显微镜及衍射设备	1.72	2.34	1.6	2.25	1.74	1.29	日本：奥林巴斯 荷兰：飞利浦
放疗设备	1.25	1.65	2.34	1.61	1.85	1.91	荷兰：飞利浦 德国：西门子 美国：GE、瓦里安
分子检验设备	2.18	2.78	2.75	／	／	／	美国：Illumina、赛默飞、丹纳赫、贝克曼库尔特、10x Genomics、
理化分析仪	1.75	2.89	／	／	／	／	德国：西门子 爱尔兰：美敦力

资料来源：中国海关、国家信息中心。

---

① 植介入器械及材料涉及一般加工制造环节较多，可能不符合《北京市新增产业的禁止和限制目录（2022 年版）》要求，故未列入本文分析的范围。

从进口量来看，2018～2022 年，北京市每年进口 X 射线影像类设备均在 100 万件左右，年平均全国占比约43%；非光学显微镜及衍射设备进口量约占全国 20%；放疗设备进口量约占全国 28%（见表2）；此外，近年来，以全自动、高精度、高稳定性为主要特点的免疫分析仪、分子诊断设备、高通量临床检验设备、快速床旁检验设备、集成式及全实验室自动化流水线检验分析系统、微生物自动化检测系统等快速发展，北京市对这些设备也有较大进口量。

表2　2018～2023 年 9 月北京市高端医疗器械进口量及全国占比

单位：万件，%

	2023 年 1~9 月		2022 年		2021 年		2020 年		2019 年		2018 年	
	进口量	占比	进口量	占比	进口量	占比	进口量	占比	进口量	占比	进口量	占比
X 射线影像类设备（含 CT、PET-CT）	82.86	4.4	113.84	31.1	121.10	49.7	111.3	38.8	101.1	48.3	96.33	44.6
非光学显微镜及衍射设备	0.039	20.9	0.047	19.1	0.038	17.5	0.058	23.3	0.053	19.9	0.041	17.6
放疗设备	0.034	24.8	0.072	31.0	0.11	35.2	0.074	22.0	0.089	27.1	0.096	26.4
分子检验设备	57.67	2.8	64.31	1.4	49.62	0.7	/	/	/	/	/	/
理化分析仪	10.90	0.5	21.33	0.7	/	/	/	/	/	/	/	/

资料来源：中国海关、国家信息中心。

（二）国内高端医疗器械进口概况

除考虑北京市自身进口的品种外，由于引进产线后生产的产品还可销往全国，所以还需统筹考虑全国需求较大的品类。从我国进口额看，7 类进口额较大的器械中有 5 类与北京市一致，其他两类为内窥镜和超声诊断设备，尤其是分子检验设备和理化分析仪，近三年来都有较大进口量（见表3）。

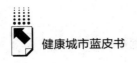
表3　2018～2023年9月我国高端医疗器械进口额

单位：亿美元

主要类别		2023年1~9月	2022年	2021年	2020年	2019年	2018年
数字影像设备	X射线影像类设备（含CT、PET-CT）	31.44	41.53	45.92	41.6	38.35	37.51
	非光学显微镜及衍射设备	9.4	12.26	9.4	9.93	10.42	8.1
	核磁成像设备	2.64	5.32	6.34	5.96	5.44	4.72
	内窥镜	8.26	11.57	13.46	9.85	9.94	6.83
	超声诊断设备	4.28	7.73	10.74	10.2	11.4	12.05
先进治疗设备	透析设备	2.84	2.58	3.36	2.39	2.29	2.91
	呼吸类设备	3.05	2.76	3.58	4.16	3.04	2.89
	放疗设备	6.67	9.76	12.62	11.49	10.78	9.85
	手术机器人	1.98	/	/	/	/	/
临床检验设备	分子检验设备	14.25	20.90	20.37			
	理化分析仪	13.44	18.07	/	/	/	/

资料来源：中国海关、国家信息中心。

（三）近年全球高端医疗器械出口概况

2018~2022年，全球各品类高端医疗器械的出口额均基本保持了相对稳定。从主要出口国的出口额来看，数额较大的8类器械中有7类与国内进口品类相同。需要特别指出的是，以美国为代表的手术机器人全球出口额全年占比最高，而我国目前手术机器人进口额不到2亿美元，存在很大的增长空间（见表4）。

综上分析，全球医疗器械供需主要集中在X射线影像类设备、非光学显微镜及衍射设备、放疗设备、核磁成像设备、呼吸类设备、分子检验设备、理化分析仪、手术机器人八大品类。同时，近年来精准医疗的兴起促使以分子检验设备、理化分析仪、手术机器人为代表的高端医疗器械快速发展，且未来市场需求空间较大。而相对传统的影像设备和治疗设备等在短期内也仍然占据着主要市场份额。

表 4　2018~2023 年 9 月全球高端医疗器械主要出口国出口额

单位：亿美元

			2023 年 1~9 月	2022 年	2021 年	2020 年	2019 年	2018 年
数字影像设备	X 射线影像设备（含 CT、PET-CT）	德国	44.7	55.2	58.5	53.6	55.9	54.1
		美国	32.0	37.4	37.1	36.8	40.2	43.1
		荷兰	23.0	27.1	26.6	22.8	22.2	24.3
	非光学显微镜及衍射设备	捷克	6.2	7.3	6.2	5.2	5.6	5.7
		荷兰	5.5	6.3	5.6	4.8	6.7	6.2
		日本	3.1	3.7	4.4	4.4	3.4	4.6
	核磁成像设备	德国	14.1	16.9	17.5	15.9	17.5	16.3
		荷兰	6.8	8.5	9.8	8.9	9.6	8.9
		美国	3.6	5.3	5.2	4.7	5.4	5.0
	内窥镜	德国	7.7	9.0	10.0	9.4	8.9	9.4
		意大利	2.2	2.6	3.3	3.3	2.8	2.9
	超声诊断设备	美国	6.1	8.9	10.2	11.7	11.7	12.2
		韩国	5.9	7.8	6.9	5.6	6.6	6.9
		日本	2.8	3.6	4.0	3.5	4.3	4.4
先进治疗设备	透析设备	荷兰	2.0	2.2	2.6	1.6	1.8	1.5
		德国	1.5	1.8	2.0	1.6	1.7	1.7
	呼吸类设备	美国	11.1	13.9	14.3	16.9	12.4	11.2
		荷兰	8.3	11.6	10.6	14.8	8.0	6.9
		澳大利亚	8.8	9.2	6.8	5.0	6.1	5.9
	放疗设备	荷兰	13.3	15.1	12.4	11.2	11.2	10.8
		德国	10.7	14.2	15.8	15.4	15.8	14.4
		美国	6.3	6.3	7.6	8.4	9.4	9.5
	手术机器人	美国	69.8	87.7	79.7	72.9	/	/
		中国台湾	0.6	0.7	0.8	0.7	0.6	0.7
临床检验设备	分子检验设备	美国	22.1	30.0	26.9	24.3	23.5	22.1
		德国	12.9	17.3	19.3	17.3	17.3	17.5
		英国	8.9	6.0	5.4	4.4	4.2	4.2
	理化分析仪	美国	14.4	17.5	/	/	/	/
		德国	10.4	13.6	/	/	/	/
		日本	7.1	8.9	/	/	/	/

注：各类医疗器械主要出口国历年出口额的高低关系整体较稳定，本表将主要出口国按照出口额降序排列。

资料来源：中国海关、国家信息中心。

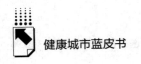

二 市场需求发展趋势及国内产线引进情况

（一）部分高端医疗器械市场需求发展趋势

截至 2022 年底，我国 65 岁及以上老龄人口已超过 2 亿人，占总人口的 14.9%。[①] 随着人口老龄化加剧和人们对健康重视程度的不断提升，高端医疗器械市场需求呈现不断攀升的趋势，引入相关器械产线具有广阔的市场空间。

一是 X 射线影像类设备和核磁成像设备需求旺盛。老龄化程度加深和慢性病患者数量持续增加带动了 CT、PET-CT 等影像类设备需求的增加。以 PET-CT 为例，我国每百万人平均保有量仅 0.61 台，远不及美国（约 5.73 台）、澳大利亚（约 3.7 台）、比利时（约 2.86 台）等发达国家的水平。[②]

二是内窥镜应用渗透率还有较大提升空间。数据显示，2016~2022 年，我国应用内窥镜的微创外科手术渗透率从 8.8% 增长至 15.1%。与欧美国家 80% 的渗透率相比，我国仍处于起步阶段。2020 年全国医用内窥镜市场规模为 231 亿元，预估 2030 年达 624 亿元，年复合增长率达 10.5%。[③]

三是放疗设备存在较大缺口。2022 年，我国新发癌症病例 482 万例，占全球发病总数的 23.7%。目前国内需要近 8000 台放疗加速器，但实际保有量不到 2000 台，能接受精准放疗的肿瘤患者比例不足 20%。[④] 据统计，2022 年中国放疗设备行业市场规模约为 38.1 亿元，同比增长 7.32%，预计 2025 年市场规模将达到 46.7 亿元。[⑤]

---

① 《2022 年度国家老龄事业发展公报》，中国政府网，https://www.gov.cn/lianbo/bumen/202312/P020231214405906944856.pdf。

② 华经产业研究院：《2022 年全球及中国 PET/CT 设备市场规模、人均保有量及行业发展趋势》，网易新闻，https://www.163.com/dy/article/HT4I7JQT0552SV13.html。

③ 前瞻产业研究院：《预见 2022：〈2022 年中国微创外科手术器械行业全景图谱〉》，腾讯网，https://new.qq.com/rain/a/20220531A0850200。

④ 《中国医疗器械行业发展报告 2020》，搜狐网，https://www.sohu.com/a/483894189_100086120。

⑤ 华经产业研究院：《2023—2028 年中国放疗设备行业市场发展现状及投资规划建议报告》，东方财富网，https://caifuhao.eastmoney.com/news/20230529142328681825320#。

四是手术机器人应用在全国快速铺开。数据显示，2017~2021年，全球手术机器人市场规模由44.45亿美元增长至109.1亿美元，年复合增长率为25.2%。同期，国内手术机器人市场由8.8亿元增长至近50.5亿元，年复合增长率更是高达41.8%。[①] 随着国内尤其是一、二线城市公立医院的大范围应用，手术机器人将迎来爆发式增长。但是，2023年1~9月，全国的手术机器人几乎全部由上海进口。

五是分子检验类设备拥有较为广阔的蓝海市场。华大基因指出，以基因测序仪为例，国内外市场规模持续扩大，2021年全球基因测序市场规模约157亿美元，预计2026年达377亿美元；同期中国市场为15.9亿美元，预计2026年达42.35亿美元。[②]

（二）国内医疗器械领域竞争加剧

近年来，上海、江苏、广东等地都相继发力高端医疗器械产业，先后引进西门子、GE、波士顿科学、赛默飞等国际知名医疗器械企业，带动本地医疗器械产业快速发展（见表5）。

表5 近年国内各省市引进高端医疗器械企业概况

主要类别		产线情况
数字影像设备	X射线影像类设备（含CT、PET-CT）	北京：GE医疗全球最大的影像设备制造基地和拜耳影像诊断医疗器械厂房 上海：西门子医疗生产基地（德国总部以外最大、最重要的医学影像产品制造基地之一） 江苏：GE无锡工厂（GE全球最大超声设备、探头生产基地）、飞利浦医疗影像苏州基地和佳能苏州工厂（生产复印机和软件） 广东：西门子医疗深圳基地
	内窥镜	上海：全球巨头卡尔史托斯工厂（其亚太地区首个自建工厂，2024年底投产）和波士顿科学制造基地 江苏：奥林巴斯苏州生产研发基地、史赛克和强生苏州工厂

---

① 《2023年全球及中国手术机器人行业市场规模预测分析（图）》，中商情报网，https://www.askci.com/news/chanye/20230525/1630552685003455115531802.shtml。

② 《迄今最大全基因组测序数据公布！产业链受益上市公司梳理》，腾讯网，https://new.qq.com/rain/a/20231203A05SNI00。

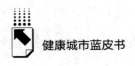
续表

主要类别		产线情况
先进治疗设备	透析设备	北京:费森尤斯医疗生产基地 江苏:贝朗医疗苏州工厂
	呼吸类设备	北京和上海:德尔格工厂
	放疗设备	北京:瓦里安工厂(瓦里安北美以外唯一直线加速器生产基地和全球最全产品线生产基地)
临床检验设备	理化分析仪	北京:赛默飞工厂(新一代液质联用质谱仪) 上海:西门子医疗 江苏:赛默飞苏州工厂和丹纳赫苏州制造基地

资料来源:笔者收集整理。

此外,北京、上海、江苏、广东等地均从存量竞争和增量培育两方面双向发力,出台了针对性的支持政策,其中,北京集中在提高审评效率上,上海重点培育药械商业保险,江苏重点在金融支持方面发力,广东重点推进国际合作(见表6)。

表6 主要省市医疗器械产业支持政策概况

省市	政策文件	主要内容
北京	2023年10月《医疗器械创新服务提质增效行动方案(2023—2025年)》	大幅压缩注册审评审批时间;推进注册审评审批服务;加强科技成果转化协同;释放注册审评审批红利
上海	2023年7月《上海市进一步完善多元支付机制支持创新药械发展的若干措施》	多方合作加强商业健康保险产品供给;做优做强"沪惠保"品牌;加大创新药械医保支付支持;等等
	2023年10月《上海市促进医疗机器人产业发展行动方案(2023—2025年)》	从手术机器人、康复机器人、辅助服务机器人3个赛道发力,制定10个方面措施
江苏	2022年12月《关于支持建设苏州生物医药及高端医疗器械国家先进制造业集群的政策措施》	设立总规模100亿元专项基金;支持企业向CRO/CDMO转型;提升审评审批服务;推进创新产品临床应用
广东	2022年1月《广东省推动医疗器械产业高质量发展实施方案》	推动国际交流合作;加快医疗器械技术引进和人才培养;优化医疗器械营商环境;打造专业化医疗器械产业园区;大力支持企业做优做强

资料来源:笔者收集整理。

三　相关政策建议

（一）打造"三个一批"梯队，吸引跨国高端械企产线在京落地

统筹北京市产业基础、市场需求前景、国内现有布局和交易额等因素，建议以"三个一批"梯队策略吸引跨国高端医疗器械企业产线在京落地。

一是优先引入一批。包括交易额大、市场前景好、处于市场蓝海和发展前沿的 X 射线影像类设备、手术机器人、分子检验设备、理化分析仪等。鼓励 GE 医疗和拜耳医疗稳定在京产线，并加大新技术新产品在京投资布局；积极对接引入荷兰飞利浦、德国西门子、日本富士和佳能，与苏州、上海、广东等地错位发展，谋划尚未在华布局的 X 射线影像类设备及其他高端品类产线在京落地。积极对接引入美国 Medrobotics、德国 Avateramedical 等手术机器人龙头企业，以及英国 Refeyn 检验设备、日本希森美康分析仪等产线。

二是重点关注一批。包括交易额居中、市场前景好的非光学显微镜及衍射设备、放疗设备、核磁成像设备、呼吸类设备等。积极推动与荷兰飞利浦、日本奥林巴斯和德国西门子等企业的对接，鼓励 GE 医疗和拜耳医疗在京新增核磁成像设备产线。聚焦已在京布局的放疗设备和呼吸类设备领域，探索新增引入荷兰飞利浦、德国西门子、爱尔兰美敦力、澳大利亚瑞思迈等品牌产线。

三是谋划储备一批。包括交易额相对较少、但市场前景较好的内窥镜、超声诊断设备、透析设备等。如探索与意大利在内窥镜领域、荷兰在透析设备领域的龙头企业等进行对接等。

（二）发挥"三个优势"，提升械企本地化生产能力

一是发挥保税加工等产业基地优势吸引产线落地。要发挥大兴机场临空区综保区保税加工优势，用好自贸试验区西片区成片预留的产业用地，积极引进产线落地。同时，利用平原新城、城市副中心等产业空间，如昌平生命

谷产业基地三四期厂房、亦庄光机电一体化基地、大兴生物医药基地园中园项目厂房、联东 U 谷厂房、北科建亦庄科创园等空间资源，提前进行布局。

二是发挥创新资源优势，推进供应链国产化率逐步提升。鼓励国际械企发挥链主企业优势，与创新企业、科研院所、医疗机构在技术创新、人才培养、产业链供应链等方面开展深度合作，借此提升高端设备和关键零部件的国产化率，保持技术和产品的全球领先优势，积极参与北京智慧医疗体系建设，推动更多精准医疗产品在京产业化。

三是发挥检验检测优势，助力跨国械企提高上市效率。要落实好《医疗器械创新服务提质增效行动方案（2023—2025 年）》，加快第二、第三类创新及优先审批产品的上市速度。探索整合中检院医疗器械标准管理所、北京市医疗器械检验研究院和北大医疗器械质量监督检验中心等相关资源，或单独建设国际医疗器械检验检测中心，充分利用跨国械企自身具备的检验检测能力，按照国家自检实验室指导要求，建立满足国家注册要求的多种质量体系，面向全球医疗器械生产企业，提供完善的测试建议和快速检测检验服务，以加快引进器械的上市速度。

（三）进一步优化跨国械企营商环境

一是落实好相关政策文件，打造公平透明竞争环境。落实《国务院关于进一步优化外商投资环境加大吸引外商投资力度的意见》，保障跨国械企依法参与政府采购活动，研究创新合作采购方式，通过首购、订购等措施，支持跨国械企在北京市研发生产全球领先产品。落实好"海关总署推动加工贸易持续高质量发展 16 条改革措施"，便利跨国械企成品出口和集中内销。切实保障外商重点关注的政策连续性等。

二是完善多元支付机制，支持医疗器械发展。通过完善后端支付机制，稳定前端产业市场预期。建议加强商业健康保险产品的供给，重点将创新性强、疗效确切、临床急需的创新器械纳入商业健康保险支付范围，与医保目录形成衔接。同时，要加快完善创新药械的价格形成机制，积极争取国家有关部门的政策支持，对纳入国家医保目录的创新药给予更大支持。争取除国家谈判药品和集中带量采购的器械外，其他器械可由企业和医疗机构自主议价。

三是协助跨国械企对接北京市生物医药服务外包企业。办好国际生物医药产业创新北京论坛、国际医疗器械行业发展论坛等，重点搭建跨国械企与北京市 CMO（Contract Manufacturing Organization，合同生产组织）、CDMO（Contract Development and Manufacturing Organization，合同研发生产组织）企业的合作平台，精准对接开展制造外包合作。支持北京市医疗器械 CMO平台、北京友谊医院概念验证平台等积极吸引跨国械企、北京市代工企业等入驻，提供一站式医疗器械受托生产服务。

健康人群篇

B.18
智能化技术发展与职业人群健康管理

闫 焱 焦月盈*

摘 要： 随着科技的飞速发展，智能化技术已广泛应用于各行各业，从生产自动化到智能家居，再到智慧城市，智能化正以前所未有的速度改变着我们的生活方式和工作模式。在职业健康管理领域，智能化技术同样展现出巨大的潜力和价值，为职业人群提供更加科学、高效的健康管理服务。从当前的发展态势来看，问题主要集中在数据安全和隐私保护、技术和成本障碍以及用户接受度和参与度的提升方面。因此，在接下来的工作中需要从以下几个方面着力：技术进步与市场潜力、产业链整合与服务模式创新、政策支持与法规完善、个性化与预防性健康管理、数据安全与隐私保护。

关键词： 智能化健康管理 职业人群 健康服务

* 闫焱，通用技术集团健康管理科技有限公司（大数据集团）健康管理院院长，主任医师，主要研究方向为工作场所职业人群健康管理；焦月盈，博士，国家电网公司北京电力医院，主要研究方向为健康管理。

职业人群是社会经济生活中最具创造力的一个群体，职业人群健康管理是健康中国战略中非常重要的组成部分。推进健康企业建设，做好职业人群健康管理是落实健康中国战略的重要举措，有利于提升企业职工的幸福度和满意度，也是增强人民群众健康管理意识的重要途径。推动智能化在职业人群健康管理中的应用，可以通过大数据、人工智能等技术手段，实现在职业人群健康状况的实时监测、智能化辅助诊疗、疾病预防和管理等方面的创新。

一　智能化常见技术

在"健康中国 2030"战略的大背景下，智能化技术已成为推动健康管理服务升级的关键力量。目前，智慧城市、智慧社区正在全面发展，健康更是人民和社会不可忽视的重要部分。为了满足人民个性化健康与医疗服务的需求，智慧健康的研究与发展也就应运而生了。[①] 2024 年 7 月公布的《中共中央关于进一步全面深化改革 推进中国式现代化的决定》提出，"实施健康优先发展战略"，"促进社会共治、医防协同、医防融合"。健康管理的重要性越发凸显。据分析，中国 AI 健康管理行业市场规模 2018~2022 年已从 2937.2 亿元增加至 8913.0 亿元，预计未来 2023~2027 年，市场规模将由 11239.3 亿元增加至 25909.0 亿元（见图 1）。

智能化技术主要包括可穿戴设备、移动健康应用、大数据分析、云计算以及人工智能（AI）等。这些技术通过实时监测、数据分析和提供个性化建议，为用户带来全面的健康管理解决方案。

---

① 杨悦：《我国智慧健康研究热点及趋势——基于 CiteSpace 可视化分析》，《应用数学进展》2022 年第 5 期。

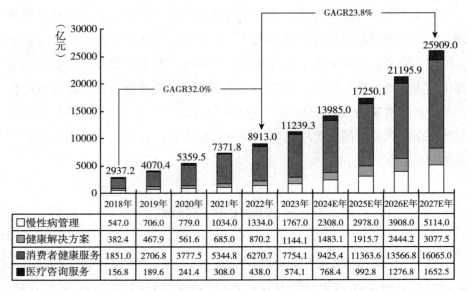

	2018年	2019年	2020年	2021年	2022年	2023年	2024E年	2025E年	2026E年	2027E年
□慢性病管理	547.0	706.0	779.0	1034.0	1334.0	1767.0	2308.0	2978.0	3908.0	5114.0
▨健康解决方案	382.4	467.9	561.6	685.0	870.2	1144.1	1483.1	1915.7	2444.2	3077.5
▧消费者健康服务	1851.0	2706.8	3777.5	5344.8	6270.7	7754.1	9425.4	11363.6	13566.8	16065.0
■医疗咨询服务	156.8	189.6	241.4	308.0	438.0	574.1	768.4	992.8	1276.8	1652.5

图 1　中国 AI 健康管理行业市场规模（2018～2027E 年）

资料来源:《中国 AI 健康管理行业观察: 3 大细分领域主导, 2027 年市场规模达 2.6 万亿元》, 搜狐网, https://www.sohu.com/a/795932937_120178509。

表 1　AI 健康管理的定义与分类

主要流程	环节及产品	目标群体
健康数据采集	·采集内容包括个人基本信息、健康体检、家族病史、既往病史、当前病症、生活习惯、家庭幸福感、社会幸福感等 ·包括使用便携设备、医疗器械及 App 进行数据采集	·慢性病患者 ·亚健康群体 ·其他需求人群
健康检测及监测	·主要包括传感器技术、物联网技术和智能手机应用技术。通过这些技术,数据可以自动采集并实时上传到云端 ·包括使用便携设备、医疗器械及 App 与 AI 技术结合进行监测	·慢性病患者 ·亚健康群体 ·运动、康复人群 ·其他需求人群
健康评估	·结合生理指标、疾病状况、生活习惯、疾病病史、心理状态等数据,利用深度学习、机器学习、数据挖掘、回归分析等技术进行分析,作出健康评估	·慢性病患者 ·亚健康群体 ·其他需求人群
健康干预	·根据健康评估结果作出健康管理规划,运用 AI 技术进行健康风险排除、健康护理、疾病预防、康复运动及心理疏导等	·患者群体

资料来源: 头豹研究院。

（一）可穿戴设备

可穿戴设备，如智能手表、健康监测手环等，正逐渐成为职业人群健康管理的得力助手。这些设备能够实时监测用户的生理参数，如心率、血压、血糖等，并将数据同步至移动应用或云平台，方便用户随时查看和管理自己的健康状况。根据《中国 AI 健康管理行业概览：以 AI 科技助力智能健康管理》，预计到 2027 年，健康管理 AI 及相关市场的规模将达到25909 亿元。[①] 这表明，作为 AI 健康管理的重要组成部分，可穿戴设备拥有巨大的市场潜力。同时，第七次全国人口普查显示，中国庞大的人口数量为医疗人工智能的发展提供了丰富的数据资源，这为可穿戴设备在健康管理领域的应用奠定了坚实的基础，并展现了其广阔的市场前景。

随着健康中国战略的深入推进，智能化技术在健康管理领域的应用已成为实现全方位、全周期健康服务目标的关键手段。通过实时监测、数据分析和提供个性化建议，智能化技术为用户提供了全面的健康管理解决方案，这标志着医疗服务模式正从"以治病为中心"向"以健康为中心"转变，进一步凸显了健康管理在国家战略中的重要性。

（二）移动健康应用

随着公众对健康的日益重视，移动健康技术在慢性病管理中的应用取得了显著进展，预计到 2025 年，全球移动医疗 App 市场规模将达到 112 亿美元（见图 2）。移动健康应用的发展，不仅提升了医疗服务的效率和质量，还促进了医疗资源的合理配置。例如，通过移动健康应用，用户可以实时接收到个性化的健康建议和提醒，从而更好地管理自己的健康。此外，移动健康应用还借助大数据分析和人工智能技术，为用户提供了更为精准的健康评估和干预措施，这在慢性病的预防和管理中尤为重要。

---

① 《中国 AI 健康管理行业观察：3 大细分领域主导，2027 年市场规模达 2.6 万亿元》，搜狐网，https：//www.sohu.com/a/795932937_ 120178509。

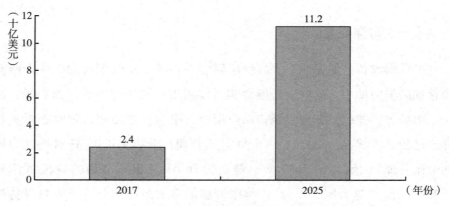

图2　2017～2025年全球移动医疗App市场规模及预测

资料来源：《移动医疗行业数据分析：2025年全球移动医疗App市场规模预计达112亿美元》，艾媒网，https://www.iimedia.cn/c1061/66441.html。

以5G技术为例，"高速率、大容量、低延时、高可靠"等特点使其能够为可穿戴设备健康监测信息的及时传输与反馈提供技术保障。[①]随着5G技术的推广和应用，移动健康应用将实现更快速的数据传输和更高效的资源配置，进一步推动健康管理服务的数字化转型。5G+"三早"（早筛查、早评估、早干预）健康管理模式的提出，预示着未来慢性病健康管理将更加注重预防和个性化服务，通过科技赋能创新健康服务模式，连续动态地监测和管理职业人群的健康状况。

（三）云计算

云计算技术在健康管理领域的应用，不仅极大地提升了数据存储和处理的能力，而且凭借其弹性扩展性，为个性化健康管理服务提供了强有力的支撑。云平台的实时监测和分析功能，使得用户的健康状况可以得到及时地跟踪和管理。同时，云平台的数据共享和远程医疗服务功能，为职业人群提供了突破地理限制的健康管理方案。

---

① 曾强、高向阳、白书忠：《智慧健康管理的理论与实践》，《中华健康管理学杂志》2022年第1期。

（四）大数据分析

大数据分析技术能够通过分析用户的健康数据，识别其健康趋势和潜在风险，并为用户提供个性化的健康建议和干预措施。例如，东南大学附属中大医院利用医疗大数据分析和疾病风险调整体系，提升了医疗质量管理能力。此外，大数据分析在健康管理领域的应用，如基于大数据的智慧信息管理平台，已经在社区健康管理中取得了显著进展。

大数据分析在医疗资源优化配置方面也发挥着重要作用。分析医疗服务的电子健康档案系统数据、政府及社会在医学研究方面的学术数据等，能够优化医疗资源布局，解决因资源分布不均而产生的服务可及性问题。同时，大数据分析还能够辅助临床医生进行诊疗，通过效果比较研究，精准分析包括患者体征、费用和疗效等数据在内的大型数据集，帮助医生确定最有效且最具成本效益的治疗方法。

（五）人工智能

AI 技术在健康管理领域的应用包括智能诊断、个性化治疗计划、健康预测等。AI 算法能够处理和分析大量复杂的健康数据，为医生和用户提供更为精准的健康管理服务。据《2025—2029 年中国医疗人工智能（医疗 AI）行业投资规划及前景预测报告》，虽然人工智能医疗发展起步稍晚，但是热度不减。在企业方面，已经成熟的互联网巨头如 BAT 等，以及传统医疗相关企业如飞利浦等，也早已重金布局医疗人工智能，大手笔地向产业链拓展业务。

二 智能化健康管理在职业人群中的应用

（一）智能化健康管理的优势：全周期、全天候健康监测与个性化服务

第一，智能化健康管理为职业人群提供了全周期、全天候的健康监测，

能够及时发现健康问题并预警，这一点在提升健康意识和预防疾病方面尤为关键。通过个性化的健康管理方案，智能化系统能够根据个人的职业特性和健康状况提供定制化服务，这不仅提高了健康干预的针对性，也提升了职业人群的健康参与度和满意度。再者，智能化技术通过提高数据处理的效率，降低了健康管理的时间和经济成本，使得健康管理服务更加高效和经济，实现了职业人群健康管理的全周期、全天候监测。

第二，2024年中国数字健康管理核心市场规模预计将达到2418亿元，带动市场规模将超过1.2万亿元。[①] 这一数据表明，智能化健康管理正逐渐成为职业人群健康管理的主流趋势，其市场潜力巨大，预示着智能化健康管理技术将广泛应用并快速增长。此外，随着AI与传统行业的融合不断加深，数据的量级以及复杂程度也将大幅提升，智能化健康管理将在细分领域通过技术的加持，为垂直业务的深入开展以及多元化业务的开展提供充分的发展土壤。

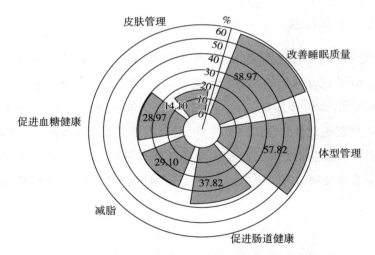

图3 2017~2025年全球移动医疗App市场规模及预测

资料来源：《艾媒咨询丨2024年中国数字健康管理平台用户行为调查数据》，艾媒网，https://www.iimedia.cn/c1061/101333.html。

---

① 《中国数字健康管理行业趋势分析：2024年市场规模将超1.2万亿》，艾媒网，https://www.iimedia.cn/c1020/84880.html。

第三，企业健康管理不应该仅仅局限于企业内部，而应贯穿于企业员工的工作、生活及家庭之中。因此，作为健康企业建设的重要内容，企业健康管理应合理规划职工健康管理福利，将其延伸至员工生活及家庭中。这样不仅能加强企业员工的健康管理服务，还能使职工健康管理福利惠及家庭成员，从而提升企业健康管理的让渡价值，增强企业员工的归属感。

（二）智能化职业人群健康管理方案

智能化健康管理方案通常涵盖健康数据采集、健康风险评估、健康干预和健康教育等多个方面。通过智能化设备和应用，职业人群能够实时监测自己的健康状况，而系统则基于数据分析提供健康风险评估和个性化干预建议。这种方案的实施，依赖于先进的数据分析技术和用户友好的界面设计，以确保用户能够轻松理解和采纳健康管理建议。

1. 个性化健康管理计划

（1）精准评估：通过收集职业人群的个人基本信息、健康史、生活习惯等多维度数据，利用大数据分析和人工智能技术，对他们的健康状况进行精准评估。这有助于发现潜在的健康风险和问题。

（2）定制化方案：基于评估结果，为每位职业人群制订个性化的健康管理计划。这些计划可能包括饮食调整、运动建议、心理调适等多个方面，旨在满足他们特定的健康需求。

2. 实时监测与预警

（1）智能监测：利用智能穿戴设备、移动应用等技术手段，实时监测职业人群的健康数据，如心率、血压、睡眠质量等。这些设备能够持续跟踪健康状况，并提供实时反馈。

（2）异常预警：当监测到数据异常或存在潜在健康风险时，系统能够自动发出预警信号，提醒职业人群注意并采取相应的措施。这有助于早期发现健康问题并防止其恶化。

3. 数据驱动的健康决策

（1）大数据分析：通过收集和分析大量健康数据，发现健康问题的规律和趋势。这有助于企业和健康管理机构制定更有效的健康干预策略和管理措施。

（2）智能决策支持：基于大数据分析的结果，智能系统能够为健康管理师提供决策支持，帮助他们制定更加科学、合理的健康管理方案。

4. 健康教育与知识普及

（1）在线课程与讲座：提供丰富的在线健康课程和讲座，内容涵盖疾病预防、营养膳食、心理健康等多个方面。这有助于提升职业人群的健康意识和自我管理能力。

（2）健康资讯推送：通过移动应用、社交媒体等渠道，定期向职业人群推送最新的健康资讯和健康管理知识。这有助于他们及时了解健康动态，并采取相应的健康行为。

5. 优化工作环境与资源配置

（1）环境监测与改善：利用环境监测设备对职业人群的工作环境进行监测，如空气质量、噪声水平等。根据监测结果，采取相应的改善措施，为员工创造更加健康、舒适的工作环境。

（2）优化资源配置：根据职业人群的健康需求和健康数据的分析结果，优化企业内部的健康资源配置。例如，增加健身设施、提升食堂菜品质量等，以满足员工的健康需求。

6. 强化跨部门合作与资源共享

（1）医疗机构合作：与医疗机构建立紧密的合作关系，实现健康数据的共享和医疗资源的优化配置，这有助于为职业人群提供更加全面、专业的健康管理服务。

（2）跨部门协同：加强企业内部不同部门之间的协同合作，共同推进健康管理工作的开展。例如，人力资源部门可以与财务部门合作，为员工提供健康保险福利等；安全管理部门可以与健康管理部门合作，共同制定职业病防治方案等。

（三）智能化职业人群健康管理实施策略

为了克服上述挑战，实施智能化健康管理策略需要综合考虑职业人群的特点、工作环境和健康需求。首要任务是建立完善的健康数据采集和监测系统，确保数据的准确性和实时性。其次，要开发适合职业人群的健康管理应用程序和工具，以提供个性化服务。此外，加强健康教育和培训，提升职业人群的健康意识和自我管理能力，也是该策略的重要组成部分。

1. 构建完善的健康数据采集和监测系统

实施智能化健康管理策略的首要任务是构建完善的健康数据采集和监测系统，确保数据的准确性和实时性。这为职业人群提供了一个可靠的健康信息基础，使健康管理服务更加精准和个性化。随着技术的进步，如可穿戴设备和移动健康应用的普及，智能化技术显著提高了健康管理的效率和便捷性，同时降低了成本。

2. 推广智能健康监测设备

（1）智能穿戴设备：推广智能手环、智能手表等智能穿戴设备，实时监测职业人群的心率、血压、睡眠质量等健康数据。这些设备需具备数据同步功能，以便能够将监测数据实时上传到健康管理平台。

（2）智能办公环境设备：在办公场所安装智能坐垫、智能照明等设备，以提醒职业人群保持正确的坐姿和用眼习惯，预防职业病。

3. 实现个性化健康管理

（1）健康评估与风险预警：基于职业人群的健康数据，利用大数据分析和人工智能技术，进行个性化的健康评估和风险预警。平台应能识别潜在的健康问题，并提前发出预警信号。

（2）定制健康管理方案：根据职业人群的健康状况和风险评估结果，为其定制个性化的健康管理方案。方案应包括合理的饮食、运动、休息计划等，旨在改善职业人群健康状况并预防疾病。

4. 提供便捷的健康服务

（1）在线健康咨询：平台应提供在线健康咨询服务，解答职业人群的

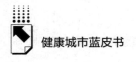
健康疑问，消除他们的困惑。通过专业的医疗团队和智能客服系统，提供及时、准确的健康指导。

（2）健康教育与培训：定期举办健康讲座和在线培训课程，以提升职业人群的健康意识和自我管理能力。培训内容可以涵盖疾病预防、营养膳食、心理健康等方面。

5. 加强数据安全和隐私保护

（1）数据加密：对收集到的健康数据进行加密处理，以确保数据在传输和存储过程中的安全性。

（2）隐私保护：严格遵守相关法律法规和隐私政策，保护职业人群的个人隐私。在数据使用和分析过程中，应确保数据的匿名性，并遵循最小化原则。

6. 推动跨界合作与资源共享

（1）跨界合作：加强与医疗机构、健康管理机构、智能设备厂商等的合作，实现资源共享和优势互补。通过跨界合作，为职业人群提供更加全面、专业的健康管理服务。

（2）政策支持：积极争取政府和相关部门的政策支持，以推动智能化职业人群健康管理的普及和发展。通过政策引导和市场机制，促进健康管理产业的健康发展。

三　智能化职业人群健康管理存在的问题

（一）数据安全和隐私保护问题

智能化健康管理在提供便捷的同时，也带来了数据安全和隐私保护的挑战。随着健康数据的大量收集和分析，如何确保这些敏感信息的安全成为一个重要议题。《生成式人工智能行业自律倡议》强调了在数据传输和存储过程中采用高效加密算法及密钥管理服务，以及利用数据脱敏技术确保传输数据的安全性的重要性，这些都是确保数据安全的关键措施。

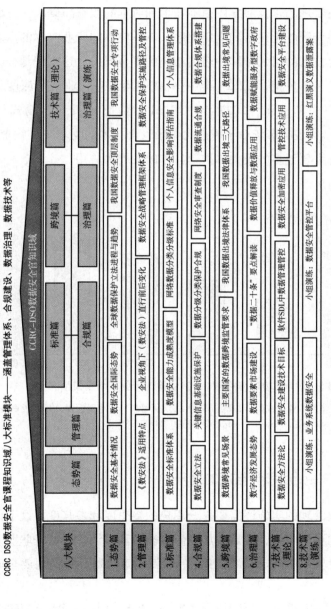

CCRC DSO数据安全官课程知识域八大标准模块——涵盖管理体系、合规建设、数据治理、数据技术等

图4 CCRC-DSO数据安全官课程知识域

资料来源：《〈生成式人工智能行业自律倡议〉发布 助力数据安全与隐私保护!》，搜狐网，https://www.sohu.com/a/
804900029_121874518。

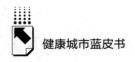
（二）技术和成本障碍

智能化健康管理的普及和推广面临技术和成本的双重障碍。一方面，需要不断研发和完善智能化设备和应用程序，以适应不同职业人群的需求；另一方面，智能化技术的引入和维护需要相应的资金支持，这对于部分企业和个人而言可能是一个负担。《2024年中国AI健康管理行业市场深度分析及投资战略咨询报告》显示，2023年中国AI健康管理行业市场规模已达11239.3亿元①，这表明市场对于智能化健康管理技术的需求正在快速增长，但同时也意味着需要更多的投入来推动技术的发展和应用。

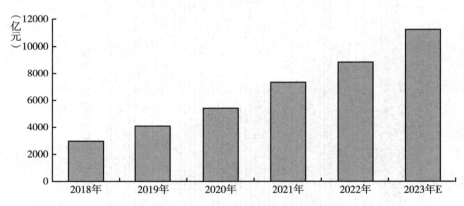

图5　2018~2023年中国AI健康管理行业市场规模情况

资料来源：《华经产业研究院：2024年中国AI健康管理行业市场深度分析及投资战略咨询报告》，雪球网，https://xueqiu.com/1973934190/287079589。

（三）用户接受度和参与度的提升

智能化健康管理的实施还需要提升用户的接受度和参与度。这不仅涉及技术的易用性和可访问性，还需要加强健康教育和培训，以提升职业人群的健康意识和自我管理能力。《"十四五"国民健康规划》中提到要全面推进

---

① 《华经产业研究院：2024年中国AI健康管理行业市场深度分析及投资战略咨询报告》，雪球网，https://xueqiu.com/1973934190/287079589。

健康中国建设，提高人民健康水平，这需要通过智能化手段来实现更广泛的健康服务覆盖和更有效的健康干预。虽然智能化为职业人群健康管理提供了便捷的服务，但往往缺乏人性化的关怀和沟通。职业人群可能更倾向于与医生进行面对面的交流，以获得情感和心理上的支持。如何在智能化健康管理中融入人性化关怀，提高职业人群的满意度和信任度，是一个需要深入研究的问题。

四 智能化职业人群健康管理未来

（一）技术进步与市场潜力

未来，智能化健康管理在职业人群中的应用将更加广泛和深入。随着技术的不断进步和创新，智能化健康管理将能提供更加精准、个性化的服务。AI 技术的应用将改变人类健康管理的方式，为人类健康事业带来新的希望和机遇。

（二）产业链整合与服务模式创新

智能化健康管理将与医疗、保险、养老等其他领域更紧密地结合，形成全方位的健康服务体系。产业链的整合将有助于发挥上游的医疗器械及医用耗材供应商、中游的 AI 健康管理服务商以及下游的医疗机构和个人用户之间的协同效应，实现健康管理服务的全流程优化。随着 AI 技术的渗透，预计到 2027 年，医疗咨询服务、消费者健康服务、健康解决方案及慢性病管理中的 AI 渗透率将显著提高，这将推动健康管理服务模式的创新。

（三）政策支持与法规完善

政策支持与法规完善也将为智能化健康管理的发展提供良好的环境和条件。国家卫生健康委等机构已经出台相关政策，推动 AI 技术在健康管理领域的应用，如《深化医药卫生体制改革 2023 年下半年重点工作任务》提出

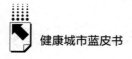

要加快推进公立医院高质量发展，推进"5G+医疗健康"、医学人工智能等试点。

（四）个性化与预防性健康管理

未来智能化健康管理将更加注重个性化和预防性。通过分析个体健康数据和生活习惯，制订个性化的健康管理计划，以提高健康管理的效果及实施的可行性。目前，它已覆盖运动健康管理、护肤健康管理、营养健康管理、慢性病管理、睡眠健康管理及生命体征监测管理等多个领域。

（五）数据安全与隐私保护

随着智能化健康管理的深入发展，数据安全与隐私保护将成为重要议题。需要建立健全数据保护机制，确保用户信息的安全，提高用户对智能化健康管理服务的信任度。

B.19
北京市儿童青少年健康状况研究（2023年）

郭　欣　赵　海　张京舒　刘珂珂*

摘　要： 儿童青少年时期是个体生长发育的关键阶段。本文对2023年北京市儿童青少年健康危险行为现状、主要健康问题以及学生常见病和健康影响因素的干预情况进行了描述和分析。结果表明，北京市儿童青少年存在饮食行为不健康、身体活动不足、视屏时间过长等问题，近视率和超重肥胖检出率居高不下，脊柱侧弯率随年级增长呈上升趋势。为应对上述问题，北京市继续积极组织推动全市开展以"灵动儿童、阳光少年健康行动"为主题的六大行动，包括专家进校园行动、学校卫生标准普及行动、中小学生健康月活动、学校教学生活环境改善行动、健康父母行动和重点人群关爱行动，并在干预行动基础上开展学生健康相关科学研究。下一步，应加强学校卫生队伍建设，关注儿童青少年健康相关行为，建立多位一体的近视、肥胖等常见病防控体系。

关键词： 儿童　青少年　危险行为　常见病

　　儿童青少年的健康水平不仅关系个人的成长发育，更关乎祖国的发展和民族的未来。[①] 由于儿童青少年膳食结构及生活方式的巨大变化，儿童青少年近视、肥胖和心理问题发生率呈上升趋势，成为影响我国儿童青少年身心

---

* 郭欣，北京市疾病预防控制中心学校卫生所所长，主任医师，主要研究方向为学生常见疾病和健康影响因素的监测与干预；赵海，北京市疾病预防控制中心学校卫生所主管医师；张京舒，北京市疾病预防控制中心学校卫生所医师；刘珂珂，北京市疾病预防控制中心学校卫生所博士研究生。

① 王川等：《2020年北京市大兴区中小学生常见病监测结果分析》，《疾病预防控制通报》2024年第2期。

健康的重要公共卫生问题。① 既往研究表明，超重肥胖相关健康危险行为包括：低摄入蔬菜水果、高摄入含糖饮料和高热量零食、身体活动不足、久坐行为、睡眠时间缩短等。② 有研究表明，户外活动可以减少近距离阅读的时间，且户外暴露时间的增加可以延缓近视的发展。③ 学校人群密集、活动集中，是传染病流行和突发公共卫生事件的潜在高发和易发场所④，因此还需要关注传染病对儿童青少年健康的影响。中国政府一直关注儿童青少年健康。为切实提升广大学生综合身体素质，《"健康中国 2030"规划纲要》和《"健康北京 2030"规划纲要》提出，到 2030 年，国家学生体质健康标准（达标）优秀率达到 25%以上的目标。⑤ 本文旨在描述、分析北京市儿童青少年健康危险行为现状、主要健康问题及学生常见病和健康影响因素的干预情况，期望为未来提高北京市儿童青少年体质健康水平提供借鉴和参考。

本文的研究对象为北京市 16 个区的卫生健康行政部门及儿童青少年。采用分层整群抽样的方法，于 2023 年 9~11 月在北京市 6 个城区、10 个郊区开展调查。在每个城区选择 2 所小学、2 所初中、2 所高中、1 所职业高中和 1 所大学，在每个郊区选择 2 所小学、2 所初中、1 所高中和 1 所职业高中。调查形式包括卫生健康行政部门及学校的问卷调查、学生常见病现场监测及学生匿名问卷调查。近视调查的学生人数在此基础上进行了扩大。

---

① 罗慧娟等：《北京市中学生近视、肥胖、抑郁症状共患现状及相关因素分析》，《中国学校卫生》2024 年第 7 期。

② 庄绪秀等：《儿童青少年肥胖相关健康危险行为共存及模式研究进展》，《中国学校卫生》2021 年第 12 期；Petermann-Rocha F., Brown R E., Diaz-Martínez X., et al., "Association of Leisure Time and Occupational Physical Activity with Obesity and Cardiovascular Risk Factors in Chile", *Journal of Sports Siences*, 2019, 37（22）：2549-2559。

③ Zhang L., Wang W., Dong X., et al., "Association Between Time Spent Outdoors and Myopia among Junior High School Students: A 3-wave Panel Study in China", *Medicine*, 2020, 99（50）：e23462。

④ 徐文婕等：《北京市中小学生传染病相关知识行为水平》，《中国学校卫生》2024 年第 6 期。

⑤ 《中共中央 国务院印发〈"健康中国 2030"规划纲要〉》，中国政府网，https://www.gov.cn/zhengce/2016-10/25/content_ 5124174. htm；《中共北京市委 北京市人民政府关于印发〈"健康北京 2030"规划纲要〉的通知》，北京市政府网，https://www.beijing.gov.cn/zhengce/zhengcefagui/201905/t20190522_ 60543. html。

2023 年监测共覆盖 57117 名学生，年龄范围为 5~22 岁。除大学生外，所有学生（56085 名）均参加了近视监测，其中 36249 名大中小学生参加了学生常见病监测与干预；四年级以上学生（28246 名）参加了学生健康影响因素调查。学生的性别、年级分布较为均衡。

一 北京市儿童青少年健康危险行为现况

（一）饮食行为不健康

儿童青少年时期是身心生长发育的关键时期。饮食行为在学龄儿童时期养成并发展，不仅影响儿童身体健康和智力发育，还会对成年后的健康产生深远影响。[1] 良好的饮食行为能促进儿童青少年体格和智力的正常发育，降低超重肥胖的发生率。[2] 不良的饮食行为会导致儿童青少年体重不健康增长，还可能导致心血管疾病、糖尿病等的发病率上升，从而对儿童青少年的体质健康造成严重的负面影响。[3] 2023 年北京市学生常见病和健康影响因素（饮食行为）监测如表 1 所示。

表 1　2023 年北京市学生饮食行为情况

单位：人，%

饮食行为(回顾过去一周)		男		女		合计	
		数量	占比	数量	占比	数量	占比
过去 7 天里，你喝过几次含糖饮料？（如可乐、冰红茶、果粒橙、营养快线等）	从来不喝	3647	25.0	3575	26.2	7222	25.6
	少于每天 1 次	9477	65.1	9247	67.8	18724	66.4
	每天 1 次及以上	1440	9.9	815	6.0	2255	8.0

---

[1] 马福昌、马冠生：《关注西部地区学龄儿童饮食行为与健康》，《中国学校卫生》2023 年第 6 期。

[2] 马冠生、张帆：《培养健康饮食行为远离儿童肥胖》，《中国儿童保健杂志》2023 年第 1 期。

[3] 龚艳彬、柴巍中：《中国南方地区中学生不健康饮食行为现状及影响因素分析》，《中国食物与营养》2022 年第 6 期。

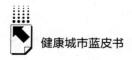

续表

饮食行为（回顾过去一周）		男		女		合计	
		数量	占比	数量	占比	数量	占比
过去7天里，你吃过几次油炸食物？（如油条、油饼、炸薯条、炸鸡翅等）	从来不吃	3370	23.1	3004	22.0	6374	22.6
	少于每天1次	10347	71.0	10168	74.6	20515	72.7
	每天1次及以上	847	5.8	465	3.4	1312	4.7
过去7天里，你吃过几次新鲜水果（不包括水果罐头）？	从来不吃	660	4.5	317	2.3	977	3.5
	少于每天1次	3264	22.4	2683	19.7	5947	21.1
	每天1次	6387	43.9	6651	48.8	13038	46.2
	每天2次及以上	4253	29.2	3986	29.2	8239	29.2
过去7天里，你吃过几次蔬菜？（生熟均算，如沙拉、生吃或经烹饪后）	从来不吃	417	2.9	207	1.5	624	2.2
	少于每天1次	1463	10.0	1103	8.1	2566	9.1
	每天1次	4278	29.4	3788	27.8	8066	28.6
	每天2次及以上	8406	57.7	8539	62.6	16945	60.1
过去7天里，你通常每天喝牛奶、酸奶、豆浆或豆奶的次数？	从来不喝	845	5.8	717	5.3	1562	5.5
	少于每天1次	4476	30.7	5153	37.8	9629	34.1
	每天1次及以上	9243	63.5	7767	57.0	17010	60.3
过去7天里，你是否每天吃早餐？	天天吃	11165	76.7	10417	76.4	21582	76.5
	有时吃	2793	19.2	2738	20.1	5531	19.6
	从来不吃	606	4.2	482	3.5	1088	3.9

资料来源：除特别注明以外，本文数据（含图表）均依据2023年北京市学生常见病及健康危险因素监测结果整理所得。后不赘述。

（二）身体活动不足

身体活动是指骨骼肌收缩产生的任何消耗能量的身体动作。[1] 既往研究表明，身体活动不足会显著影响儿童青少年的生理和心理健康，包括导致近视、肥胖、2型糖尿病、焦虑、抑郁和心血管疾病等的发病率升高。[2] 与世界其他国家相比，中国儿童青少年的身体活动水平较低。根据《全球儿童

---

[1] WHO, *Global Recommendations on Physical Activity for Health*, Geneva: World Health Organization, 2010.

[2] WHO, *WHO Guidelines on Physical Activity and Sedentary Behaviour*.

和青少年身体活动报告卡》，中国是身体活动指标排名最低的国家之一。[①]
国内一项研究发现，2017~2019 年，中国中小学生的身体活动依从率显著下降，其中小学生的身体活动依从率每年下降约 3.43%，中学生的身体活动依从率每年下降约 5.23%。[②]

在 2023 年北京市学生常见病和健康影响因素（身体活动）监测中，针对过去一周运动情况的问卷调查结果如表 2 所示。

表 2　2023 年北京市学生过去一周每天至少 60 分钟中、高强度运动的天数

单位：人，%

特征		数量	每天至少 60 分钟中、高强度运动的天数							
			0 天		1~3 天		4~6 天		7 天	
			数量	占比	数量	占比	数量	占比	数量	占比
性别	男生	14564	1399	9.6	4837	33.3	4714	32.3	3614	24.8
	女生	13637	1660	12.2	5016	36.8	4792	35.1	2169	15.9
区域	城区	12219	1598	13.1	4668	38.2	3937	32.2	2016	16.5
	郊区	15982	1461	9.1	5185	32.5	5569	34.8	3767	23.6
学段	小学	8794	523	6.0	2572	29.3	3121	35.5	2578	29.3
	初中	8753	557	6.4	2336	26.7	3871	44.2	1989	22.7
	高中	9663	1649	17.1	4458	46.1	2385	24.7	1171	12.1
	大学	991	330	33.3	487	49.1	129	13.1	45	4.5

需要注意的是，儿童青少年还应多参与户外活动。既往研究表明，增加户外活动是预防近视的保护因素。[③] 户外活动不仅可以促进儿童青少年的社交和认知发展、增加身体活动，还有益于视力。[④]

---

① Aubert S., Barnes J. D., Abdeta C., et al., "Global Matrix 3.0 Physical Activity Report Card Grades for Children an d Youth: Results and Analysis From 49 Countries", *Journal of Physical Activity & Health.*, 2018, 15 (S2): 251-273.

② Guo M. M., Koh K. T., Wang X. Z., "Trends of Physical Activity and Recreational Screen Time among Chinese Children and Adolescents: A National Study from 2017 to 2019", *BMC Public Health*, 2024, 24 (1): 1305.

③ 程玉洁等：《太仓市中学生近视现状及相关因素分析》，《实用预防医学》2022 年第 12 期。

④ Larouche R., Kleinfeld M., Charles Rodriguez U., et al., "Determinants of Outdoor Time in Children and Youth: A Systematic Revie w of Longitudinal and Intervention Studies", *International Journal of Environmental Research and Public Health*, 2023, 20 (2): 1328.

2023 年北京市学生常见病和健康影响因素监测显示，在过去一周内，每天白天户外活动不到 1 小时、1~2 小时（不含 2 小时）、2~3 小时（不含 3 小时）、3 小时及以上以及不知道的学生比例分别为 19.8%、40.6%、14.9%、19.9%和 4.7%。女生每天白天户外活动不到 1 小时的比例（20.8%）高于男生（18.8%）。城区学生每天白天户外活动不到 1 小时的比例（22.7%）高于郊区学生（17.5%）。初中生每天白天户外活动不到 1 小时的比例最低，为16.3%，大学生最高，为 28.5%（见表 3）。

表 3　2023 年北京市学生过去一周每天白天户外活动时间

单位：人，%

特征		数量	每天白天户外活动时间									
			不到 1 小时		1~2 小时（不含 2 小时）		2~3 小时（不含 3 小时）		3 小时及以上		不知道	
			数量	占比	数量	占比	数量	占比	数量	占比	数量	占比
性别	男生	14541	2730	18.8	5549	38.2	2212	15.2	3317	22.8	733	5.0
	女生	13633	2837	20.8	5901	43.3	1996	14.6	2297	16.8	602	4.4
区域	城区	12217	2770	22.7	5036	41.2	1626	13.3	2155	17.6	630	5.2
	郊区	15957	2797	17.5	6414	40.2	2582	16.2	3459	21.7	705	4.4
学段	小学	8802	1460	16.6	3658	41.6	1355	15.4	2028	23.0	301	3.4
	初中	8742	1426	16.3	3645	41.7	1334	15.3	1994	22.8	343	3.9
	高中	9639	2399	24.9	3749	38.9	1370	14.2	1465	15.2	656	6.8
	大学	991	282	28.5	398	40.2	149	15.0	127	12.8	35	3.5

（三）视屏时间过长

视屏时间过长会对儿童青少年健康产生多方面的影响。随着电子产品的普及和互联网的发展，视屏已经成为儿童学习和生活的一种重要形式，但过长的视屏时间可能阻碍语言技能和认知的发展。[1] 儿童青少年视屏时间越长，则久坐

---

[1] Nichols D. L., "The Context of Background TV Exposure and Children's Executive Functioning", *Pediatric Research*, 2022, 92（4）：1168-1174.

时间增加、体力活动时间缩短、能量堆积，这也是儿童超重肥胖的可能原因。[①]

在 2023 年北京市学生常见病和健康影响因素（视屏时间）监测中，有关学生看电视和使用电脑的时间数据如表 4、表 5 所示。

二　北京市儿童青少年主要健康问题

（一）近视现状

近视已成为影响我国儿童青少年身心健康的重要公共卫生问题。近视往往发生于儿童青少年时期，并可能在此阶段持续发展，且该时期的近视容易演变为高度近视，从而增加日后罹患青光眼、白内障、黄斑变性、视网膜脱离等眼部疾病的风险，甚至有视力丧失的可能。[②] 2023 年，在北京市学生常见病和健康影响因素监测中，于非睫状肌麻痹条件下进行了屈光检测，近视判定标准为裸眼视力<5.0 且非睫状肌麻痹下电脑验光等效球镜度数<-0.50 D，凡单眼满足此标准者即判定为近视；同时，佩戴角膜塑形镜者也判定为近视。[③]

北京市 2023 年监测结果显示，北京市儿童青少年近视率为 55.3%。其中，女生近视率（57.6%）高于男生（53.2%），城区近视率（59.0%）高于郊区（52.1%）（见表 6）。随着年级的增长，近视率也呈现上升趋势。幼儿园 6 岁儿童近视率为 9.3%，小学生近视率为 37.3%，初中生近视率为 76.3%，高中生（含职高）近视率为 82.9%。进一步细分，普通高中生近视率为 85.6%，职业高中生近视率为 75.7%（见表 7）。

① Kerkadi A., Sadig A. H., Bawadi H., et al., "The Relationship Between Lifestyle Factors and Obesity Indices among Adolescents in Qatar", *International Journal of Environmental Research and Public Health*, 2022, 16 (22): 4428.

② Jones L. A., Sinnott L. T., Mutti D. O., et al. "Parental history of myopia, sports and outdoor activities, and future myopia, *Invest Ophthalmol Visual Sci*, 2007, 48 (8): 3524-3532.

③ 《〈儿童青少年近视防控适宜技术指南（更新版）〉及解读》，国家疾病预防控制局网站，http://www.nhc.gov.cn/jkj/s5899tg/202110/65a3a99c42a84e3f8a11f392d9fea91e.shtml；《关于印发 2019 年全国学生常见病和健康影响因素监测与干预工作方案的通知》，国家卫生健康委网站，http://www.nhc.gov.cn/jkj/s5898bm/201903/1bcbac21e1864377ad24984fac014c7d.shtml。

表4 2023年北京市学生过去一周内平均每天看电视时间

单位：人，%

特征		数量	没有看过		平均每天看电视时间									
---	---	---	---	---	不到1小时		1~2小时 （不含2小时）		2~3小时 （不含3小时）		3~4小时 （不含4小时）		4小时及以上	
			数量	占比	数量	占比	数量	占比	数量	占比	数量	占比	数量	占比
性别	男生	14541	7478	51.43	5412	37.2	1228	8.4	256	1.8	56	0.4	111	0.8
	女生	13632	6663	48.88	5708	41.9	964	7.1	201	1.5	46	0.3	50	0.4
区域	城区	12217	6697	54.82	4470	36.6	775	6.3	171	1.4	42	0.3	62	0.5
	郊区	15956	7444	46.65	6650	41.7	1417	8.9	286	1.8	60	0.4	99	0.6
学段	小学	8802	3315	37.66	4548	51.7	735	8.4	141	1.6	30	0.3	33	0.4
	初中	8742	4238	48.5	3619	41.4	690	7.9	127	1.5	27	0.3	41	0.5
	高中	9638	5981	62.1	2718	28.2	672	7.0	161	1.7	37	0.4	69	0.7
	大学	991	607	61.3	235	23.7	95	9.6	28	2.8	8	0.8	18	1.8

表 5 2023 年北京市学生过去一周内平均每天使用电脑时间

单位：人、%

特征		数量	没有看过		不到 1 小时		平均每天使用电脑时间							
							1~2 小时（不含 2 小时）		2~3 小时（不含 3 小时）		3~4 小时（不含 4 小时）		4 小时及以上	
			数量	占比	数量	占比	数量	占比	数量	占比	数量	占比	数量	占比
性别	男生	14541	7803	53.7	5001	34.4	1099	7.6	337	2.3	118	0.8	183	1.3
	女生	13632	7496	55.0	5009	36.7	784	5.8	207	1.5	51	0.4	85	0.6
区域	城区	12217	6109	50.0	4497	36.8	992	8.1	341	2.8	109	0.9	169	1.4
	郊区	15956	9190	57.6	5513	34.6	891	5.6	203	1.3	60	0.4	99	0.6
学段	小学	8802	5061	57.5	3258	37.0	361	4.1	72	0.8	23	0.3	27	0.3
	初中	8742	4741	54.2	3324	38.0	489	5.6	118	1.3	32	0.4	38	0.4
	高中	9638	5221	54.2	3132	32.5	823	8.5	239	2.5	72	0.7	151	1.6
	大学	991	276	27.9	296	29.9	210	21.2	115	11.6	42	4.2	52	5.2

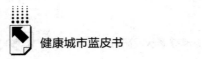

表 6 不同性别、城郊学生近视检出情况

单位：人，%

性别/城郊	调查人数	近视人数	近视率
男	28971	15404	53.2
女	27114	15606	57.6
城区	25999	15327	59.0
郊区	30086	15683	52.1

表 7 不同年级学生近视检出情况

单位：人，%

年级	调查人数	近视人数	近视率
6 岁儿童	4027	373	9.3
小学一年级	4319	441	10.2
小学二年级	4373	802	18.3
小学三年级	4214	1310	31.1
小学四年级	4283	1873	43.7
小学五年级	4240	2400	56.6
小学六年级	4223	2730	64.6
小学合计	25652	9556	37.3
初中一年级	4251	2996	70.5
初中二年级	4066	3145	77.3
初中三年级	4061	3308	81.5
初中合计	12378	9449	76.3
高中一年级	3496	2947	84.3
高中二年级	3454	2964	85.8
高中三年级	3309	2869	86.7
普通高中合计	10259	8780	85.6
职高一年级	1364	1041	76.3
职高二年级	1312	986	75.2
职高三年级	1093	825	75.5
职高合计	3769	2852	75.7
高中合计	14028	11632	82.9
合计	56085	31010	55.3

（二）超重肥胖现状

超重肥胖是心血管疾病、糖尿病、癌症和肌肉骨骼疾病等多种慢性病的主要风险因素。儿童期肥胖与成年期癌症风险增加有关。肥胖儿童还易出现呼吸困难、高血压、胰岛素抵抗等问题。[①] 通过身高和体重计算体重指数（Body Mass Index，BMI，BMI = 体重÷身高^2，千克/米^2），并根据《学龄儿童青少年超重与肥胖筛查标准》来判定儿童青少年是否超重肥胖。[②]

北京市 2023 年监测结果显示，北京市儿童青少年超重率为 16.7%，肥胖率为 21.7%。男生超重率（19.2%）和肥胖率（27.2%）均高于女生（分别为 14.0% 和 15.9%）。城区超重率（17.2%）高于郊区（16.3%），而郊区肥胖率（24.6%）则高于城区（17.8%）（见表 8）。随着年级的增长，超重率呈上升趋势：小学生超重率为 14.6%，初中生超重率为 18.2%，高中生（含职高）超重率为 18.7%（其中，普通高中生超重率为 18.7%，职业高中生超重率为 18.8%），大学生超重率为 18.6%。随着年级的增长，肥胖率则呈现下降后上升的趋势：小学生肥胖率为 22.4%，初中生肥胖率为 21.2%，高中生（含职高）肥胖率为 21.8%（其中，普通高中生肥胖率为 19.7%，职业高中生肥胖率为 25.6%），大学生肥胖率为 13.0%（见表 9）。

表 8 不同性别、城郊学生超重肥胖检出情况

单位：人，%

性别/城郊	调查人数	超重率	肥胖率
男	18571	19.2	27.2
女	17678	14.0	15.9
城区	15382	17.2	17.8
郊区	20867	16.3	24.6
合计	36249	16.7	21.7

① Weihrauch-Blüher S., Schwarz P., Klusmann J. H., "Childhood Obesity: Increased Risk for Cardiometabolic Disease and Cancer in Adulthood", *Metabolism*, 2019, 92: 147-152.

② 中华人民共和国国家卫生健康委员会：《学龄儿童青少年超重与肥胖筛查：WS/T 586—2018》，http://www.nhc.gov.cn/wjw/pqt/201803/a7962d1ac01647b9837110bfd2d69b26.shtml。

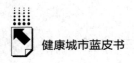

表9　不同年级学生超重肥胖检出情况

单位：人，%

年级	调查人数	超重率	肥胖率
一年级	2901	12.8	18.5
二年级	2887	13.2	18.3
三年级	2832	13.2	22.7
四年级	2847	14.9	23.5
五年级	2792	15.7	27.2
六年级	2820	18.2	24.3
小学合计	17079	14.6	22.4
初一	2871	18.2	22.7
初二	2721	19.0	19.6
初三	2763	17.3	21.2
初中合计	8355	18.2	21.2
高一	2138	18.0	20.3
高二	2102	18.4	19.7
高三	2025	19.7	19.0
普高合计	6265	18.7	19.7
职高一	1266	18.1	23.3
职高二	1214	18.8	24.5
职高三	1038	19.8	29.8
职高合计	3518	18.8	25.6
高中合计	9783	18.7	21.8
大一	352	17.6	10.2
大二	338	20.7	14.2
大三	342	17.5	14.6
大学合计	1032	18.6	13.0
合计	36249	16.7	21.7

（三）脊柱弯曲异常现状

脊柱弯曲异常在儿童青少年生长高峰期日益高发，随着身体的成长呈现进行性加重的趋势。脊柱弯曲异常会影响患者体形，病情还可能进一步发展，导致不良预后，如心肺衰竭、身体畸形和心理社会障碍等。[1] 儿童青少年中的脊柱弯曲异常大多属于姿势性，主要分为 4 种：脊柱侧弯、后凸（驼背）、前凸、平背（直背）。[2] 在 2023 年北京市学生常见病和健康影响因素监测中，脊柱侧弯指的是一般检查异常或前屈试验阳性，或最大偏斜角 ≥5°，进行脊柱运动试验后使用躯干旋转测量仪检查，最大偏斜角仍 ≥5°；脊柱前后弯曲异常则指脊柱侧面检查有脊柱前凸或后凸体征，且俯卧试验为阳性者。

北京市 2023 年监测结果显示，北京市儿童青少年脊柱侧弯检出率为1.2%，前后弯曲异常检出率为 0.0%。女生脊柱侧弯检出率（1.6%）和脊柱前后弯曲异常检出率（0.1%）均高于男生（0.9%和0.0%）。城区脊柱侧弯检出率（1.5%）高于郊区（1.1%）（见表 10）。随着年级的增长，脊柱侧弯检出率呈上升趋势，小学生脊柱侧弯检出率为 0.4%，初中生脊柱侧弯检出率为 1.4%，高中生（含职高）脊柱侧弯检出率为 2.5%（其中，普通高中生脊柱侧弯检出率为 2.6%，职业高中生脊柱侧弯检出率为 2.2%）。小学生、初中生和高中生（含职高）的脊柱前后弯曲异常检出率分别为0.0%、0.0%和0.1%（见表 11）。

表 10   不同性别、城郊学生的脊柱弯曲检出情况

单位：人，%

性别/城郊	调查人数	脊柱侧弯率	脊柱前后弯曲异常率
男	18126	0.9	0.0
女	17150	1.6	0.1
城区	14351	1.5	0.0
郊区	20925	1.1	0.0

---

[1] 张高辉等：《2020 年山东省中小学生脊柱弯曲异常流行状况及影响因素分析》，《中华预防医学杂志》2023 年第 11 期。

[2] 李国峰等：《2021 年内蒙古自治区中小学生脊柱弯曲现况及影响因素分析》，《中国健康教育》2023 年第 7 期。

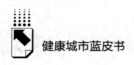

表 11 不同年级学生脊柱弯曲检出情况

单位：人，%

年级	调查人数	脊柱侧弯率	脊柱前后弯曲异常率
一年级	2909	0.1	0.0
二年级	2893	0.3	0.0
三年级	2839	0.5	0.0
四年级	2854	0.4	0.0
五年级	2796	0.4	0.0
六年级	2823	0.9	0.0
小学合计	17114	0.4	0.0
初一	2876	1.2	0.1
初二	2722	1.5	0.0
初三	2764	1.7	0.0
初中合计	8362	1.4	0.0
高一	2138	2.8	0.0
高二	2103	2.3	0.2
高三	2026	2.7	0.0
普高合计	6267	2.6	0.1
职高一	1272	2.4	0.1
职高二	1219	2.4	0.1
职高三	1042	1.9	0.3
职高合计	3533	2.2	0.1
高中合计	9800	2.5	0.1

三 在六大干预行动基础上开展学生健康相关科学研究

2023 年，北京市继续积极组织推动全市开展以"灵动儿童、阳光少年健康行动"为主题的六大行动，包括专家进校园行动、学校卫生标准普及行动、中小学生健康月活动、学校教学生活环境改善行动、健康父母行动和重点人群关爱行动。利用"6 月 6 日爱眼日""9 月健康月"等宣传活动，因地制宜地开展形式多样、内容丰富的常见病防控活动。在第 28 个全国"爱眼日"，北京市组织开展了"守护'瞳'心　逐梦未来"学龄前儿童主动眼保健操大赛，将近视预防工作下沉到幼儿园，深入贯彻近视防控抓早抓小的策略。继续面向全市低年级学生开展"健康管理日记"记录活动，并发放视力自测图、身高贴等，家校联手，帮助学生养成良好的卫生习惯和正确的生活方式。此外，北京市在常见病干预的基础上还开展了相关科学研究。

为帮助学生建立更加科学健康的生活方式，采用量化方式干预学生营养摄入，北京市疾病预防控制中心学校卫生所通过开展"中小学生营养综合状况评价及程序化干预模式"项目，探索肥胖防控干预模式。选择小学三、四、五年级和初一、初二、高一、高二年级的学生，对他们进行了干预前后的两次体质监测、饮食问卷调查，并实施了 30 天的针对性营养干预工作，其中营养管理指导共计 7003 餐次，出具第二日的三餐带量食谱共计 8820 份。在干预过程中，持续开展多种开展健康教育活动，包括 3 场线上家长宣教会，每周在微信群内分享 1 次科普小知识，并在微信群内开展一对一专属问答。结果显示，中小学生的超重率从 17.9% 降低至 17.2%，肥胖率从 24.9% 降低至 23.4%，平均腰围从 69.2cm 减少至 67.8cm，对解决中小学生的超重肥胖问题起到了正向作用。

按照国家疾控局的要求，基于北京市高层次公共卫生技术人才领军人才项目以及国家重点研发计划"生育健康及妇女儿童健康保障"专项中的"儿童近视精准防控技术与示范应用研究"项目子课题"人群流行病学与数据集建立"，对北京、辽宁、浙江、河南、重庆、陕西六个省市进行了部分数据的收集，包括眼科检查数据和问卷调查数据，为后期现场研究提供依据。2024 年，国家疾控局下发了《关于协助开展儿童青少年远视储备现状调查工作的通知》至十省市，委托北京市疾控中心推进后续随访调查。目前，已经与广东、山西、湖南、山东各省的疾控中心达成了合作意向，选择各省的两个地级市作为调查点，分别与当地眼科医院签署了委托协议，并按照样本量选取了幼儿园和中小学，有序组织学生开展眼科检查。研发儿童青少年远视储备调查系统，对眼视光参数的逻辑范围、原复

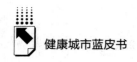
测允许差值作出了明确规定，实现了线上填写知情同意书和每位学生生成唯一识别二维码的功能。此外，该系统可与多种类型、多种品牌、多种型号的眼科检查设备连接，实现数据自动采集传输，极大地保障了全流程质量控制，并将质量控制融入信息化。

四　积极改善北京市儿童青少年健康状况的对策建议

（一）加强学校卫生队伍建设

加强队伍建设，建立包括教育、卫生监督、疾病预防控制等在内的学校卫生工作队伍和工作网络，完善学校卫生工作体系。[①] 建立健全学校卫生人员培训机制，加强专业技能培养，通过提供系统的培训和发展机会，提升学校卫生专业人才的专业化水平，促进学校卫生相关工作有序开展。校医及保健教师关系着学生常见病、传染病防控等非常重要的工作的落实，特别是校医，其卫生健康专业性更强。应增加对校医的投入，以早日达到所有学校校医配备满足 600∶1 的要求。

（二）关注儿童青少年健康相关行为

关注儿童青少年的饮食行为、身体活动情况、视屏时间等，并加强相关的健康教育与健康促进工作。学校是健康教育的重要场所，健康教育是推动学生养成健康行为的关键环节，应着力增加健康教育课程，完善学校健康教育课程的教材配备。提升早期发现儿童青少年心理健康问题的能力，提高心理健康教师队伍的专业水平，建立"家—校—医—社"多方协同机制，形成解决学生心理问题的管理闭环，研究不同阶段学生心理健康教育的内容及心理问题应对方法，做好不同类型心理问题学生的分类管理与指导。

---

① 马军：《当前学校卫生工作的机遇和挑战》，《中国学校卫生》2012 年第 1 期。

（三）建立多位一体的近视肥胖等常见病防控体系

强化组织领导，将儿童青少年近视、肥胖等重点常见病防控纳入政府重要议事日程，完善协调机制，建立长效工作机制。大力加强宣传，促进全社会充分认识和掌握儿童青少年常见病防控知识，营造有利于儿童青少年肥胖防控的良好社会氛围。强化家庭责任，提高父母健康素养，引导儿童养成健康饮食和积极运动的习惯；落实学校责任，提供合理膳食并保障运动时间；做好社区支持，加强知识技能普及并完善儿童青少年体育设施。发挥卫生部门主观能动性，尽早开展针对学校、老师、家长及学生等人群的近视防控适宜技术推广和早期监测，让学生养成健康的生活习惯。加强监测评估，科学评价防控进展与效果。通过多部门协作、健康教育、监测预警、综合干预、跟踪管理等综合措施，逐步建立近视防控综合干预模式，完善部门联动机制，建立"家庭—学校—医院—体育"多位一体的学生近视、肥胖等常见病防控体系。动员全社会力量，共同促进儿童青少年身心健康发展。

B.20
北京市推进托育服务高质量
发展的路径与展望

叶小敏　吴娅　蒋新宁　黄志华　史毅*

摘　要：　发展托育服务是解决老百姓急难愁盼问题的民生实事，也是促进人口长期均衡发展的重要支撑。近年来，北京市积极推动托育服务体系建设，在托位供给、普惠收费与支持政策、安全质量监管三大子体系方面均取得突破与进展，普惠托育实现从"无"到"有"的转变。北京市发展托育服务的主要经验体现在坚持市级统筹、加强部门协同、落实区级责任、坚持普惠优先等方面。但是，也存在托位总量与规划任务有差距、托位空置率较高、政策支持体系还需进一步优化、质量监管体系还需进一步完善等问题。基于此，接下来需要做好以下工作：加强政府引导，压实区级主责；精准优化托位布局，提升托位使用率；激发各类主体活力，扩大服务供给；健全政策和规范，推动托育安全可持续发展。

关键词：　托育服务　高质量发展　健康人群

人口问题是"国之大者"，是我国长期面临的基础性、全局性、战略性问题。习近平总书记在二十届中央财经委员会第一次会议上强调："以人口

---

* 叶小敏，北京市卫生健康委员会党委委员、副主任，主要研究方向为医疗体制改革、卫生健康法律法规、人口与托育；吴娅，北京市卫生健康委员会人口监测与家庭发展处处长，主要研究方向为人口与托育；蒋新宁，北京市卫生健康委员会人口监测与家庭发展处副处长，主要研究方向为人口与托育；黄志华，北京市卫生健康委员会人口监测与家庭发展处一级主任科员，主要研究方向为托育；史毅，博士，中国人口与发展研究中心办公室副主任、副研究员，主要研究方向为生育支持、家庭发展、托育等。

高质量发展支撑中国式现代化。"[1] 人口高质量发展既体现在质量上，也体现在数量上。从数量上看，适度规模的人口是推动高质量发展的底线要求。当前，北京和全国一样面临少子化、老龄化的人口形势。一方面，全市进入了中度老龄化社会；另一方面，新生儿数量逐年下降，生育养育教育负担重成为生育水平走低的一个重要因素。从质量上看，人口素质要从娃娃抓起。世卫组织将"生命早期1000天"定义为一个人生长发育的"机遇窗口期"。"生命早期1000天"不仅影响婴幼儿时期的体格、神经、心理发育，也是预防成年后慢性病、心理问题等的关键时期。为3岁及以下"小小孩"家庭提供高质量托育服务，有利于减轻家庭养育负担，既是保障和改善民生的基础性工程，也是实现人口长期均衡发展的必然选择，对推进中国式现代化具有重要的战略意义和现实意义。

一 北京市托育服务工作现状

（一）北京市托育服务需求情况

2022年9月，北京市卫生健康委员会联合中国人口与发展研究中心开展了0~3岁（含3岁）婴幼儿家庭托育需求调查。调查对象为常住北京且有3岁及以下婴幼儿的家庭，范围覆盖全市16个行政区及北京经济技术开发区。调查采取线上问卷方式，根据各区人口规模和结构状况进行配额抽样，最终回收有效样本10395户。调研结果显示，本市家庭养育负担较重，每月养育的直接和间接成本平均约1万元；婴幼儿照护以家庭为主，选择送到托育机构和幼儿园托班进行照护的家庭不足10%。家庭入托意愿达七成，送托需求以2~3岁幼儿家庭为主。家长倾向选择幼儿园托班、社区托育点等。距离和价格是送托的主要考虑因素，多数家庭能够接受的托育价格为每月3000元。[2]

---

① 习近平：《以人口高质量发展支撑中国式现代化》，《求是》2024年第22期。
② 除特别注明以外，本文数据（含图表）均来源于北京市卫生健康委员会联合中国人口与发展研究中心于2022年9月开展的0~3岁（含3岁）婴幼儿家庭托育需求调查。后不赘述。

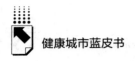

1. 家庭照护是北京市婴幼儿照护的主要模式

调研结果显示，从照护类型看，祖父母/外祖父母照护的比例为43.43%，父母照护的比例为39.91%，聘请保姆/育儿嫂照护的比例为10%，送到托育机构的比例仅为2.57%。从年龄看，婴幼儿月龄越低，父母照护、聘请保姆/育儿嫂照护的比例越高，祖父母/外祖父母照护的比例明显低于父母照护；随着婴幼儿月龄的提高，由祖父母/外祖父母照护的比例逐渐升高，父母照护或聘请保姆/育儿嫂照护的比例逐渐下降，送托（送到托育机构或幼儿园托班）比例也在明显升高。

2. 婴幼儿综合养育成本较高

调查显示，北京市家庭每月花在照护婴幼儿上的直接成本（孩子衣食、雇用保姆费用、送托费用等）平均为5947.79元。与直接成本相比，家庭每月花在照护婴幼儿上的间接成本（父母为照护子女减少的工作收入、为老人隔代照护花费的租房费用等）更高，平均为6470.65元。值得注意的是，无论是直接成本还是间接成本，都会随着孩子年龄增长而有一定程度地下降，这反映出从全生命周期的视角降低早期阶段的养育成本，对减轻家庭育儿负担具有重要意义。

3. 婴幼儿入托需求高

调查显示，在不考虑任何外部供给因素（如是否有托育机构、收费价格、距离远近、服务质量等）影响的前提下，仅就家庭意愿而言，北京市婴幼儿家庭的送托意愿高达76.32%。分年龄看，婴幼儿家庭送托意愿呈现"两头高、中间低"的正"U"型曲线分布模式：0.5岁及以内婴幼儿家庭送托意愿为79%，0.5~1岁（含1岁）婴幼儿家庭送托意愿为72%，1~1.5岁（含1.5岁）婴幼儿家庭送托意愿为73%，1.5~2岁（含2岁）婴幼儿家庭送托意愿约为76%，2~3岁（含3岁）婴幼儿家庭送托意愿约为79%。

4. 机构距离和服务价格是选择托育机构的主要考虑因素

在托育机构的选择偏好上，家庭考虑的首要因素是与居住地的距离远近，其次才是价格因素。如果将各类需要考虑的送托因素按照0~10分进行打分，托育机构与居住地的距离因素平均得分最高，为7.5分；其次为收费价格，为 4.47 分；再次为安全问题，为 3.46 分；机构环境、保育内容、玩教具配置、机构性质、膳食营养、师资力量、与工作单位距离、机构口碑等因素的重要性相对靠后。这既反映出北京市托育服务发展正在逐步规范，广大家庭对托育机构的软硬件配置更加放心；也反映出大城市通勤距离的巨大影响，大多数家庭更倾向于选择离家较近的托育机构，而不愿选择离工作单位更近的。

5. 家庭对幼儿园托班和社区托育点的偏好程度相对较高

调研结果显示，从机构类型看，幼儿园托班和社区托育点最受北京市婴幼儿家庭欢迎。如果将家庭托育机构选择偏好从高到低进行打分，幼儿园托班得分最高，其次是社区托育点，用人单位办托再次之，家庭托育点和社会化托育机构的倾向度最低。分年龄看，低月龄婴幼儿家庭选择社区托育点的偏好与幼儿园托班相近，0.5 岁及以内婴儿家庭更倾向于选择社区托育点。随着年龄的增加，选择幼儿园托班的偏好越来越强，2 岁以上幼儿家庭选择幼儿园托班的偏好得分远高于社区托育点（见表 1）。

表 1　不同年龄段婴幼儿家庭托育机构选择偏好评分

单位：分

选项	0.5 岁及以内	0.5~1 岁（含 1 岁）	1~1.5 岁（含 1.5 岁）	1.5~2 岁（含 2 岁）	2~3 岁（含 3 岁）	平均
幼儿园托班	3.62	3.51	3.75	4.11	4.36	4.04
社区托育点	3.64	3.49	3.25	3.25	3.10	3.21
本人所在的单位办托	2.69	2.81	2.75	2.41	2.10	2.40
配偶所在的单位办托	1.48	1.49	1.37	1.27	1.07	1.24
家庭托育点	0.64	0.68	0.67	0.63	0.59	0.62
社会化托育机构	0.39	0.37	0.43	0.41	0.35	0.37

注：最高分为 5 分，最低分为 0 分。

6. 婴幼儿家庭可接受月平均托育费用为3000元左右

从托育费用的可接受水平看，北京市婴幼儿家庭普遍能接受的月平均托育费用为 2936.89 元。分年龄看，多数家庭表示对低月龄婴幼儿托育服务价格的心理接受能力更强，2 岁（含 2 岁）以下婴幼儿家庭可接受的月平均托育费用在 3100 元左右，2 岁以上婴幼儿家庭可接受的月平均托育费用在 2700 元左右（见图 1）。

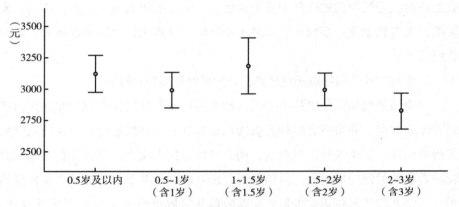

图 1　不同年龄段婴幼儿家庭可接受的托育费用

（二）北京市托育服务供给情况

一是顶层设计逐步完善。市委、市政府高度重视托育工作，先后出台《北京市托育服务体系建设三年行动方案（2023 年—2025 年）》等文件，明确了普惠托育服务的建设目标和任务。市领导多次调度，明确以"市级统筹、区级主责、市区联动"为工作原则，构建政府引导、多元主体参与的托育服务供给体系，形成以公办幼儿园托班为主渠道，托育机构和社区办托为重要依托，单位办托为有效补充的托育服务供给格局。北京市建立了以卫生健康委、教委双牵头，发展改革委、财政局等二十个部门为成员的托育服务工作联席会议制度，制定了相关的工作规则和制度。各区明确区级主管领导，统筹相关部门和街镇落实主体责任，市区联动共同推动任务落实。

二是普惠托位不断增加。通过幼儿园托班、单位和社区托育点、社会化托育机构等多元化发展模式扩大服务供给。截至 2024 年 4 月 30 日，普惠托位实现从无到有，数量达到 15777 个。① 支持幼儿园开设托班，综合考虑北京市出生人口下降等形势，结合家长送托需求，将公立幼儿园托班作为托位供给的主渠道。2023 年，北京市新增幼儿园托班托位 6000 个，占新增托位总量的 80% 以上。② 支持社区办托，鼓励各区通过购置、置换、租赁、共建共享等方式提供免费或低价场地，通过自营或委托第三方运营的方式开办社区托育点，提供就近就便的托育服务。丰台区、西城区、昌平区深挖场地资源，开办社区托育点，形式灵活，受到周围居民的欢迎。研究制定《北京市社区嵌入式服务设施试点项目建设运营管理办法（试行）》，支持在社区（小区）公共空间嵌入功能性设施和适配性服务，提供托育等服务。支持单位办托，将单位办托纳入普惠试点范围，并联合市总工会对爱心托育用人单位给予资金支持。目前，友谊、同仁等市属医院以及市机关事务管理局等机关已开设单位托育点 24 家。支持社会力量办托，与市发展改革委等部门联合发布《关于本市托育机构用水用电用气用热执行居民价格有关事项的通知》等文件，为托育机构提供保险和贷款等支持。同时，免费为全市普惠托育机构提供安全运营保险，以提高机构的抗风险能力。

三是收费价格大幅降低。出台《关于开展普惠托育服务试点工作的通知》，率先明确了普惠托育的收费标准和补助政策，为普惠机构园所发放每月 1000 元的生均补助和每天每平方米不超过 5 元的租金补助。试点后，全市普惠收费价格平均每月 3000 元左右，仅为试点前全市平均每月收费价格 7039 元的一半不到。

四是标准规范逐步完善。出台《北京市托育机构登记和备案实施细则（试行）》，明确托育机构从业人员资质要求。加强托育机构卫生评价管理，明确卫生评价工作要求。出台《北京市托育机构质量评估标准》《婴幼儿托育机构服务规范》《北京市幼儿园托班工作指南（试行）》，指导机构按标准提供规范服务。制定幼儿园托班教师培训工作方案，明确持有幼儿园教师

---

① 《北京：普惠多元托育托举"小小孩"幸福童年》，北京日报网，https：//news. bjd. com. cn/2024/07/18/10838107. shtml。

② 《北京下月新增 6000 幼儿园托位》，《北京青年报》2023 年 10 月 12 日。

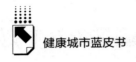

资格证的专任教师可直接从事托育服务。

五是安全监管持续强化。建立由托育专家、一线工作人员及家长代表组成的兼职督导队伍，开展托育机构服务督导、全覆盖检查及整改工作。以机构自我管理为核心，推动托育机构进行自查自纠；以行业自律为基础，成立托育机构行业协会，发布行业规范和自律公约，制定托育机构综合监管合规手册和质量评估标准；以政府监管为保障，依托北京市托育信息管理系统，建立以"风险+信用"为基础的6+4跨部门综合监管制度，围绕机构准入、人员资质、食品、消防、卫生、安全生产、预付费资金风险等重点环节持续加强监管。将托班纳入幼儿园整体工作统筹管理，将托班日常监管和办托质量纳入幼儿园督学督查和质量督导评估范围。机构园所未发生安全事故。

二　北京市托育服务工作经验分析

（一）坚持市级统筹

市委、市政府高度重视托育工作，坚持高位统筹、顶层设计。主要领导多次就托育工作作出指示批示，提出要优先解决"小小孩"问题，并将其列为市委深改委重点改革内容。多次召开专题会议研究托育服务体系建设工作，先后印发多个文件，明确托育建设任务目标，为本市托育服务发展指明方向。市政协连续两年将托育服务列为重点议题，充分发挥政协人才荟萃、智力密集、联系广泛的优势，为本市托育服务建言献策。市级相关部门聚焦托位供给、普惠收费与支持政策、安全质量监管三大子体系，出台一系列文件，启动普惠托育服务试点。

（二）加强部门协同

建立本市托育服务联席会议制度，市卫生健康委积极发挥牵头部门作用，定期调度重点任务，压实区级主责，紧盯政策落实；市教委主动作为，在完成"双普"任务的同时，发挥好公立幼儿园主渠道作用，保证托位数量的大幅增加。相关部门按照各自职责不断完善政策，北京市率先出台了关于普惠收费标准和财政补助政策的文件，推动普惠托育工作实现突破；先后出台了关于托育综合监管实施方案、服务规范地方标准、托育机构质量评估标准、托班工作指南等的一系列文件，并通过联合调研、培训、出台指导口径等形式，及时指导各区推进工作落实，保障全市托育工作规范化、标准化推进。

（三）落实区级责任

各区委、区政府认真落实市级政策要求，统筹辖区资源，多渠道扩大服务供给，加强综合监管，并结合本区实际进行了有益的探索和创新。比如，西城区、丰台区、昌平区在幼儿园资源紧张的地区率先探索了利用党群服务中心、社区工作站等打造社区托育模式。昌平区在争取到"中央财政支持普惠托育服务发展示范项目"的基础上，配套相应资金，成立区级托育行业协会，为机构购买运营保险，并为机构免费提供消防检测和110一键报警联网等服务；西城区在市级补助之外，区财政还为机构增发了每托位3000元的一次性运营补助；房山区则根据婴幼儿的年龄段积极制定差异化收费标准。

（四）坚持普惠优先

普惠托育需要兼顾机构和群众利益，在综合考虑机构成本、合理利润以及群众承受能力的基础上实现互利共赢。经成本调研测算并报市政府同意，北京市最终明确公办托育服务托费收费标准原则上不高于本区上一年度家庭月均可支配收入的20%，其他普惠托育服务则实行市场调节价。参照现有学前教育政策，给予生均补贴和租金补贴，平均每托位每月可享受1930元补贴，补贴力度居全国前列。试点实施后，全市普惠托育价格降幅超过一半。家长有获得感，机构在保障服务品质不变的前提下，由于价格下降吸引了更多家庭送托，发展信心也得到增强。

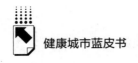

三　北京市托育服务工作存在的突出问题及原因

（一）托位总量与规划任务有差距

目前，全市每千人口托位数 2.0 个①，与国家"十四五"规划提出的每千人口托位数指标任务要求存在较大差距。主要原因如下：一是随着出生率下降，生源不断减少，不少社会化托育机构的托位空置率较高，运营压力大；二是幼儿园在办托过程中同时面临托位建设和国家"双普"达标、"消除大班额"等工作要求，需要进行整体统筹；三是社区办托、单位办托的相关标准规范尚不明确，且社区用于办托的场地资源有限；四是部分单位由于职住分离，职工的入托需求难以有效转化为实际送托行为。

（二）托位空置率较高

目前，全市普惠托位与非普惠托位使用率较低。空置率较高的原因，一是供需匹配不合理，部分托位设置偏离了家庭的实际需求；二是政策效果的释放需要一定过程，婴幼儿家庭对普惠托育政策及已建成的普惠机构园所的知晓率和接受度还不太高，部分机构园所还在观望普惠政策的效果，未加大招生宣传力度。

（三）政策支持体系还需进一步优化

按照现有规定，托育被归类为非基本公共服务，因此财政对普惠托育的支持有限。加之财政资金比较紧张，相关部门面临着不小的压力。同时，由于普惠政策出台时间不长，还需根据落实情况进一步优化调整。

---

① 《"小小孩"托育问题如何破解？北京市政协委员和专家们把脉开方！》，《人民政协报》2024 年 6 月 4 日。

（四）质量监管体系还需进一步完善

目前，托育领域还缺乏专门的法律法规，托育服务准入门槛低，职业从业资质标准不一，持证情况多样，从业人员水平参差不齐。托育机构服务质量监测和评价体系尚不健全，服务质量无法得到保障。此外，现有行政处罚条款缺乏可操作性，事中、事后综合监管手段不足，执法人员队伍力量薄弱，这使得基层卫生健康部门陷入了"必须管"又"管不了"的两难境地。

四　对策建议

目前北京市已解决普惠托育"有没有"的问题，下一步要重点围绕"优不优"的问题，着力在统筹、精准、实效上下功夫。坚持强化政府引导与充分发挥市场机制作用相结合，以围绕实际需求提供有效供给为中心，构建政府引导、多元主体参与的托育服务供给体系，形成以公办幼儿园托班为主渠道，托育机构和社区办托为重要依托，单位办托为有效补充的托育服务供给格局，逐步解决群众入托难、入托贵、入托远的问题。

（一）加强政府引导，压实区级主责

进一步完善市级托育服务联席会议制度，加强部门协同，紧盯政策落实，加强对普惠托位建设及供需匹配精准性的督导。进一步完善区级及以下工作机制，加强区、乡镇（街道）、社区（村）三级联动，打通协作壁垒，强化责任落实。

（二）精准优化托位布局，提升托位使用率

调查入托需求，系统掌握各乡镇（街道）0~3岁（含3岁）分年龄段常住婴幼儿数量，系统盘点现有幼儿园托班、社会化托育机构、社区和单位托育点的布局及点位。从调查需求、潜在需求和资源分布三个维度绘制全市托育服务热力图。根据热力图出台托育布局指导意见，按照"托位增量不

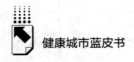

偏离需求、存量边发展边优化"的原则，指导各区在托育需求大的区域优先配置增量资源，在托育需求小的地区不断优化存量资源，引导社会力量按照热力图选址布局，持续推动供需精准对接。

（三）激发各类主体活力，扩大服务供给

正确处理好政府、社会、市场、家庭的关系，在以公立幼儿园托班为主渠道的基础上，发挥好市场在资源配置中的决定性作用，调动各方积极性，共同增加有效服务供给。结合区域经济发展水平、学前教育资源紧张程度以及细分家庭入托需求，合理布局不同类型、不同层次的托育资源，满足家庭差异化需求。在托育需求较大的地区，学前资源富余的应优先配置幼儿园托班；学前资源紧张的应引导社会化机构办托，并加大社区和单位办托的支持力度。针对临时性、喘息式托育需求，应增加社区嵌入式托育和单位办托服务供给。针对高端托育需求较高的地区，应积极引导优质社会化机构布点。

（四）健全政策和规范，推动托育安全可持续发展

对现有普惠托育政策进行动态评估，不断完善支持体系。研究制定北京市社区嵌入式服务设施试点项目建设支持政策和社区托育点管理规范，鼓励利用社区存量用房开展托育服务。完善幼儿园招生政策，丰富托班托位供给。积极推动机构享受水电气热优惠价格等政策落实。出台医疗卫生机构支持托育服务发展的工作方案，强化医育结合。贯通托育学历教育和职业技能等级认定，推动保育师、育婴师社会评价机构提质扩面，为幼儿园托班老师等有评价需求的人员提供技能等级认定服务。加强跨部门综合监管，开展托育机构消防、传染病等应急演练，守住在托婴幼儿健康安全底线。加强宣传，提高政策知晓度和认可度，提高群众获得托育服务资源的便捷性。

后 记

本书由北京市卫生健康委员会、中国医药卫生事业发展基金会、北京市经济社会发展研究院、北京健康城市建设促进会、北京市决策学学会、北京健康城市建设研究中心等单位共同研创并组织编写完成。北京市卫生健康委员会党委书记、副主任（兼）钟东波，北京市卫生健康委员会主任刘俊彩，中国医药卫生事业发展基金会理事长王丹和北京市经济社会发展研究院党委书记、院长徐逸智担任编委会主任。北京市经济社会发展研究院党委副书记、副院长盛继洪，《中国城市报》中国健康城市研究院院长、北京健康城市建设研究中心主任、北京健康城市建设促进会专家咨询委员会主任王鸿春担任主编。本书的整个研创工作是由钟东波、刘俊彩、王丹、徐逸智、盛继洪和王鸿春集体策划组织并实施完成的。

北京市经济社会发展研究院改革开放研究所所长鹿春江、北京健康城市建设促进会秘书长兼办公室主任范冬冬做了大量的组织协调工作。

感谢社会科学文献出版社马克思主义分社社长、总编辑曹义恒先生在本书的策划和编辑过程中的耐心指导，以及在沟通协调方面给予的大力支持。本项目为北京市社会科学基金研究基地重点项目，衷心感谢北京市社科联、北京市哲学社会科学规划办公室在立项、研究过程中给予的大力支持、具体指导以及帮助。

《北京健康城市建设研究报告（2024）》编辑委员会谨代表本书全体成员，对为本书研创和出版作出贡献、给予支持、提供帮助的各位领导、专家和同仁深表谢忱！

《北京健康城市建设研究报告（2024）》编辑委员会

2024 年 11 月于北京

Abstract

2024 is a crucial year for achieving the goals and tasks of the 14th Five Year Plan. Beijing continues to deepen the construction of a healthy Beijing, guided by Xi Jinping Thought on Socialism with Chinese Characteristics for a New Era, deeply implementing the spirit of General Secretary Xi Jinping's important speech to Beijing, comprehensively implementing the national strategy of a healthy China, putting the people at the center, taking the development of the capital in the new era as the leader, closely adhering to the strategic positioning of the "four centers" city, integrating health into all policies, fully leveraging the construction of a healthy Beijing to ensure the health of the entire population, in all aspects, and throughout the life cycle, and solidly promoting the high-quality development of the capital.

The construction of a healthy Beijing is an important task in improving residents' quality of life and promoting sustainable urban development. The main indicators of the Healthy Beijing Action show positive progress, and the Healthy Beijing Action has been fully promoted. In 2023, the health literacy level of the city's residents will reach 40.5%, ranking first in the country. The average life expectancy of the city's registered residence residents will be 82.51 years, up 0.08 years from 2020 (82.43 years). The maternal mortality rate of the city's permanent residents will be 1.56/100000, the maternal mortality rate of registered residence residents will be 1.27/100000, and the maternal mortality rate will be the lowest in nearly five years, reaching the level of high-income countries. The health level of the people will steadily improve, and the overall indicators will continue to improve.

This book takes the summary and induction of the development strategies and achievements of the Healthy Beijing Action as the starting point, and conducts in-depth research and exploration on the construction of garden cities to promote urban green development, fine governance of urban transportation, transformation of urban villages, coordinated development of elderly care services in the Beijing Tianjin Hebei region, improvement of the medical and prevention integration system and mechanism, construction of the medical and health service system, childcare service system, improvement of health literacy, strengthening the prevention and control of children and adolescents' health, and enhancing the high-quality development of the safety emergency industry. It discusses in detail the development status of six areas related to the construction of healthy cities, including healthy environment, healthy society, health services, health culture, health industry, and healthy population, and analyzes, sorts out, and summarizes the achievements and experiences obtained from all aspects and dimensions. Corresponding solutions are proposed for the existing problems. Suggestions for countermeasures, In order to provide theoretical basis and decision-making reference for the construction of a healthy city in Beijing, deepen the construction of a healthy Beijing, and focus on promoting high-quality development of the capital.

Keywords: Healthy Beijing Action; Healthy Cities; Healthy Beijing

Contents

Ⅰ　General Report

B.1　The Development Status, Strategies, and Achievements

of the Healthy Beijing Action in 2023

Wang Xi, Feng Ruihua, Cui Yueying, Hou Rui and Wu Lijuan / 001

Abstract: Beijing received an excellent rating in the 2022 Healthy China Action Assessment, and its annual indicator development level ranks among the top in the country. In 2023, guided by Xi Jinping Thought on Socialism with Chinese Characteristics for a New Era and in accordance with relevant documents, Beijing will uphold the purpose of "jointly building and sharing national health" and coordinate the implementation of key tasks for the Healthy Beijing Action Plan. During this year, the main indicators showed positive progress, and the Healthy Beijing Action was fully promoted, with typical cases emerging one after another. In the future, Beijing will adhere to the development concept of putting people's health at the center, deepen the reform of the medical and health system, improve the urban-rural integration development system and mechanism, stimulate new quality productivity in the health field, and promote the modernization process of health.

Keywords: Healthy Beijing Action; Healthy China; Healthy City

Ⅱ   Healthy Environment

B.2   The Current Situation and Strategies of Promoting the
Construction of Garden Cities in Beijing   *Gao Dawei* / 015

Abstract: Building a garden city is a new issue for the development of the capital in the new era. In recent years, the capital city of Beijing has undergone new historic changes, laying a solid foundation for the construction of a garden city: the capital's planning system has been comprehensively deepened and improved, and the urban green spatial pattern has been further optimized; The construction of ecological civilization is vigorously promoted, and the environmental quality is greatly improved; Continuously promoting the governance of 'big city diseases', the level of harmonious livability in the capital has significantly improved; The trend of building internationally renowned garden cities and the experience of building domestic park cities have a good learning and reference value for Beijing. The main problems are: low ecological resource efficiency and the need to improve ecological quality; The driving force for innovative development is still insufficient, and the level of innovation and openness needs to be improved; Insufficient co construction and sharing of people's livelihood and welfare, and the capacity for public services needs to be improved; Insufficient protection and utilization of historical and cultural heritage, and the integration of environment and culture needs to be strengthened; The urban governance system is not yet perfect, and the modernization level of governance needs to be improved. Based on this, Beijing needs to strengthen systematic governance, protect the natural ecological foundation of mountains and rivers, consolidate the ecological foundation of garden cities, and enhance ecological security resilience; Expand urban green space, continuously increase the scale of urban green spaces, and improve the quality of urban and rural ecological services; Highlighting the characteristics of the capital, constructing ecological and cultural scenic corridors, integrating multiple functions such as ecological connectivity,

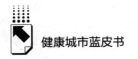

ventilation corridors, and urban greenways; Strengthen the positioning of the capital and shape the characteristic garden style functional areas of the capital; Serve the people's lives and create a convenient and comfortable garden living block; To enhance the well-being of the people in line with the times through "park+" and build garden style public spaces.

Keywords: Garden City; Ecological Civilization; Green Development

B.3 Research Report on the Governance of Shared Bicycles in Beijing (2022~2024)

Hao Xiuxia, Wen Guoshuai, Xiao Changquan,
Zhao Tao and Guo Changzuo / 026

Abstract: Shared bicycles have gradually become an important component of modern transportation systems, playing a crucial role in solving the "last mile" problem of urban travel. In recent years, Beijing has taken measures such as total quantity control, comprehensive policies, and technological empowerment to promote the overall development trend of the industry and the continuous improvement of citizens' willingness to travel green. However, in our research, we found that there are still problems such as imbalanced supply and demand, disorderly parking and placement, high bicycle damage rates, and user riding safety, which pose new challenges to the refined management of urban transportation. The reasons for this are twofold: firstly, shared bicycles have quasi public goods attributes; secondly, the responsibilities of enterprise government user management are unclear; and thirdly, the concept of civilized use of vehicles has not yet been formed. Therefore, relevant departments should take the initiative to strengthen planning guidance; Departmental linkage, legal supervision and management; Implementing targeted measures based on local conditions to achieve precise "acupoints"; Work together and strive for the greatest common divisor.

Keywords: shared bicycles; Green travel; Urban transportation

B.4 Research Report on the Renovation and Development
of Urban Villages in Beijing (2023)

Zhu Xiaojing, Xu Huan and Li Shiyao / 039

Abstract: Urban village renovation is an important aspect of promoting high-quality urban development and an effective way to meet the needs of people for a better life. Since the 1990s, Beijing has been striving to promote the renovation of urban villages, mainly reflected in the goal of improving people's livelihoods and creating livable spaces; The "resettlement before relocation" style renovation fully adheres to the principle of putting the people first; Reduce development "urbanization transformation, transforming project coordination into regional coordination. During the renovation process, it is also necessary to focus on issues such as low awareness of renovation policies, diverse demands of relevant stakeholders, residents' concerns about renovation work, and residents' expectations for renovation work. In the following work, we should pay attention to top-level design and steadily promote quality and efficiency improvement; Focusing on methods and approaches, exerting multidimensional efforts to promote implementation; Improve laws and regulations, strengthen institutional safeguards first.

Keywords: Urban Village Renovation; Healthy City; Urban Construction

III Healthy Society

B.5 Research on the Willingness of Elderly People in Beijing
to Retire in Different Places under the Background of
Coordinated Development of Beijing, Tianjin and
Hebei (2014~2023)

Qu Jiayao / 054

Abstract: The coordinated development of elderly care services in the Beijing

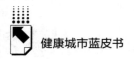

Tianjin Hebei region is one of the ways to alleviate the pressure on elderly care resources in big cities and meet the needs of some groups for elderly care in different places. The characteristics of the willingness of elderly people in Beijing to retire in different places are reflected in the following aspects: remote retirement has become a new choice for middle-aged and elderly people in the capital. Nearly 20% of the elderly want to retire in the Beijing area, and half of the elderly prefer a retirement destination within two hours' drive. The most important factor for remote retirement is medical resources, and nearly 80% hope to spend less than 6000 yuan per month. Remote retirement prefers senior apartments and rural style housing. In 2014—2023, the Beijing Tianjin Hebei region has accumulated a lot of experience in the coordinated development of elderly care services. Firstly, it has improved policy design and promoted the homogenization and standardization of elderly care services in the Beijing Tianjin Hebei region; Secondly, strengthen the collaboration between medical care and elderly care, and enhance the level of homogenization of health services in the Beijing Tianjin Hebei region; Thirdly, accelerate the construction of information platforms to assist in the integration and sharing of elderly care service resources in the Beijing Tianjin Hebei region; The fourth is to enrich the supply of regional elderly care service resources and accelerate the coordinated development of elderly care services in the Beijing Tianjin Hebei region. Research shows that in the coordination of elderly care services in the Beijing Tianjin Hebei region, attention should be paid to the release of remote elderly care consumption demand, heterogeneity of remote elderly care demand, sharing of elderly care information in the Beijing Tianjin Hebei region, balanced allocation of medical resources in the region, and collaborative mechanisms for elderly care policies in the region. To promote the coordinated development of elderly care services in the Beijing Tianjin Hebei region, it is suggested to guide elderly care in different locations step by step from the suburbs of Beijing to the region, enrich the selection of multi-level and diversified elderly care facilities, establish a regional intelligent elderly care information system, strengthen the coordination of medical and health services in the Beijing Tianjin Hebei region, and deepen the coordination of elderly care work in the region.

Keywords: Coordinated Development of Beijing Tianjin and Hebei; Elderly
Care Services; Willingness to Retire in a Different Location

B.6   Research Report on Promoting the Integration of Medicine

and Prevention in Beijing to Enhance Public Health

Safety Capability (2019~2022)

Huang Jinghan, You Lili, Wang Zengwu and Wu Yongjian / 069

Abstract: The collaboration and integration of medical prevention and
treatment is the important mission of public health to combine disease treatment
and prevention, collaborate with each other, minimize health problems, and
promote the construction of a healthy China. Currently, promoting the integrated
development of the medical system and the public health system is a major issue in
enhancing public health safety capabilities. From the development status of public
health departments in Beijing from 2019 to 2022, the main problem is the small
number and low growth rate of public health physicians; Grassroots public health
physicians lack prescription rights; The functions of grassroots public health
departments are weakened and the team is unstable. Since the establishment of the
People's Republic of China, reform practices have been carried out such as the
"combination of prevention and treatment" policy mechanism, granting
prescription rights to public health physicians, and conducting standardized training
for public health physicians. In order to promote the integration of medical and
preventive measures and enhance public health safety capabilities, it is
recommended to supplement and improve the mobilization mechanism of the
whole society for the integration of medical and preventive measures, establish a
public health safety system for the integration of medical and preventive
measures, promote the education system for the integration of medical and
preventive measures, standardize the admission and training of public health
physicians and clinical physicians, and empower public health physicians with

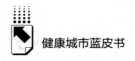

prescription rights.

Keywords：Medical Prevention Integration；Public Health；Beijing

B.7   Research on the Full-Chain Risks and Regulatory Status
      of Food Safety in Beijing（2019~2023）

Yan Jianye，Bai Junfei，Yu Jianyu，Jin Zhihao and Li Qiang / 080

Abstract：In the digital economy era，the complexity and extensibility of food supply chains have significantly increased，making food safety a systemic issue rather than a problem confined to a single segment. This study examines the full-chain risks and regulatory status of food safety in Beijing，addressing the new challenges and regulatory strategies in the context of digitalization. Through the analysis of food safety supervision and inspection data in Beijing，the study identifies the main risk points across production，processing，distribution，sales，and consumption stages of the food supply chain. Utilizing the Fault Tree Analysis model，it calculates and ranks the sensitive risks within the full chain. The research finds that risks in the downstream segments of the supply chain，such as distribution，sales，and consumption，are significant，while the detection omissions in the upstream production segment critically impact overall food safety incidents. Based on these findings，this paper proposes the construction of a unified digital regulatory platform，the enhancement of key node monitoring and traceability，the improvement of legal frameworks，and the strengthening of government coordination and social governance. These measures aim to improve the scientific rigor and effectiveness of food safety regulation in Beijing，providing comprehensive support for the capital's food safety assurance and offering valuable insights for food safety management in other regions of China.

Keywords：Food Safety；Beijing；Full-Chain Regulation

Contents ↖↘

B.8 Research on Rare Disease Medicine and the Construction
of Daxing International Health and Medical Center in
the Airport Area   *Liu Peigang , Zhou Fang* / 103

Abstract: Rare disease medical treatment has strong typicality, which is conducive to solving the urgent and difficult problems of the masses; The research on rare diseases is high-tech, which is conducive to seizing the commanding heights of precision medicine technology and supporting the construction of international science and technology innovation centers; Rare disease drugs have high value for money, which is conducive to driving the economic benefits of drug air logistics, storage, and sales. The Daxing Airport District in Beijing has built and put into operation projects such as a biopharmaceutical incubator and a public library in the comprehensive protection zone. In particular, the life and health community in the Yufa area focuses on precision medicine for global difficult and rare diseases, aiming to establish a "three medicine integration" mechanism for medical research, medical services, and the pharmaceutical industry. Daxing Airport Area has significant advantages in terms of medical and patient resources in the large market of Beijing medical services, clinical resources of the State Key Laboratory for Difficult, Severe and Rare Diseases, etc. At present, it is necessary to focus on promoting breakthroughs in policies related to the special import of rare disease drugs urgently needed in clinical practice and the authorization of rare disease drugs for specific medical institutions. With rare disease medical care as the driving force, we aim to attract people in the short term, build an ecosystem in the medium term, and set a benchmark in the long term. We will build the Daxing Airport Zone into an international health and medical center facing the world.

Keywords: Rare Disease Medical Care; Health Industry; Health Services

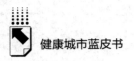

Ⅳ Healthy Service

B.9 Research on the Integration and Coordination Mechanism

of the Healthcare System in Beijing

Dai Tao，Zheng Ying，Zhu Xiaoli，Hu Jia and Li Li / 113

Abstract：Establishing andimproving the integration and coordination mechanism of the healthcare system is an inevitable requirement for building a high-quality and efficient healthcare system in Beijing and coping with the changes of health needs due to the aging of population and the changes of the spectrum of diseases. This paper constructed an analytical framework of the integration and coordination mechanism of the healthcare system through literature research，field investigation，expert consultation and other methods，combined with relevant theoretical analysis，policy requirements and domestic and foreign experience；made a systematic review of the status of relevant policies and some practices of the integration and coordination of the healthcare system in Beijing；deeply analyzed the main problems that restricted the integration and coordination of the system；and put forward corresponding policy suggestions. It is found that great importance had been attached to the construction of the integration and coordination mechanism of the healthcare system，and positive effect had been achieved in Beijing. However，there were still weak linksin the implementation of function and the establishment and perfection of integration and coordination mechanism，which needed to be further strengthened. Targeted policy recommendations were put forward looking to the future as follows：an integrated healthcare system of diverse formsshould be built with clear division of labor，complementary functions，continuous and coordinated services；mechanisms should be established and improved such as the financingmechanism oriented to promote the integration and coordination of the system，medical insurance payment system based on health outcomes and value-based healthcare，personnel and compensation distribution systemto promote the professional and service collaboration, collaborative supervision system and evaluation mechanism with the participation of multiple subjects, coordinated, unified and efficient operation management, etc; support and guarantee mechanisms of key aspectsshould also be strengthened such as personnel, information, drug and medical device at the same time.

Keywords: Beijing; Health Services; Medical System

B.10 Research on the Construction of Emergency Material Distribution System for Public Health Emergencies in Beijing *Zhao Shouting /* 128

Abstract: Emergency supplies play a crucial role in reducing secondary disasters and maintaining social security and stability during major public health emergencies. This article first summarizes the epidemic trends and infectious disease spread models of three historical public health emergencies in Beijing. Combined with the consumption of materials in Beijing, it calculates the demand for emergency materials in Beijing under public health emergencies and analyzes the current supply situation of materials. Then, from the three dimensions of supply system, transit station construction, and prevention and control measures, analyze the effectiveness of emergency material distribution system construction under the sudden public health emergencies in Beijing. In terms of the effectiveness of the construction of the emergency material distribution system for sudden public health emergencies in Beijing, it is mainly reflected in the establishment of a multi-level supply system of "Beijing Inner Ring Beijing Outer Port", the construction of comprehensive emergency material transfer stations, and the implementation of multiple measures to achieve prevention and control and supply guarantee. At the same time, there are also problems such as the singularity of transportation methods, the need to improve the scale and quantity of transfer stations, and the lack of clear emergency material distribution mechanisms. Next, it is suggested to

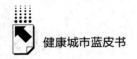
rely on the railway system to build material distribution transfer stations, promote the construction of the "dual-use" emergency material distribution system, build a "diversified collaborative" emergency material distribution ecosystem, and further improve the emergency material distribution system for sudden public health emergencies.

Keywords: Emergency Supplies; Delivery System; Public Health

B.11　Research on the Occupational Health Assistance Model for Small and Medium sized Enterprises in Beijing

Li Yu, Li Yuxiang and Wang Rugang ∕ 145

Abstract: The occupational health work of small and medium-sized enterprises in Beijing started earlier and is relatively standardized. However, due to the diverse factors of occupational hazards in the workplace, as the number of workers exposed to occupational hazards continues to increase, there are still some management problems. This study focuses on the prevention and control of dust, chemical toxins, and noise, and selects 21 representative employers as the target of assistance based on the distribution characteristics of industries in Beijing. Firstly, conduct a survey on the basic situation of occupational health in the enterprise and evaluate it using an occupational health management assessment scale. Develop a "one enterprise, one policy" precise assistance plan, carry out targeted on-site assistance, and evaluate the effectiveness of the assistance. The results indicate that adopting a model of targeted guidance and assistance for small and medium-sized enterprises by experts and professional technicians is an effective measure to enhance the awareness and level of occupational health management in enterprises. Suggest taking the following specific measures: tilt towards small and medium-sized enterprises in terms of policies and regulations; Establish a database of occupational health experts and form assistance teams; Conduct research and determine the target of assistance; Develop a precise assistance plan for "one enterprise, one policy" and carry out assistance; Evaluate the effectiveness of the assistance provided.

Keywords: Small and Medium-sized Enterprises; Occupational Health; Health Assessment

V   Healthy Culture

B.12   Research Report on the Current Status of Health Education and Health Promotion in Beijing

Chai Jingxin, Han Ye and Wan Guofeng / 160

Abstract: Beijing has always attached great importance to health work. With the proposal of the Healthy China strategy, Beijing has put forward the construction and improvement of a national health education work pattern guided by health education professional institutions and involving the whole society. At present, the organization and management rights and responsibilities of health education work in Beijing are clear, the system construction is becoming increasingly perfect, and various business work is being carried out in an orderly manner, resulting in multiple innovative and leading works. At the same time, the informationization construction of health education needs to be strengthened, the continuous working mechanism with relevant municipal departments needs to be further stabilized, the health impact assessment work needs to be further promoted, and the work philosophy and professional ability of municipal health education professionals still need to be improved. In the following work, it is necessary to strengthen high-level design, enhance linkage and resource integration with various departments, strengthen the construction of health science popularization professional teams and new media platforms, improve the overall management and utilization of advantageous resources of medical institutions, and further enhance the health education and evaluation capabilities of professional teams.

Keywords: Health Education; Health Promotion; Health Culture

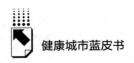

B.13 Beijing Residents Health Literacy Monitoring Report
（2012-2022）

Shi Jianhui, Meng Yaohan, Qi Li, Xu Luting and Han Mei / 178

Abstract：From 2012 to 2022, the health literacy level of Beijing residents continued to improve steadily; The health literacy level of rural residents has increased significantly, but the gap between urban and rural areas is still obvious. The health literacy level of adolescents increased the fastest, while that of the elderly remained low. In the three aspects of literacy, healthy lifestyle and behavior literacy has been steadily improved, while basic health skills literacy has fluctuated and remained at a low level. Among the six types of health issues literacy, chronic disease prevention literacy increased the fastest, while basic medical care literacy remained at the lowest level. Therefore, it is suggested to carry out the healthy Beijing strategy, strengthen the construction of health education and health promotion system, and perfect the health education network; To develop health policies and strategies suitable for rural areas to further narrow the urban-rural gap; To strengthen the publicity of health education for children and adolescents, cultivate healthy ideas from childhood, and promote the cultivation of healthy behaviors; To Focus on the population who with the middle school and below education level, 50 years old and above, adopt targeted intervention strategies to improve the level of health literacy, so as to achieve the goal of national health.

Keywords：Health Literacy; Health Monitoring; Health Education; Health Culture

B.14 The Construction and Practice of Health Knowledge
Popularization System by the Guidance of Health Beijing Action

Han Ye, Hong Wei, Guo Mingjie, Zhang Mejiu and Dong Jiaxin / 198

Abstract：Under the guidance of the "Healthy Beijing Action (2020-

2030）", the Health Education Institute of the Beijing Center for Disease Control and Prevention fully leverages its technological advantages, relying on the "government led, departmental coordinated, technical support, and whole society mobilization" health Beijing work mechanism, with health promotion as the strategy, to build a strong health science popularization work mechanism; Adhering to the concept of integrating medicine and prevention, we will comprehensively carry out the management and construction of science popularization experts; Take new media as the mainstream and carry out independent media construction; Strengthen the brand and diversify the various forms of popular science activities; Explore the forefront, evaluate effectiveness, and promote the transformation of science popularization achievements at multiple levels. In the new era, the construction of a healthy Beijing has put forward higher standards and requirements for health science popularization work, which needs to keep pace with the times and expand innovation. The research results show that the Healthy Beijing mechanism is the guarantee for the construction of the health science popularization system, focusing on diversified health science popularization communication led by science popularization experts, effectively promoting the improvement of residents' health literacy level, and the preliminary improvement of the new media health science popularization system construction.

Keywords: Healthy Beijing Action; Health Science Popularization System; Health Literac

VI　Healthy Industry

B. 15　Research Report on the Development of Beijing's

　　　　Safety Emergency Industry　　　　*Yu Xiaojing，Tang Bin* / 213

Abstract: Accelerating the development of Beijing's safety and emergency industry is an inevitable requirement for coordinating development and safety, and better fulfilling the functions of the capital. It is a new driving force for seeking new

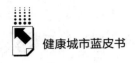

健康城市蓝皮书

economic growth points and driving the development of the southern part of the city. It is also a powerful lever for deepening the coordination of industries and emergency response in the Beijing Tianjin Hebei region. Although Beijing's safety emergency industry has comparative advantages, it also faces the situation of being accelerated and surpassed by the Yangtze River Delta urban agglomeration and the Chengdu Chongqing economic circle. Suggestions are made to promote the high-quality development of Beijing's safety and emergency industry from four aspects: demand leadership, enterprise optimization, factor guarantee, and regional coordination, and to assist in the construction of a large safety and emergency system in the capital metropolitan area. Firstly, 2B and 2C should work together to expand the safety and emergency market; The second is to break through with intelligent emergency response and iterate the new industrial ecology; The third is to cultivate talents, strengthen scientific research, set standards, and support industrial development with a combination of policies; The fourth is to build a security emergency industry cluster in the Beijing Tianjin Hebei region and strengthen the security emergency barrier in the capital area.

Keywords: Safety Emergency Industry; High Quality Development; Health Industry

B. 16 Research on the Implementation Path and Countermeasures of Digital Economy Empowering High Quality Development of Elderly Care in Beijing

Zhu Nina, Zhang Yiyang and Li Mengnan / 225

Abstract: During the 14th "Five-Year Plan" period, the Beijing Municipal Government aimed to build a global benchmark city for the digital economy, strategically layout the digital economy, gradually improve the level of digital production, promote digital transformation and digital technology innovation, and accelerate the release of new momentum in digital production. In this context, the digital elderly care policy is constantly improving, the digital elderly care system is constantly upgrading, the digital elderly care platform is precisely connected, and the digital elderly care scene is becoming increasingly rich. At the same time, the current development of the elderly care economy in Beijing also faces some problems: the direction of strengthening the development of elderly care with digital productivity is not yet clear; the digital elderly care regulatory system is not yet perfect; the asymmetric digital elderly care information makes it difficult to implement accurate supply; the digital elderly care system environment needs to be improved; and the digital innovation expenditure is constantly increasing. Therefore, efforts must be made in the following aspects: clarifying the development direction of digital productivity that enables high-quality elderly care; strengthening the supervision of digital elderly care services; optimizing the digital elderly care system environment and guiding social capital to participate in joint construction; helping the elderly population to overcome the barriers of the 'digital divide'.

Keywords: Digital Economy; Elderly Care Industry; Health Industry

B.17 Research on Expanding the Introduction of Cross-border

High-end Medical Device Production Lines in Beijing

Lu Qianying, Liu Peigang and Zhou Fang / 239

Abstract: The medical device industry is an important field for the innovative application of disruptive and cutting-edge technologies, a typical industry of deep integration of the four chains, and plays an important role in the modern industrial system. The introduction of cross-border high-end medical equipment production lines plays an important role in promoting the development of the city's pharmaceutical and health industry and consolidating the foundation of foreign trade and investment. From the development trend of market demand and the introduction of domestic production lines, the demand for some high-end medical devices in the market is mainly reflected in the strong demand for X-ray imaging

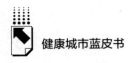

equipment and magnetic resonance imaging equipment, the significant room for improvement in the penetration rate of endoscopic applications, the rapid expansion of surgical robot applications nationwide, the broad blue ocean market for molecular testing equipment, and the intensified competition in the domestic medical device field. Based on this, it is suggested to create a "three batches" echelon to attract multinational high-end machinery enterprises to establish production lines in Beijing; Give full play to the "three advantages" and enhance the localization production capacity of machinery enterprises; Further optimize the business environment for multinational machinery enterprises.

Keywords: Medical Devices; Medical and Health Industry; Foreign Investment and Trade

Ⅶ   Healthy Population

B.18   Development of Intelligent Technology and Health

Management of Occupational Population

Yan Yan, *Jiao Yueying* / 250

Abstract: With the rapid development of technology, intelligent technology has been widely applied in various industries, from production automation to smart homes, and then to smart cities. Intelligence is changing our way of life and work mode at an unprecedented speed. In the field of occupational health management, intelligent technology also demonstrates enormous potential and value, providing more scientific and efficient health management services for the professional population. From the current development trend, the problems mainly focus on data security and privacy protection technologies, as well as cost barriers to increasing user acceptance and participation. Therefore, in the following work, efforts need to be made from the following aspects: technological progress and market potential, integration of the industrial chain and innovation of service models, policy support and regulatory improvement, personalized and preventive health management, data security and privacy protection.

Keywords: Intelligent Health Management; Professional Population; Healthy Population

B.19 Study on the Health Status of Children and Adolescents in Beijing in 2023

Guo Xin, Zhao Hai, Zhang Jingshu and Liu Keke / 265

Abstract: Childhood and adolescence are key stages of individual growth and development. This report described and analyzed the current status of health risk behaviors and major health problems of children and adolescents, and interventions for common diseases and health influencing factors among students in Beijing in 2023. The results showed that children and adolescents in Beijing had unhealthy dietary behaviors, insufficient physical activity, excessive screen time, high rates of myopia and overweight and obesity, and scoliosis rates tend to increase with grade level. In order to address the above problems, Beijing continues to actively organize and promote the city to carry out six major actions, including the "Healthy Action for Spirited Children and Sunny Teenagers" as the theme of experts on campus initiative, school hygiene standards popularization action, primary and secondary school students health month activity, school teaching and living environment improvement action, healthy parents action and key populations care action, and to carry out scientific research related to student health on the basis of the interventions. The next step should be to strengthen the construction of school health teams, pay attention to the health-related behaviors of children and adolescents, and establish a multifaceted prevention and control system for common diseases such as myopia and obesity.

Keywords: Child; Adolescent; Risk Behavior; Common Disease

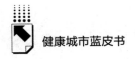
B . 20   The Path and Prospect of Promoting High Quality

Development of Childcare Services in Beijing

Ye Xiaomin , Wu Ya , Jiang Xinning , Huang Zhihua and Shi Yi / 282

Abstract: Developing childcare services is not only a practical solution to the urgent needs and concerns of the people, but also an important support for promoting long-term balanced population development. In recent years, Beijing has actively promoted the construction of a childcare service system, and breakthroughs and progress have been made in the three major subsystems of childcare space supply, inclusive charging and support policies, and safety and quality supervision. Inclusive childcare has gone from " non-existent " to " available ". The main experience of developing childcare services in Beijing is reflected in adhering to city level coordination, strengthening departmental collaboration, implementing district level responsibilities, and prioritizing universal access. However, there are also issues such as a gap between the total number of designated spaces and the planned tasks, a high vacancy rate of designated spaces, further optimization of the policy support system, and improvement of the quality supervision system. Based on this, the following tasks need to be done in the following work: strengthening government guidance and consolidating district level main responsibilities; Accurately optimize the layout of pallets and improve the utilization rate of pallets; Stimulate the vitality of various entities and expand service supply; Establish sound policies and regulations to promote safe and sustainable development of childcare.

Keywords: Childcare Services; High Quality Development; Healthy Population

314

北京市哲学社会科学研究基地智库报告系列丛书

推动智库成果深度转化

打造首都新型智库拳头产品

为贯彻落实中共中央和北京市委关于繁荣发展哲学社会科学的指示精神，北京市社科规划办和北京市教委自 2004 年以来，依托首都高校、科研机构的优势学科和研究特色，建设了一批北京市哲学社会科学研究基地。研究基地在优化整合社科资源、资政育人、体制创新、服务首都改革发展等方面发挥了重要作用，为首都新型智库建设进行了积极探索，成为首都新型智库的重要力量。

围绕新时期首都改革发展的重点热点难点问题，北京市社科联、北京市社科规划办、北京市教委与社会科学文献出版社联合推出"北京市哲学社会科学研究基地智库报告系列丛书"。

北京市哲学社会科学研究基地智库报告系列丛书
（按照丛书名拼音排列）

· 北京产业蓝皮书：北京产业发展报告

· 北京人口蓝皮书：北京人口发展研究报告

· 城市管理蓝皮书：中国城市管理报告

· 法治政府蓝皮书：中国法治政府发展报告

· 健康城市蓝皮书：北京健康城市建设研究报告

· 京津冀蓝皮书：京津冀发展报告

· 平安中国蓝皮书：平安北京建设发展报告

· 企业海外发展蓝皮书：中国企业海外发展报告

· 首都文化贸易蓝皮书：首都文化贸易发展报告

· 中央商务区蓝皮书：中央商务区产业发展报告

社会科学文献出版社

皮 书

智库成果出版与传播平台

❖ 皮书定义 ❖

皮书是对中国与世界发展状况和热点问题进行年度监测，以专业的角度、专家的视野和实证研究方法，针对某一领域或区域现状与发展态势展开分析和预测，具备前沿性、原创性、实证性、连续性、时效性等特点的公开出版物，由一系列权威研究报告组成。

❖ 皮书作者 ❖

皮书系列报告作者以国内外一流研究机构、知名高校等重点智库的研究人员为主，多为相关领域一流专家学者，他们的观点代表了当下学界对中国与世界的现实和未来最高水平的解读与分析。

❖ 皮书荣誉 ❖

皮书作为中国社会科学院基础理论研究与应用对策研究融合发展的代表性成果，不仅是哲学社会科学工作者服务中国特色社会主义现代化建设的重要成果，更是助力中国特色新型智库建设、构建中国特色哲学社会科学"三大体系"的重要平台。皮书系列先后被列入"十二五""十三五""十四五"时期国家重点出版物出版专项规划项目；自2013年起，重点皮书被列入中国社会科学院国家哲学社会科学创新工程项目。

皮书网

（网址：www.pishu.cn）

发布皮书研创资讯，传播皮书精彩内容
引领皮书出版潮流，打造皮书服务平台

栏目设置

◆ **关于皮书**

何谓皮书、皮书分类、皮书大事记、
皮书荣誉、皮书出版第一人、皮书编辑部

◆ **最新资讯**

通知公告、新闻动态、媒体聚焦、
网站专题、视频直播、下载专区

◆ **皮书研创**

皮书规范、皮书出版、
皮书研究、研创团队

◆ **皮书评奖评价**

指标体系、皮书评价、皮书评奖

所获荣誉

◆ 2008 年、2011 年、2014 年，皮书网均
在全国新闻出版业网站荣誉评选中获得
"最具商业价值网站"称号；

◆ 2012 年，获得"出版业网站百强"称号。

网库合一

2014 年，皮书网与皮书数据库端口合
一，实现资源共享，搭建智库成果融合创
新平台。

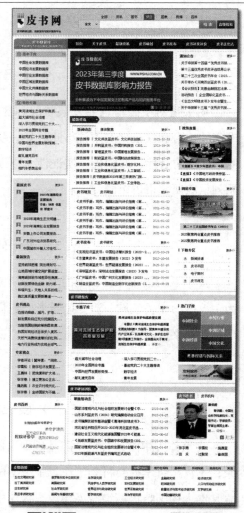

皮书网

"皮书说"
微信公众号

权威报告·连续出版·独家资源

皮书数据库
ANNUAL REPORT(YEARBOOK)
DATABASE

分析解读当下中国发展变迁的高端智库平台

所获荣誉

- 2022年，入选技术赋能"新闻+"推荐案例
- 2020年，入选全国新闻出版深度融合发展创新案例
- 2019年，入选国家新闻出版署数字出版精品遴选推荐计划
- 2016年，入选"十三五"国家重点电子出版物出版规划骨干工程
- 2013年，荣获"中国出版政府奖·网络出版物奖"提名奖

皮书数据库

"社科数托邦"
微信公众号

成为用户

　　登录网址www.pishu.com.cn访问皮书数据库网站或下载皮书数据库APP，通过手机号码验证或邮箱验证即可成为皮书数据库用户。

用户福利

- 已注册用户购书后可免费获赠100元皮书数据库充值卡。刮开充值卡涂层获取充值密码，登录并进入"会员中心"—"在线充值"—"充值卡充值"，充值成功即可购买和查看数据库内容。
- 用户福利最终解释权归社会科学文献出版社所有。

数据库服务热线：010-59367265
数据库服务QQ：2475522410
数据库服务邮箱：database@ssap.cn
图书销售热线：010-59367070/7028
图书服务QQ：1265056568
图书服务邮箱：duzhe@ssap.cn

社会科学文献出版社 皮书系列
SOCIAL SCIENCES ACADEMIC PRESS (CHINA)

卡号：827654173559
密码：

基本子库
SUB DATABASE

中国社会发展数据库（下设 12 个专题子库）

　　紧扣人口、政治、外交、法律、教育、医疗卫生、资源环境等 12 个社会发展领域的前沿和热点，全面整合专业著作、智库报告、学术资讯、调研数据等类型资源，帮助用户追踪中国社会发展动态、研究社会发展战略与政策、了解社会热点问题、分析社会发展趋势。

中国经济发展数据库（下设 12 专题子库）

　　内容涵盖宏观经济、产业经济、工业经济、农业经济、财政金融、房地产经济、城市经济、商业贸易等 12 个重点经济领域，为把握经济运行态势、洞察经济发展规律、研判经济发展趋势、进行经济调控决策提供参考和依据。

中国行业发展数据库（下设 17 个专题子库）

　　以中国国民经济行业分类为依据，覆盖金融业、旅游业、交通运输业、能源矿产业、制造业等 100 多个行业，跟踪分析国民经济相关行业市场运行状况和政策导向，汇集行业发展前沿资讯，为投资、从业及各种经济决策提供理论支撑和实践指导。

中国区域发展数据库（下设 4 个专题子库）

　　对中国特定区域内的经济、社会、文化等领域现状与发展情况进行深度分析和预测，涉及省级行政区、城市群、城市、农村等不同维度，研究层级至县及县以下行政区，为学者研究地方经济社会宏观态势、经验模式、发展案例提供支撑，为地方政府决策提供参考。

中国文化传媒数据库（下设 18 个专题子库）

　　内容覆盖文化产业、新闻传播、电影娱乐、文学艺术、群众文化、图书情报等 18 个重点研究领域，聚焦文化传媒领域发展前沿、热点话题、行业实践，服务用户的教学科研、文化投资、企业规划等需要。

世界经济与国际关系数据库（下设 6 个专题子库）

　　整合世界经济、国际政治、世界文化与科技、全球性问题、国际组织与国际法、区域研究 6 大领域研究成果，对世界经济形势、国际形势进行连续性深度分析，对年度热点问题进行专题解读，为研判全球发展趋势提供事实和数据支持。

法律声明